贝页
ENRICH YOUR LIFE

U0193978

PATHOGENESIS
How Germs Made History

文明的拐点

瘟疫书写的
人类通史

[英]
乔纳森·肯尼迪
Jonathan Kennedy
著

茆雨荷
译

文汇出版社

图书在版编目 (CIP) 数据

文明的拐点：瘟疫书写的人类通史 /（英）乔纳森
·肯尼迪（Jonathan Kennedy）著；茆雨荷译. -- 上海：
文汇出版社，2025. 2. -- ISBN 978-7-5496-4367-7

Ⅰ. R51-091

中国国家版本馆 CIP 数据核字第 2024FW8499 号

上海市版权局著作权合同登记号：图字 09-2024-0844

文明的拐点：瘟疫书写的人类通史

作　　者 /［英］乔纳森·肯尼迪　著
译　　者 / 茆雨荷
责任编辑 / 戴　铮
封面设计 / 王梦珂
版式设计 / 汤惟惟
出版发行 / **文匯**出版社
　　　　　上海市威海路 755 号
　　　　　（邮政编码：200041）
经　　销 / 全国新华书店
印刷装订 / 上海中唱印刷有限公司
　　　　　上海市嘉定区南翔镇德力西路 128 号 10 号楼
版　　次 / 2025 年 2 月第 1 版
印　　次 / 2025 年 2 月第 1 次印刷
开　　本 / 889 毫米 ×1194 毫米　1/32
字　　数 / 243 千字
印　　张 / 11.625
书　　号 / ISBN 978-7-5496-4367-7
定　　价 / 88.00 元

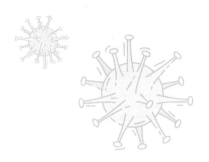

目 录
CONTENTS

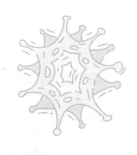

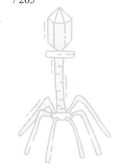

/ 引 言 /

远古的瘟疫

> 望远镜的尽头，就是显微镜的起点。
>
> ——维克多·雨果（Victor Hugo）

镜中奇遇 [1]

根据弗洛伊德的观点，西方科学曾有三次重大变革，沉重打击了人类对自身特殊性——或者用他的话来说，我们"天真的自恋"——的深信不疑。[1]第一次变革始于哥白尼之手，他揭

---

[1] 译者注：本节标题引自刘易斯·卡罗尔《爱丽丝镜中奇遇》一书的原名"Through the Looking Glass"。在不同的文化和语境中，该短语可能被用来比喻一种超越常规感知或现实界限的体验，即现实世界的规则和逻辑被扭曲或颠倒。

示了地球并非宇宙的中心，而只是围绕太阳公转的数颗行星之一的事实。在遭受这次挫折之后，我们仍旧能以《创世记》中的说法聊以自慰，即上帝以自己的形象创造了人类，并授予人类支配陆地、海洋和动物的权柄——尽管从天文学的角度来讲，这一切发生的地点不过是无关紧要的边缘地带。然后，达尔文紧随而来，指出人类只是动物界中的一个物种，以及我们与类人猿拥有共同的祖先。据弗洛伊德所说，第三次重大的科学变革是他自己对潜意识的发现。他认为，意识到我们甚至无法控制自身的思维过程，是对"人类对自身伟大性的狂热"的"最恼人的侮辱"。

弗洛伊德认为，精神分析法比由哥白尼和达尔文引领的变革更为重要，这样的想法似乎有些，嗯，过于自大了。[2]但他的基本观点——人类对世界了解得越多，就越发意识到自己的渺小——还是很有见地的。先进的望远镜已经揭示了一个事实：地球只是一块微不足道的小小岩石，围绕着拥有至少1 000亿颗恒星的星系之中一颗不起眼的恒星旋转，而这个星系本身也只是宇宙中数千亿个星系中的一员。除此之外，其他的科学变革也进一步削弱了人类对自身的高度评价。在我看来，这些科学变革中最重要的，是发现了一个与外太空同等广阔，却又微眇到无法用肉眼看见的世界：细菌、病毒和其他微生物的领域。[3]

17世纪早期，伽利略发现，当他把望远镜中镜片排列的次序颠倒过来时，非常微小的物体也变得清晰可见。[4]这是人类历史上第一次运用观察微小物体的技术。但伽利略更愿意集中精力观测天空中的行星和恒星，直到50多年后，才有一名来自荷兰代尔夫特的布商开始探索微观世界。安东尼·范·列文虎克（Antonie van Leeuwenhoek）最初自行研磨镜片，只是为了检验他买卖的纺织品的质量。但一段时间后，他便将目光转向了自然界。在给伦敦皇家学会的信件中，他描述了从一滴水到牙齿上的菌斑等各种物质之中是如何充满了被他命名为"微生物"（animalcules）的各种活物的。他欣喜若狂："我的眼前从未出现过如此令人愉快的景象。"[5]纵观历史，列文虎克关于微观领域的发现，很可能是最接近于坠入兔子洞、穿过镜面进入镜中世界，或是踏入衣柜发现自己身处一个充满幻想生物的世界的经历了。

直到近200年之后的19世纪下半叶，科学家才终于领悟到列文虎克曾偶然闯入的那个新大陆的重要性。法国化学家路易斯·巴斯德（Louis Pasteur）通过证实葡萄发酵、牛奶变酸和肉类腐败等各种过程是由微生物所造成的，彻底刷新了人们对自然界的认知。此外，他还证明了身体不适和患传染病并不是由神灵、黑魔法、不平衡的体液[1]、异味或不祥的星象所造成的。相反，当环境中微小的、不可见的病原体进入身体时，人们才会患病。但如今非常清楚的事实是，微生物并不只是腐败、

---

[1] 编者注：古罗马医生盖伦认为，黑胆汁、黄胆汁、血液和黏液这四种体液的不平衡会引发疾病。

死亡和疾病的媒介。在过去的数十年间，研究者已经开始认识到，细菌和病毒在我们的星球、身体甚至思想的运转中都发挥着至关重要的作用。人类的生命——当然还有一切形式的复杂生命——离开了微生物都不可能存续。

生命之树

1837年夏季，刚刚随着"小猎犬"号结束了为期5年的环球航行的达尔文，在他的笔记本中"我认为"几个字的下方画下了一张草图。这幅形似树木枝干的不起眼的涂鸦，简洁明了地描绘出他的理论主体，而它此后将以自然选择为基础发展为进化论：当单一物种的不同族群生活在不同环境中时会随机地变异——再加上自然选择挑选出特定环境中具备生存优势的性状——这将最终导致它们演化为不同的物种。这个在数亿年间一次又一次重复的进程，解释了我们的星球上为何会出现如万花筒般千变万化的诸多生命形式，而当它们落于纸面时又呈现出树一般的图样。

如果我们沿这棵生命之树追溯至它的树干基部，就会发现最近普适共同祖先（LUCA）——一个单细胞的、类似于细菌的有机体——是包括人类在内的所有生物的远古祖先。从蓝鲸到巨杉，再到细菌，正是因为这个共同的祖先，所有生物才继承了储存遗传信息的DNA，拥有作为普遍能量来源的名为ATP的分子等共同特征。沿着这棵树向上走，树干伸展出三根枝条，分别代表生物的三大域。其中两个分枝由肉眼不可见的生物组成，即细菌，还有古生菌——形似细菌的单细胞微生物。[1] 第三个分枝描述的是真核生物，其特征是将 DNA 存储于细胞核之中，利用一种名为线粒体的特化结构产生能量。这三种类别囊括了所有的复杂生命，包括动物、植物和真菌，但在庞大的生命之树上，它只构成了几根小枝丫。地球上共有将近 870 万种动物、植物和真菌，[6] 而细菌和古生菌共有约 1 万亿——100 万的 100 万倍——种类型。在这个星球上的所有物种之中，只有不到 0.001% 的是真核生物。[7]

美国古生物学家史蒂芬·杰伊·古尔德（Stephen Jay Gould）认为，"以任何可能的、合理的或者公平的标准看来，细菌都是——且一直都是——地球上的主要生命形式"。[8] 原因之一是它们存在的时间实在太长了。地球形成于大约 46 亿年前，化石中最早能证明细菌生命存在的证据形成于地球诞生近十亿年之后。单细胞真核生物大约在 18 亿年前出现，而最古老的多细胞生物又花了十多亿年才演化出来，尽管当时它们只是一些微小的、像蠕虫一样的生物。相对而言，人类是后来者。800 万到 600 万年前，人类才从黑猩猩亚族中分化出来，[9] 而智人存在的最早证据也仅能追溯到大约 30 万年前。[10] 以人类的大脑很难将如此漫长的时间概念化，但如果将 46 亿年的时间压缩为一个日历年，那么细菌在早春时候就已演化出来了，而直到

---

[1] 古生菌直到 1977 年才被确认。此前，人们一直认为生命之树只有两个主要分支：细菌和真核生物。

12 月 31 日的午夜之前半小时左右，人类才终于出现。[11]

细菌随处可见，无论在南极洲的冰山，还是喷涌着地心热液的海底，都能找到它们的踪迹。地面以下和地面以上的数公里内，都是它们的生存空间。它们会影响云甚至闪电的形成。[12]它们的数量如此庞大，以至于尽管体积极小，但地球上细菌的总质量还是达到了动物总质量的 35 倍之多，而且是人类总质量的 1 000 倍。[13]细菌不仅无处不在，还对我们的星球有着深远的影响。

25 亿年前，我们的世界几乎完全浸没在水中，只有零星的火山山峰刺穿海面。[14]大气中的甲烷产生了温室效应，令当时的星球远比如今要热得多。无论在水里还是空气中，几乎都不存在游离氧，因为氧原子全部被禁锢在其他的分子之中。地球上的生命由厌氧细菌组成。而后，随着蓝绿菌——利用太阳光为光合作用提供能量的蓝绿色藻类——的出现，世界开始发生变化。光合作用产生能量的效率要高得多，带给蓝绿菌巨大的演化优势。蓝绿菌的数量暴增，在数亿年的时间里，它们将大量的氧气——光合作用的一种副产物——输送到海洋和大气之中。

这场大氧化事件（GOE）改变了这颗星球。[15]一些氧气与空气中的甲烷混合形成了二氧化碳，一种效率低得多的温室气体。随着星球冷却，冰盖悄悄爬向了热带地区。海平面下降，陆地从水中浮现。大气中的氧气含量丰富起来不久，真核生物开始出现，后留存在化石中。这并非巧合，所有植物和动物都通过有氧呼吸产生能量，其效率是无氧呼吸的 20 倍——因此也更加适合维持大型多细胞生物的生存。[1]

在维持足够的大气以支持复杂生命存活这一工作中，微生物一直扮演着重要角色。海洋中的蓝绿菌仍在向大气提供氧气。总体而言，浮游植物——海洋中进行光合作用的微生物——产生的氧气，至少占了生物体所产生氧气总量的一半。[16] 而且，细菌还发挥着许多其他极为重要的作用。它们将碳、氮、硫和磷转化为能被动物、植物和真菌利用的营养物质。当动物、植物和真菌死亡时，细菌通过分解作用让这些化合物返回生态系统。毫不夸张地说，是细菌让这颗星球变得适合包括人类在内的复杂生命存活。这是一个细菌的世界，我们只是偷偷住在这里而已。

生存斗争

达尔文并非凭空提出了基于自然选择说的进化论。我们从他的一本笔记中得知，1838 年 9 月，就在绘制出生命之树的几个月之后，他读了托马斯·马尔萨斯（Thomas Malthus）的《人口原理》（*An Essay on the Principle of Population*，1798 年）。达尔文对其中一个论点印象深刻，即在不受控制的情况下，人口增长的速度要远远超过人类生产食物的速度，从而导致"生存斗争"的出现。以达尔文对自然界的理解，为争夺稀缺资源而

---

[1] 氧气含量的上升和气温的急速跌落导致了地球上的第一次大灭绝。氧气对厌氧细菌是有毒的，因此，厌氧细菌这种在十亿年间一度数量最多的生命形式溃退到了地球的边缘。如今，在人类眼中的恶劣环境中生存的厌氧细菌被称为嗜极生物。

普遍出现的冲突是演化发生的动力，因为能够生存和繁衍的个体和物种将取代不能生存和繁衍的个体和物种。达尔文还在同一时期研究了亚当·斯密（Adam Smith）的《国富论》（*The Wealth of Nations*，1776年），他的演化模型"本质上是将亚当·斯密的理论从经济学转移到了自然界"，它引用了自然选择这只"看不见的手"。[17]

然而，一些现代的生物学家对达尔文主义的基本假设，即阿尔弗雷德·丁尼生爵士（Alfred, Lord Tennyson）口中自然界"红牙利爪"[1]的模样提出了质疑。20世纪60年代，波士顿大学的青年学者林恩·马古利斯（Lynn Margulis）解开了当时微生物学的一则未解之谜：作为复杂生命基本构造模块的真核细胞，它的起源是什么？它比单细胞的细菌和古生菌大，且与这两者不同的是，它含有一些特化结构——最显著的是拥有容纳细胞大部分DNA的细胞核、通过有氧呼吸产生能量的线粒体，以及在植物与藻类中发生光合作用的叶绿体。

马古利斯还假设，线粒体起源于能够从氧气中产生能量的自由生活态细菌。[18]她认为，真核细胞是在一种好氧细菌被另一种更大的单细胞生物吞噬时所产生的，这个单细胞生物最有可能是古生菌。然后，这两种生命体便开始在同一层膜的包被下共生，好氧细菌通过氧化过程产生能量，这也是它们维持生

---

[1] 译者注："red in tooth and claws"引自丁尼生所写诗句，意为纯粹的野蛮和蛮荒。

命活动的主要方式。经过数亿年的时间，它们演化成了真核细胞。正是因为这些细胞中含有专门产生能量的线粒体，它们才能长得更大，并演化为更加复杂的生命体。

马古利斯从根本上挑战了对达尔文进化论的主流认识。如果说经由自然选择发生的演化是将亚当·斯密的资本主义概念应用于动植物，那么后来被称为内共生学说的理论则更多地体现了马克思"各尽所能，按需分配"的愿景。马古利斯颠覆了适者生存的观念，认为生物体在相互合作时方能兴旺地繁衍。起初，科学界的同行们对此持冷淡和怀疑的态度。她一连向 15 家科学杂志投送那份提出自己理论的论文，才找到一家愿意发表她的作品。到了 20 世纪 80 年代，新技术证明了线粒体 DNA 与细胞核中的 DNA 有显著差异，佐证了马古利斯的假说。此外，还有一点也得到了明确的认证，即叶绿体的产生也经历了类似的过程，它们起源于自由生活的蓝绿菌。[19]

马古利斯的发现并没有推翻基于自然选择说的进化论，而是表明竞争和合作都是演化的重要方面。这彻底改变了科学家理解复杂生命历史的方式。演化中的第一步也是最重要的一步，并非物种内部竞争的结果，而是不同生命领域之间亲密合作的结果。所有存在过的复杂生命体——动物、植物和真菌——都是一个古生菌与至少一个细菌结成的共生联盟的后裔。合作能够并且确实推动了自然界的演变。

近些年来，人们已经很清楚地认识到，病毒与复杂生命之间的互动也在人类的演化过程中发挥着核心作用。事实上，我们的一些最重要的身体功能，正是在数亿年前因病毒感染而获得的。

与病毒同行

病毒往往不被包含在生命之树中，因为它们处于有生命世界和无生命世界之间模糊的中间地带。不像细菌、古生菌和真核生物，病毒并不由细胞这种能够产生能量并复制自身的生命基本构造的单位组成。相反，它们只含有以 DNA 或其姐妹分子 RNA 形式存在的基因物质，并被包裹在蛋白质外壳中。它们独立存在时只是无活性物质的排列，但当它们设法进入——或者说感染——一个细胞之后，就会侵占这个细胞的系统，生产自身的副本，迸发出生命的活力。这个过程通常对宿主是致命的。

即便以微生物的标准来看，病毒也是十分微小的。普通细菌可能是它们的数百倍大。病毒如此微小，以至于没有在化石中留下任何痕迹。它们的起源尚不明确，可能出现在早期单细胞生物之前，或者在它们出现之后不久，甚至可能就是从早期单细胞生物中产生的。无论如何，在存在生命的 35 亿年间，即使不能说自始以来，至少在大部分时间里，病毒都能够感染生命。只要有生命存在就能找到病毒的踪迹，而且其数量远远超过地球上的所有生命形式——甚至细菌。1 升海水中含有超过 1 000 亿个病毒颗粒，而 1 千克干燥的土壤中含有的病毒颗粒数量达到了将近 1 万亿。[20] 据估计，地球上病毒颗粒的总数为大约 10^{31} 个——1 的后面共有 31 个 0。[21] 目前已知能够感染人类的病毒只有约 220 种。

²² 大多数病毒都是所谓噬菌体（bacteriophage，简称 phage）——源自希腊语中的"吞噬"。噬菌体每天杀死 20% 到 40% 的细菌，以维持从海洋到我们的身体等各种生态系统的平衡，确保任何一种细菌的数量都不会过多。²³

逆转录病毒是一种特殊的病毒类型，通过将自身的 DNA 副本插入宿主细胞的基因组来增殖自身。但当逆转录病毒感染精子或卵细胞时，就会发生一些奇异的现象：病毒 DNA 将被传递给此后每一代后裔的每一个细胞。惊人的是，人类基因组中由这样的基因组成的部分多达 8%。²⁴ 许多这样的 DNA 序列在人体内看似没有任何作用，但逆转录病毒的感染让我们的远古祖先获得了对人类生存至关重要的功能。一个引人注目的例子就是，将近 4 亿年前从逆转录病毒感染中继承的基因在记忆的形成中发挥了关键作用。这个基因通过编码微小的蛋白质泡泡帮助信息在神经元之间传递，这一过程类似于病毒将其遗传信息从一个细胞传播到另一个细胞。²⁵ 在实验室中，被敲除了该基因的小鼠无法形成记忆。

另一个令人震惊的例子是，人类祖先从逆转录病毒中获得了胎生的能力。动物在最初进化时，通过产卵来繁育后代，即使在现在，动物王国的大部分生物也延续着这种繁殖方式。在 2 亿到 1 亿年前，一种类似于鼩鼱的生物发展出了在自己体内孕育幼崽的能力——这是一次非同凡响的演化，因为胎儿在母体内生长会安全得多。这一孕育过程能够实现完全要归功于胎盘。它是一个附着于子宫上的临时器官，能将营养成分和氧气从母体输送给幼崽，并将二氧化碳和废物作反方向输送，但不会激发母体免疫系统的破坏性反应。我们体内的其他部位都实现不了胎盘和子宫之间的这种相互作用。遗传学家在研究这套体系形成的基因时发现，它与逆转录病毒用于产生某些蛋白质的基因完全相同，这些蛋白质能够附着在它们感染的细胞上，但不诱发免疫应答。[26, 27] 遗传学家得出结论，胎盘的关键功能并非在自然选择的演化过程中逐渐产生的，而是在一种逆转录病毒将其 DNA 插入我们祖先的基因组时突然获得的。如果数亿年前没有发生这样的幸运事件，人类就只能从蛋里孵出来了。

重绘生命之树

人类是在一个已经生活着海量细菌和病毒的星球上演化出来的。只有演化出抵御潜在有害微生物的能力，人类才能生存并发展壮大。事实上，纵观历史，传染病已夺走太多人的生命，是影响人类进化的最大因素之一。据估计，自人类这一物种与黑猩猩亚种分道扬镳以来所发生的所有基因突变之中，有 30% 是受病毒影响，在细胞中有病毒活动的部位发生的。[28] 由鼠疫耶尔森菌引发的黑死病在 14 世纪中期肆虐欧洲，杀死了当时约 60% 的欧洲人，而多数幸存者之所以能够逃过一劫，要归功于他们的免疫系统。[29] 在撒哈拉以南非洲，疟疾导致大量人类死亡，它也由此成为"人类基因组近期历史上已知的最强演化选择力量"。[30] 因此，我们这个物种中最有可能活到将 DNA 传给下一代的，并非那些最强大或者最聪明的个体，而是那些拥有最强大的免疫系统，足以应对传染病侵袭的；或是那些细胞发生变异，无法被微生物所左右的人类。尽管这类变异赋予了人类对病原体的抗性，但同时也对细胞功能产生了不利影响。这表明，人类的生存斗争是与微生物的斗争，而非与雄性首领或顶级掠食者的斗争。

我们的身体被微生物挤得满满当当的。据估计，每个人的体内都寄居着约 40 万亿个细菌，这意味着细菌的数量略高于人体细胞的数量。[31] 那么病毒的数量是多少呢？至少是细菌数量的 10 倍。人类微生物群系——居住在我们体内的所有微生物——的总重量与我们的大脑重量大致相等，在 1 千克到 2 千克之间。[32] 这些微生物中的绝大多数细菌和病毒并不会让我们生病。实际上，它们已经与我们的祖先协同演化了数百万年，形成了相互依存的密切关系。换言之，人类已经将某些必不可少的工作外包给了微生物。这是因为微生物能够比人类更快地适应新环境。我们的细胞携带着 2 万到 2.5 万个基因，而微生物群系携带的基因数目大约是这个数字的 500 倍。[33] 巨大的基因数目，加上远远高于复杂生命的繁殖速度和能够在物种之间"横向"转移基因的能力，使得细菌演化的速度远超人类。微生物与人类之间的合作在肠道中表现得最为显著，那里有充足的蛋白质、脂肪和碳水化合物供细菌大快朵颐；而作为回报，它们会帮助人类完成一些重要工作，比如食物的消化，微生物和矿物质的生产等。病毒还能让我们保持健康，特别是能够杀死我们体内有害细菌的噬菌体。

如今，越来越多的证据表明，肠道微生物群系对人类的大脑有着重要的影响。当然，我们很久前就对这种联系有所察觉。英语中有各式各样的习语将我们的大脑和肚子联系在一起：你会对一些事物有一种直觉或本能的判断，在英语中的表达为 have a gut feeling 或 have a gut instinct（直译为有一种肠道的感觉或源于肠道的本能）；心慌意乱、坐立不安在英语中的表达为 butterflies, knots or a pit in your stomach（直译为胃里有蝴蝶在飞舞，胃打结了或者胃紧绷绷的）；令人痛苦的、讨厌的，在英语中的表达为 gut-wrenching（直译为肠绞痛）；翻来覆去地思考问题，在英语中的表达为 ruminate on a problem(ruminate 有 "反刍" 的意思)。《自然》杂志近期的一篇社论写道："就在 10 年前，人类肠道中的微生物会影响大脑的观点还经常被视作荒谬的……但再也不会这样了。" 启发编辑撰写这篇文章的研究分析了 2 000 多名比利时人粪便中的细菌。[34] 在经检测的 500 株细菌中，有 90% 以上能够产生多巴胺和血清素等神经递质，这些物质在调节人的情绪方面起着关键作用。这种能力是生活在动物体内的细菌所独有的，如此看来，这些微生物在数百万年的演化中获得了创造化学 "信使" 的能力，从而能够与它们的宿主交流，并对后者造成影响。细菌能够产生提振我们情绪的化学物质，从演化的角度来看，可能是因为这样会让我们更倾向于群居生活，从而给它们提供在另一名宿主身上定殖的机会。

　　研究者随后对比了被确诊患有抑郁症和未患抑郁症的志愿者身上的微生物群系，发现粪球菌属和戴阿利斯特杆菌属这两类细菌在健康的被试者的肠道中很常见，在患有抑郁症的被试者身上难觅踪影。这两类细菌都能产生已知的具有抗抑郁功效的物质。这并非肠道微生物群系与心理之间有所关联的确凿证据，但依然是一个很好的开始，特别是此时的科学家已对"无菌"小鼠和大鼠的大脑与肠道菌群之间的联系进行过大量的研究，有了相关的研究基础。[35] 这让人们对此抱以希望，从拥有健康微生物群系的人身上移植粪便，也许能达到比百忧解或心理治疗更好的抑郁症治疗疗效。

这些研究的意义令人震惊，这意味着我们不仅从细菌演化而来，还从病毒中获得了基因组中的关键片段。现在已经很明确了，我们的身体甚至大脑之所以能够以现在的方式运转，是因为那些在我们祖先的体内与之一同演化的微生物作出了至关重要的贡献。肠道中微小的细菌能够以人类难于察觉却极其重要的方式影响人们的情绪和行为，这一发现表明，人类甚至无法完全控制自己的思想。但如果细菌和病毒是人类个体层面上的基本组成部分，那么它们在群体层面上又扮演着什么样的角色呢？或者换一种说法，微生物可能对人类社会和政治的演化施加了何种影响？它们又是如何影响历史的？

自下而上的历史观

自然科学的一个又一个进展，揭示了人类在万事万物之中是多么渺小又无能，但人类对这些发展的反应十分迟钝。我们中的大多数人仍然秉持着以人类为中心的世界观。在这个世界观里，人类掌握着支配自然的权柄，这颗星球只是人类表现自我的舞台。在大多数人对历史的理解中，这一点显而易见。

传统上，富于个人魅力，勇敢而有远见卓识的个体——大部分是男性——被视为历史发展的推动力。苏格兰历史哲学家托马斯·卡莱尔（Thomas Carlyle）在19世纪中期写道："世界的历史不过是伟人的自传。"[36] 这种英雄史观被斥为助长了希特勒等极权主义独裁者崛起的推手，自20世纪中期起在历史学者那里便不复流行。尽管如此，诸多卡莱尔笔下的英雄仍备受推崇。人们真切地崇拜着耶稣、穆罕默德，对马丁·路德也怀有类似的情感；同时对亚历山大大帝、华盛顿、拿破仑和"欧洲的缔造者"查理大帝等英雄怀有敬意。20世纪涌现了一批新的英雄人物，如列宁、斯大林、丘吉尔、罗斯福、毛泽东、戴高乐等。这些现代英雄中甚至出现了女性的身影，如艾薇塔·贝隆（Eva Perón）和玛格丽特·撒切尔。在图书馆的历史书和电视上的历史纪录片中，他们都是毫无疑问的主角。[1]

将英雄史观取而代之的，主要是由法国历史学家吕西安·费弗尔（Lucien Febvre）于20世纪30年代初提出的 "*histoire vue d'en bas et non d'en haut*"，或称"自下而上，而非

---

[1] 有权势的男性和女性——并不都是伟大的——一直主宰着国家和国际政治。比如，默克尔、特朗普、鲍里斯·约翰逊、普京、纳伦德拉·莫迪在过去的几年里都对政局产生了持久的影响。人们对未来充满希望，也怀有恐惧。个人领袖能够改变世界的想法在民众的认知中仍然占据着重要位置，因为许多人还在投票、祈祷或抗议，希望新的英雄能够出现，将我们从问题中拯救出来。

自上而下的历史"。[37] 这种历史观关注的是普通的群体，而他们往往是与剥削和压迫作斗争的群体。从这个视角上看，正是有了这些斗争影响的累积，才推动了社会、政治和经济出现进步性的变革。E. P. 汤普森（E. P. Thompson）的《英国工人阶级的形成》（*The Making of the English Working Class*, 1963 年）和霍华德·津恩（Howard Zinn）的《美国人民的历史》（*A People's History of the United States*, 1980 年）就是该思想流派的经典案例。相较于对少数英雄个体的崇拜，自下而上的历史观更具包容性，但它仍然将人看作历史发展的推动力。

本书提出了另一种看待世界的方式，包含引言中描述的科学发展成果，其中不仅有弗洛伊德关于"人类在世界中占据的位置远比原先以为的更渺小"的基本观点，还有对于"微生物所发挥的作用远比我们几年前认为的更加重要"的意识。在医学上，致病机理（*pathogenesis*）一词代表疾病（*pathos* 或 *πάθος*）的起源和发展（*genesis* 或 *γένεσις*），它尤其侧重于病原体感染细胞的方式及其对人体的影响。在本书接下来的篇幅中，我们将探讨病毒、细菌和其他微生物如何影响人类群体，即影响政治、经济、社会等各个方面。本书中的历史是从极微眇处出发的历史。相较于成千上万或数百万"小小的"人类携手努力改变世界的故事，我们更热衷于探索数十亿或数万亿微小病毒和细菌在历史上发挥的作用。

威廉·麦克尼尔（William McNeill）的《瘟疫与人》（*Plagues and Peoples*, 1976 年）的首次出版距今已有近 50 年了，

但它仍是关于瘟疫对社会、政治和经济影响这一主题中受众最广泛，也是最重要的著作。不过，过去的近50年发生了太多的变化，这个话题亟需全新的视角。实际上，威廉·麦克尼尔在开篇便承认书中"缺乏确切的信息来编写人类感染史"，当时主要通过瘟疫亲历者的陈述来记录相关的历史。这些资料为了解过去提供了宝贵的信息，但它们充其量也只是零散不全的碎片化的信息，并且内容在很大程度上侧重于近代史和有文字的社会。实际上，由于历史记录中存在大量空白，《瘟疫与人》一书为了拼凑出一套连贯而令人信服的叙事，不仅要依据史实，在同等程度上还要依赖于作者的想象。

在《瘟疫与人》成书的同一时期，考古学家和人类学家也试图通过分析古代的骸骨来寻找传染病的迹象。不幸的是，他们能得出的结论十分有限，因为绝大多数病原体并未在我们的骨骼上留下可见的印记。很多情况下，要想确切地判断一个个体的健康状况，唯一的办法是测量其身高。当时，我们对传染病与历史之间的相互作用的情况似乎已经了如指掌。但在过去数年里，DNA分析技术的进步彻底改变了我们对传染病历史的认识，我们远古时代先祖的遗骸开始揭示大量的秘密。本书汇集了这些开创性的研究成果，其中大部分都发表在收费的科学杂志上，少有学术界以外的读者能够读到。本书将这些研究成果置于考古学、历史学、人类学、经济学和社会学等其他学科的研究背景下展现。

传染病的暴发曾夺去数百万人的生命，也曾令文明彻底覆灭，但这种破坏也为新社会和新思想的出现及繁荣创造了机会。

通过这种方式，病原体成了历史上许多重要的社会、政治和经济变革的主角：地球从多人类种群共存的星球变成智人一家独大的星球；游牧的狩猎采集社会被定居农业社会所取代；古代大帝国覆灭；基督教和伊斯兰教分别从巴勒斯坦和汉志的小教派发展为世界主要宗教；许多国家的社会制度从封建主义转变为资本主义；欧洲殖民主义给世界带来毁灭性打击；农业和工业革命出现，现代福利国家开始建立。希望当这本书完结时，我能够改变读者们对历史和我们人类在其中的位置的看法，说服诸位相信现代世界是由人类与微生物共同塑造的。

/ 第一章 /

旧石器时代的瘟疫

> 没有史前史则历史毫无意义，没有生物学则史前
> 史也毫无意义。
>
> ——爱德华·O. 威尔逊（E. O. Wilson）

重新探索中土世界

"一个居住着多个人类族群和类人物种的世界"，这个概念对于幻想小说的读者来说并不陌生。与佛罗多·巴金斯一同前往末日火山摧毁魔戒的伙伴们，就是这样的一个例子。阿拉贡和博罗米尔都是"人类"，这个词汇既包括男性人类，也包括女性人类。佛罗多、山姆、梅里和皮平都是霍比特人，他们是人类的近亲，但身高只有人类的一半左右，并且长着毛茸茸的大脚。还有莱戈拉斯，一位身材修长、耳朵尖尖的精灵，有着超

人的视觉和听觉。金雳则是个矮人，矮人民族居住在中土世界的山区，他们是矮小、粗壮的战士。

作家 J. R. R. 托尔金（J. R. R. Tolkien）并不是凭空创造出这个传奇的。托尔金的本职工作是牛津大学的盎格鲁－撒克逊语教授，他的幻想世界深受他所研究的日耳曼神话的影响。这就是为什么托尔金自称发现了中土世界，而不是发明了中土世界。[1] 在过去的 20 年间，研究人员发现了一系列证据，改变了人们对早期人类所居住的世界的认知。新的考古发现，加上用于分析从古代骸骨中提取出的 DNA 技术的进步，清晰地表明在智人存在的大部分时间里——从约 30 万到约 5 万年前——地球的面貌都更接近托尔金笔下的中土世界或北欧传奇中的样子，而不是我们如今生活的世界。尽管我们的祖先并没有与霍比特人、精灵和矮人生活在一起，但他们确实与众多人类种群共同生活在地球上。

遗传学家估计，我们与黑猩猩最近的共同祖先可以追溯到 600 万到 800 万年前。[2, 3] 早在 300 多万年前，原始人类已经习惯用双脚行走了，但他们的大脑和身体的尺寸和过去一样，几乎没有大的变化——正如 1974 年考古学家在埃塞俄比亚发现的女性骨骼化石"露西"所呈现的那样。发现露西时，考古学家们正在听披头士的歌曲《露西在缀满钻石的天空》（Lucy In The Sky With Diamonds）。根据化石记录，直立人，也就是"直立行走的人"出现于大约 200 万年前。直立人的腿相对较长，手臂较短，头颅很大，是最早的外貌具备人类特征的物种。他们是第一批走出非洲的人类种群，在相对较短的时间内成功地走到了旧大陆的大部分地区。在非洲大陆的最南端、高加索地区、中国北部和爪哇岛都曾发现他们的遗骸。

我们人类从直立人演化而来。已知最早具有智人所有的现代解剖学特征的遗骸是在距离马拉喀什约 100 公里处发现的 5 人骨骼化石，智人的死亡时间大约是 31.5 万年前。[4] 此后的多数时间里，他们大都在非洲活动，从摩洛哥到好望角，我们祖先的遗骸遍布各地。然而，智人并非唯一生活在这个大洲上的人类种群。考古学和遗传学的证据均表明，他们曾在非洲与诸多其他人类种群共存。[5]

尼安德特人也由直立人演化而来。他们是在 50 万到 75 万年前从非洲迁徙至欧洲时分化出来的。尼安德特人保留了所谓"古人类特征"——颅顶较低、眉毛更浓密，以及下颌不够突出，这些特征都让他们在解剖学上有别于我们这些现代人类。此外，尼安德特人还比智人更高大、更重、更强壮，大脑也更大一点儿。尼安德特人的皮肤白皙，有助于吸收阳光，这对于制造维生素 D 至关重要。他们的眼睛一般是蓝色的，这使他们能够在欧洲黑暗的冬季看见东西。尼安德特人最终散布于亚欧大陆西部的大多数地区，西至直布罗陀，东至西伯利亚的阿尔泰山脉都曾发现他们的遗骸。

在过去的 20 多年里，科学家又发现了数种与智人生活在同一时期的人类种群。在走出非洲、占领亚欧大陆东部不久后，丹尼索瓦人就从尼安德特人中分化了出去。这个种群仅有的实物痕迹是在阿尔泰山脉和青藏高原的洞穴里发现的一些骨骼碎片。从解剖学的角度看，丹尼索瓦人与尼安德特人相似，尽管他们似乎有着大得多的牙齿，而且经历了多次基因突变，其中一种突变影响了他们的红细胞，让他们能够在高海拔的地区舒适地生活。[6]弗洛勒斯人生活在印度尼西亚的弗洛勒斯岛。由于特殊的身高（刚刚超过 1 米）和不成比例的长脚，他们被俗称为霍比特人。[7]有一种理论认为，弗洛勒斯人是直立人的后裔，那些直立人在约 100 万年前来到弗洛勒斯岛，因为深海的存在而与外界隔绝，独自演化。[1]体型较小的吕宋人是另一种已经灭绝的人类种群，于 2019 年在菲律宾吕宋岛被发现。遗骸中弯曲的手指和脚趾骨骼表明，他们保留了人类祖先的攀爬能力。[8]

在最初的 25 万年里，智人与其他人类种群一同生活在非洲，同时还有更多人类种群在欧洲和亚洲定居。而后，在约 5 万到 4 万年前发生了一个令人震惊的事件：在数千年的时间里，智人突然冲出了非洲，走遍全球——从西欧到澳大利亚都留下了他们的足迹。与此同时，所有其他的人类种群却从地球上消失了。[2]存在时代距今最近的吕宋人和弗洛勒斯人的踪迹出现

---

[1] 弗洛勒斯岛同时也是一种已经灭绝的侏儒象的栖息地。这种侏儒象比当地居住的人类高不了多少。霍比特人和侏儒象的体型缩小过程被称为"岛屿侏儒化"，它是指在资源有限的地方，较小的体型更容易在自然选择中胜出，因为所需的热量更少，更具生存优势。

[2] 智人直到大约 1.7 万年前才到达美洲，因为位于现今美国阿拉斯加州和加拿大的冰盖使他们难以到达那里。他们是世界上最早居住在这一地区的人类种群。

在 5 万年前。[9, 10] 能够说明丹尼索瓦人存在的最后证据可追溯到 4.9 万至 4.3 万年前,尽管他们可能在新几内亚的偏远地区存续了更长时间。[11, 12] 尼安德特人似乎一直存活到了 4.1 万年至 3.9 万年前。[13, 14] 智人的扩张从根本上改变了这个星球,并为我们如今生存的这个世界奠定了根基。为什么会发生这个事件,是人类史前史上最大的谜团之一。

现代人类灵魂的爆炸式觉醒

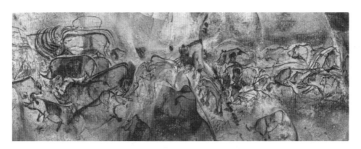

图 1:肖维岩洞中的岩画(图片来源:Centre National de Préhistoire)

1994 年 12 月底的一天,三名洞穴探险者正在法国东南部阿尔代什河上的石灰岩悬崖上寻找洞穴。在距离登山步道不远处的一个小小的凹陷处,其中一名探险者感受到了一股凉爽的对流风——这是存在空腔的迹象。三人清理掉一些碎石,又沿着一条狭窄的通道爬行后,来到了一处壁架上,从这里向下望去是一个巨大而黑暗的腔室。他们沿着链梯下降了 10 米,落到山洞里的地面上,开始了探索。就在头灯的光亮打在洞穴壁上的那一刻,其中一人喊道:"它们在这儿!"

三名探险者刚刚发现的，是最杰出的史前艺术作品之一——绘有猛犸象、雌狮、驼鹿、野牛、高地山羊、马和披毛犀的精美画像。这些岩画的创作者利用不规则的石灰岩，魔法般地打造出了灵动感和立体感（图1）。记者朱迪思·瑟曼（Judith Thurman）造访肖维岩洞后，在《纽约客》上发表了一篇文章，将这些岩画描述为"一本充满生命力的、精妙绝伦的动物寓言集。在火把的照耀下，动物们仿佛从岩壁中奔腾而出，穿行其上，如魔术幻灯中的形象"。[15]

　　肖维岩洞岩画创作于约3.7万到3.35万年前，距离智人到达欧洲西部以及尼安德特人消失仅数千年。[16]史前的这段时期似乎是人类创造力异常繁荣的时期，[17]在西班牙北部的阿尔塔米拉洞窟中留下的动物和手形岩画也是同一时期的作品，而出土于德国南部的现今最古老的猛犸象牙雕塑也是在大约同一时期创作的。霍赫勒·菲尔斯洞穴中的维纳斯雕像展现了膨胀的胸部和夸张的女性外生殖器，它是毫无争议的第一件描绘人类形象的作品。[18]施泰德洞穴中发现的"狮子人"雕像高30厘米，由狮头和直立的人体构成，是已知最早的对不存在于现实世界中的生物的描摹。[19]此外，在包括霍赫勒·菲尔斯在内的德国洞穴中，还发现了几支用猛犸象牙和动物骨骼雕刻而成的长笛，其历史可追溯到约4万年前。这是已知最早的人类演奏音乐的证据。[20]

　　就规模和技术水平而言，唯一能与肖维岩洞岩画相媲美的史前洞穴艺术作品位于其以西约350公里处的法国拉斯科岩洞。[21] 但岩洞中的这件旧石器时代的杰作"仅有"1.7 万年的历史——它如今的年龄与其诞生时肖维岩洞的年龄相当。[22] 拉斯科岩洞于 1940 年因一群普通人的偶然之举重现于世。当时，几个孩子在寻找传说中通往附近城堡的秘密通道时，无意间发现了那些岩画。据说，毕加索参观这里时曾对导游如此评价道："他们已经发明了一切。"[23] 这则逸事凸显了创造这些杰作的人类是何等高明，他们的关注点和审美趣味与现代人类有多么相似。

在 4 万年前，能证明人类拥有创造力的证据只有手印、可用作首饰的彩色穿孔贝壳和富含铁元素的岩石，这些岩石可能会被加工成赭石——极有可能是用来给墙壁、贝壳或身体上色的颜料。但没有任何迹象表明，智人有如此的想象力和技术足以制作出肖维岩洞岩画、狮子人雕像和霍勒斯·菲尔斯的维纳斯。令人惊讶的是，它们都是在几千年的时间内创造出来的，彼此之间只相距几百公里。导演沃纳·赫尔佐格（Werner Herzog）在他关于肖维岩洞的纪录片《被遗忘的梦的洞穴》（*Cave of Forgotten Dreams*，2010 年）中谈到了史前艺术在当今法国和德国地区的出现："这不是一个原始的开端，也不是一个缓慢的演变过程。毋宁说，这更像一个突发的爆炸性事件，它毫无预兆地发生了，就仿佛现代人类的灵魂在这里觉醒了一样。"

旧石器时代的欧洲洞穴艺术所彰显的创造力在智人崛起为世界霸主的过程中起到了关键作用。据说，我们这个物种之所以能够战胜其他物种，是因为拥有独特的能力，即古人类学家——早期人类起源与发展的研究者——口中的"象征行为"。

意思是，智人有能力使用语言和艺术来表达和交流思想。以复杂的方式思考和行事的能力让智人能够计划、协作，并且在竞争中胜过体型更大、更强壮的尼安德特人以及其他并未掌握这些技能的人类种群。[24] 这种结论基于一种特定的自然观，认为智人与同属的其他物种为生存而进行了一场斗争。根据这一自然观可知，我们能够胜出，是因为我们足够聪明。

我们或许只是猿猴，但至少我们是绝顶聪明的猿猴。近年来，关于这一自然观，最受关注的支持论调出自以色列历史学家尤瓦尔·诺亚·赫拉利（Yuval Noah Harari）的畅销书《人类简史》（Sapiens，2014 年）。赫拉利认为，"智人征服世界，首先要归功于其独有的语言……语言让我们能够摄取、储存和交流关于周围世界的海量信息"。不过，这种解释绝非赫拉利一人独有，而是为研究这一课题的学者所广泛接受的。从我们赋予自己种族的名字——智人，字面意义为"智慧之人"——中就能明显看出，我们自认为拥有独一无二的智慧。象征行为在现代人类的本质之中如此重要，以至于一些有影响力的学者将我们称为"符号物种"[25] 或是"符号性人类"[26]。[1] 不难理解为什么许多人都觉得这个自然观颇为可信，它让人类重拾起因达尔文进化论阐明人类不过是动物界的一个物种而失去的特殊地位。

---

[1] 编者注：在考古学、社会学等领域，"symbolic behavior" 译作 "象征行为"；"symbolic species" 译作 "符号物种"；"Homo symbolicus" 译作 "符号性人类"。在这些专有名词中表示象征性与符号化意义的单词都是 symbolic 及其变体，因此现代人类会因象征行为的本质被冠以 "符号物种" 和 "符号性人类" 的称呼。

考古学家和人类学家已经识别出了许多种符号，并认为它们是复杂象征行为的证据，从而将现代智人与认知能力较低的人类种群区分开来。[27, 28] 在考古记录中能够观察到其中的一些符号，包括埋葬死去的人、佩戴首饰、用赭石做装饰，以及创作艺术品。象征行为最明确的案例是 4 万到 3 万年前的欧洲西部的史前艺术。这些艺术作品令人惊叹，且至今保存完好，赫拉利等人将其视为智人曾在那一时期经历认知革命的决定性证据。

象征行为的能力使智人冲出非洲，打败所有其他人类种群。然而，这种观点存在着一个明显的问题：智人作为一个具有解剖学特征的独立物种已经存在了至少 30 万年之久，但直到 5 万至 4 万年前，他们才开始显现出明显的认知优势，并在那个时间点走出非洲，击败了所有其他人类种群。等待了 25 万年才迎来这一次突破，这个时间似乎有些过长了。从历史的角度来看，从非洲迁徙出去并非什么了不起的事，那么这个解释就更加没有意义了。迁出非洲，直立人在约 200 万年前就做到了，尼安德特人的先祖在约 50 万年前也做到了。但这两种古人类应该都不如我们智人才对啊。

"智人的卓越智慧让他们能够崛起并统治世界"这一观点的支持者试图用一些逻辑游戏来解决问题。他们认为，在发展出区别于其他物种的解剖学特征之后很久，智人才演化出非凡的认知能力。赫拉利和其他很多学者认为，现代人类在 7 万至 3 万年前经历了一场"认知革命"，这场革命彻底地改变了他们思考和行事的方式。这些新习得的能力为智人带来了竞争优势，并解释了他们成为霸主的原因。

认知革命这一概念很容易让人联想到欧洲中心主义。它将现代的法国和德国定位为人类行为的蜕变之地，并认定最早具备符号化思维能力的智人是离开非洲、到达黎凡特之后朝西边去的那一群。这并不令人意外。1940 年发现的拉斯科、1994 年发现的肖维、2008 年发现的霍赫勒·菲尔斯的维纳斯，以及 20 世纪晚期重组的史前狮子人雕像，都让自小就认为欧洲"白人"天生就比其他地区的"非白人"优越的学者为之倾倒。认知革命这一概念可被视为英国艺术史学家肯尼斯·克拉克（Kenneth Clark）在《文明》（*Civilisation*，1969 年）中的观点的"史前"版本。由英国广播电台（BBC）于 1969 年播出的同名电视纪录片曾十分受欢迎，不过如今已经过时。它认为，文明是法国、意大利和德国从中世纪到 20 世纪艺术和文化成就的产物。

重新思考认知革命

斯坦利·库布里克（Stanley Kubrick）导演的影片《2001 太空漫游》（*2001: A Space Odyssey*，1968 年）并不是从 20 与 21 世纪之交开始的，而是以一个名为"人类的黎明"的场景开场。这个场景设定在智人出现之前的一个未知时间点，太阳从广袤荒凉的纳米比亚沙漠上升起，一群类人猿醒来，发现了一块由外星人制造的黑色巨石。音乐家理查德·施特劳斯

（Richard Strauss）的名曲《查拉图斯特拉如是说》（Thus Spoke Zarathustra）响起。其中一只类人猿拾起一根骨头，用它作为武器，打死了一只貘。后来，它与几个挥舞着骨头的伙伴一起痛揍了外来的类人猿族群，杀死了对方的头领，将它们从极其珍贵的水源边赶走了。狂喜之下，类人猿将手里的骨头旋转着抛上天空。镜头随着这根骨头上移，接下来便是影史上最著名的一幕，观众跟随镜头穿越了数千年——甚至可能是几百万年的时间，看到了环绕地球运行的空间站。这些片段的言下之意是，那块黑色的巨石奇迹般地开启了人类技术发展的进程。掌握了"把骨头当作武器"这种基础技术之后，我们的祖先食用到了更多的肉类，大脑发育的速度加快，开始了发明和创新，最终让人类征服了这个星球甚至外太空。

　　一块黑色大理石板推动了人类的进步，这种想法显然荒诞不经。但"7 万到 3 万年前可能发生过一场认知革命"的论点也不过是空想而已。首当其冲的问题——这件事如何发生、为何发生——都没有令人满意的解释。赫拉利认为，智人交流能力的提升是一次基因突变的结果。然而，遗传学家尚未找到任何能够支撑这一观点的证据，也没有解剖学上的迹象能表明我们的大脑在那个时间段发生过改变。[29]

　　还有一种说法是，食用富含 Omega-3 脂肪酸的鱼类能够促进脑组织发育，增强认知功能。直到不久以前，人们都一直相信只有智人会食用海味，但一则 2020 年发表于《科学》杂志的论文显示，10.6 万到 8.6 万年前生活在里斯本附近的尼安德特人也会捕捉并食用贻贝、甲壳类动物和鱼类。所以，他们曾与智人受益于相同的营养物质。分布于欧洲沿海的尼安德特人的饮食中可能含有大量海洋动物，但能够证明这一点的证据已经在上一个冰河时期的末期被上升的海平面破坏殆尽。[30]

近期发现的证据对认知革命观点进一步提出了挑战。证据表明，智人早在现代人类走出非洲的很久之前就已经能够做出象征行为了。其中最惊人的证据是近期基于对肯尼亚奥洛戈赛利耶一处干涸湖床发掘的研究。[31]考古学家发现了可能在30万年前被用于制作颜料的石块：被磨碎制成黑色或深棕色颜料的锰矿石，还有用于制造赭石的富含铁元素的矿石。这些赭石并非来自与此处最近的产地，这表明它们是因为色泽特别鲜亮而被人特地从较远的地方运送过来的。因此，在智人逐渐成为独立物种的同时，他们就在下大功夫着手制作颜料，用于装饰自己或为物品上色了。这则发现引起了巨大的轰动，证明智人并没有经历特定的认知革命；相反，当解剖学意义上的现代人类出现时，现代人类的行为也在同一时间出现了。

但如果智人已经在30万年前习得了象征行为，并因此凌驾于所有其他人类种群之上，那么为何他们还是花了25万年之久，才冲出非洲来到世界各地呢？答案很简单。近年来大量的发现指向了一个事实——智人实际上并不比其他人类种群聪明。

1856年，一位名为约翰·卡尔·福尔罗特（Johann Carl Fuhlrott）的教师在德国西部尼安德峡谷中的一个洞穴里发现了彼时尚不为人所知的人类种群的骸骨。3年后，随着《物种起源》（*On the Origin of Species*，1859 年）一书的出版，这一新种群的所属在生命之树上的位置引起了激烈的争论：这种奇怪的类人生物究竟是智人演化的源头，还是属于另一个完全独立的分支？保守的古生物学家与天主教会沆瀣一气，极力强调这两种生物之间的差异。他们希望将尼安德特人描绘成一种与智人有着极其遥远的亲缘关系的物种，以保留我们作为一个独立物种的一枝独秀的地位。1908 年，三名天主教牧师在位于肖维岩洞西边约 300 公里处的圣沙拜尔发现了第一具完整的尼安德特人骨架，为确保这具骨架落入自己人的手中，牧师一方还使了一些手段。巴黎的法国国家自然历史博物馆古生物实验室主任马塞林·布勒（Marcellin Boule）根据骨架重塑了人们对尼安德特人的认识。在他的描述下，这种生物看起来更像猿人而非人类，它的头向前突出，肩膀下垂，弯腰驼背，膝盖弯曲，甚至连大脚趾和其他脚趾都离得很远。布勒的研究是存在缺陷的，但它仍对此后半个世纪学界对尼安德特人的认知产生了深远的影响，并且至今仍使大众对穴居人抱有长得像猿猴的刻板印象。[32, 33]

不过，人们认为智人与尼安德特人之间在认知能力层面的差异更大。布勒认为尼安德特人的身体素质和精神特性之间存在着某种联系，其"野蛮"而"笨拙"的姿态表明他们过着一种"纯粹的植物或野兽一般"的生活。[34] 坚称尼安德特人是独立物种并为之命名的地质学家威廉·金（William King）确信，尼安德特人不具备"道德和有神论观念"。[35]19 世纪末，对纳粹意识形态产生重大影响的德国动物学家、社会达尔文主义者和科学种族主义倡导者恩斯特·海克尔（Ernst Haeckel）提议，将尼安德特人命名为"愚人"（*Homo stupidus*），以区别于智人。[36] 尽管现在已经无人再使用这个名称，但公众对其的理解并未产生真正的变化，在大众的观念里我们仍旧是优越的。辞典中对尼安德特人的定义有一条是"未开化、不聪明或粗鲁的人"，这恰好概括了该物种的名称在英语口语中消极的使用方式。

　　然而，在过去的数十年间，人们越来越清晰地意识到，很多直到不久前都只能与智人联系在一起的复杂行为，尼安德特人其实也能做到。考古证据表明，尼安德特人会制作需要一定认知水平和熟练度才能制作的石制工具，[37] 他们也会为满足需求而自主生火，[38] 能从欧洲大陆航行到克里特岛和爱奥尼亚岛，[39, 40] 会用桦树的树皮制作胶水，[41] 并且似乎还能用具有麻醉和抗菌疗效的药用植物治疗疾病。我们曾在尼安德特人钙化的牙菌斑中发现了白杨树的 DNA（含有水杨酸，即合成阿司匹林的天然灵感来源）和青霉菌（青霉素的来源）。[42, 43] 1989年，考古学家发现了一块尼安德特人的舌骨，这块精巧的 U 形骨由喉咙里的韧带和肌肉固定，是人类能否说话的关键。这块骨头证明尼安德特人能够说话，尽管音调非常高。[44][1] 虽然我们对尼安德特人的语言一无所知，但他们与智人之间的行为差

---

[1] 如果你对尼安德特人的声音感到好奇，我推荐你去观看纪录片《高音理论》（*High-pitched Voice Theory*）。

距并不大，这充分说明了他们的语言复杂程度应该与智人相差无几。[45]

研究发现，尼安德特人显然会埋葬死者。20世纪50年代到60年代期间，美国人拉尔夫·索莱茨基（Ralph Solecki）和他的团队在伊拉克北部的沙尼达尔洞穴发现了十具尼安德特人的遗骸。这些遗骸中至少有一部分是被有意埋葬的。其中一具骸骨所用的葬俗被称为"花葬"，因为研究团队认为，在其附近发现的花粉块表明此人被安葬在野花铺成的床上。这些野花包括洋蓍草、欧洲千里光、葡萄风信子和黄色星蓟。尼安德特人采摘野花铺垫在所爱之人的坟墓中，这样的画面让人真切地感受到他们与我们是何等相似。索莱茨基声称，他的发现揭示了"人类普遍的共性和对美的热爱超越了智人这个物种的界限"。[46, 47]然而，近期的研究表明，这些野花花粉也可能是后来被穴居啮齿动物波斯沙鼠带进坟墓的。[48]

沙尼达尔洞穴中还有一具遗骸属于一位男性，他的死亡时间大约是4.5万年前，去世时可能是40多岁。这位男性一生中的大部分时间里都伴有严重的残障问题：他幼时头部遭到重击导致一只眼睛失明；右臂萎缩，可能已被截肢；右脚曾跖骨骨折，已经愈合；耳朵已经彻底失聪。[49]此次发现令人震惊，因为这表明居住在沙尼达尔的尼安德特人群体愿意并且有能力照顾他们族群中非常脆弱的成员。人们普遍认为，这种表达同情的做法是文明社会的主要特征之一。在人类学家玛格丽特·米德（Margaret Mead）看来，当我们开始照顾弱者和病人时，人类文明就已经开始了。[1]

在过去的几年里，考古学家发现了许多表明尼安德特人有象征行为的手工艺品，其中就有 11.5 万年前经赭石染色的穿孔海贝，这些可能是用于制作首饰的。[50] 该证据比已知的智人类似行为的最早案例早了数万年。从荷兰马斯特里赫特找到的证据表明，尼安德特人在 25 万年前就在使用产自 40 公里外的红色赭石了。这只比在奥洛戈赛利耶的重大发现稍晚一些，在奥洛戈赛利耶的发现表明智人是在 30 万年前做的同样的事情。[51] 我们还知道，17.6 万年前，在现在法国西南部布鲁尼克尔洞穴的距离洞口 330 米处，一群尼安德特人弄断了 400 根石笋，总重量达 2 吨，他们用这些建造了一个石圈，估计是用于祭祀的。[52]

最令人难以置信的是，近期的研究表明，尼安德特人是最先创作石洞岩画的人类种群，而石洞岩画是证明象征行为存在的必要条件。西班牙有许多洞穴都绘有史前艺术品，包括红色和黑色的几何图案和手印。2018 年，研究人员通过铀 - 钍定年法估算出了这些岩画最上层形成的矿物薄壳的年份。[53] 该研究的结果从根本上挑战了"智人是能够进行复杂思考的唯一物种"的观点。结果表明，这些岩画至少有 6.5 万年的历史，是全世界

---

[1] 但这一论点是建立在这样一种假设之上的：大自然有着"红牙利爪"，而人类有一种独特的能力，可以选择退出残酷的生存斗争。正如我们在引言中所看到的，有大量的证据表明，自然界的协作远远超出马尔萨斯和达尔文的世界观所界定的范围。

已知最早的洞穴艺术作品。这些艺术作品的创作时间比欧洲西部最早的智人生存迹象还要早1万年，意味着这些旧石器时代的涂鸦一定是尼安德特人所为。[54, 55]

最近，伦敦自然史博物馆人类演化研究负责人克里斯·斯特林格（Chris Stringer）及其合作者总结道："尽管尼安德特人与智人之间一定有所差异，但他们行为上的差距似乎已经缩小到相差无几的程度。"[56] 考虑到相关的证据严重不足，你可能会想，为什么会有人认为尼安德特人与智人之间有显著的认知差异呢？答案似乎是盲目的偏见。最近的一篇学术文章认为，这种想法的出现是"现代人类优越感"造成的结果，而《纽约时报》引用的一位匿名考古学家的文章也提到了"现代人类优越论者"一词。[57, 58] 诚然，尼安德特人没有创造出任何能够与肖维岩洞岩画或史前狮子人雕像等精美绝伦的艺术品相媲美的作品，但直到尼安德特人消失时，智人同样没能做到这一点。

这些4万到3万年前在西欧仿佛凭空出现般的杰出艺术成就，可能是尼安德特人与智人在分化了几十万年之后开始融合并交流思想时创作出来的。[59] 虽然"智人的创造力爆发受到了尼安德特人的启发"的说法只是猜测，但一定有其可信度。大卫·赖克（David Reich）列举了尼安德特人曾模仿智人的工具制造技术的证据。历史上还有一些其他实例能够证明，两种截然不同的文化之间的互动能够引起创造力的大爆发。爵士乐就是一个典型的例子。它起源于19世纪末到20世纪初新奥尔良的非裔美国人社区，将由西非奴隶带来的音乐传统（如切分节奏和即兴演奏）与欧洲古典音乐的和声及乐器相结合。

显然，尼安德特人与智人交换了绘画技巧的假设既无法被验证也无法被反驳。但在过去的 20 年间，我们对两个物种之间的交流有了更多的了解，可以肯定的是，这两个物种曾多次相遇。

毒药与解药

在小说中，有各种人类与类人生物繁殖的情节，他们的后代往往能从非人类父母的身上继承超能力。关于赫罗尔夫·克拉基的传说中有一位拥有魔法的公主诗寇蒂，她是丹麦国王海尔吉强奸一只精灵后诞生的。在托尔金的奇幻故事中，伊欧玟是半精灵半人类，因此得以永生不死。《星际迷航》（*Star Trek*）中的斯波克是半人类半瓦肯人，他继承了瓦肯人家族的能力，只需用指尖触碰他人的太阳穴，就能将自己的思想与对方的融为一体。但在奇幻小说、古代神话和科幻小说之外，人类与其他类人物种繁殖后代的想法被视为荒谬绝伦的，甚至变态的。[1]但在近 10 年间，一个事实越来越清晰了——智人确实与其他物种繁殖过后代。经由这种关系，他们的后代拥有各

---

[1] 在希腊神话中，物种间交配的故事更加淫秽且令人不适：特洛伊的海伦是宙斯变成天鹅与斯巴达国王的妻子勒达发生性关系——某些版本中是宙斯强奸了勒达——之后，从勒达生下的蛋里孵出来的。克里特国王米诺斯的妻子帕西淮要求代达罗斯用木头制作了一个中空的母牛模型，以便她爬进去与一头令她迷恋的公牛交媾。半人半公牛的弥诺陶洛斯由此而生。

种特质，虽然不完全是超能力，但确实帮助他们适应了一些新的挑战。

　　大约 10 年前，研究人员设法从尼安德特人的骸骨中提取了 DNA，并对其基因组进行了测序。[60, 61] 当他们将得到的结果与智人的基因组进行对比时，发现如今所有先祖是欧洲人、亚洲人或美国原住民的人类，都从尼安德特人那里继承了 2% 的基因。[62] 尽管这个比例听起来并不大，但我们各自携带的尼安德特人 DNA 的程度不尽相同，当我们把所有这些基因变异集中到一起时，会发现它们约占尼安德特人基因组的 40%[63]——这是无可争辩的证据，证明了智人和尼安德特人不仅相遇过，而且发生了性关系并产生了后代，无论是男性尼安德特人与女性智人的结合，还是男性智人与女性尼安德特人的结合。[64, 65] 跨物种杂交现象存在了数万年之久，但交配最活跃的时期大约在 6 万到 5 万年前。[66, 67]

　　这些来自远古的 DNA 甚至提供了一些带有挑逗性的线索，为我们讲述了不同物种之间的幽会是如何进行的。科学家在观察 4.8 万年前的尼安德特人牙齿上的钙化牙菌斑时发现了一株名为口腔甲烷杆菌的古生菌，这株古生菌如今还存在于人类的口腔中，牙龈疾病就与其有关。[68] 将这个取自尼安德特人的样本与当代的菌株进行比较后可以明确一个事实，即两者的最近共同祖先生活在 12 万年前。鉴于这一时间点处于尼安德特人与智人分化的几十万年后，这株古生菌必然在这两个物种之间传播过。最有可能的传播途径是接吻，当然，也可能是分享食物。

这说明尼安德特人与智人之间的结合是两厢情愿的——换言之，它更像是伊欧玟与阿拉贡的爱情故事，而非海尔吉国王对诗寇蒂精灵族母亲的暴力胁迫。

留存在智人基因组中的尼安德特人的基因突变并不是随机的。通过由达尔文首次描述的极度缓慢的演化进程可知，在尼安德特人及其祖先于欧洲生活的数十万年间，他们适应了欧洲的气候、植物群、动物群和病原体，从而更有可能繁衍后代，将基因传递下去。与此同时，智人也在演化，以更好地应对在非洲面临的种种挑战。这也是智人与尼安德特人分别成了两个独立物种的原因。

对于在非洲演化而来的智人而言，冰河时期的欧洲是一片苦寒之地。希腊南部玛尼半岛的洞穴出土了 21 万年前的智人颅骨碎片，但初次涉足此地的智人未能久留；4 万年后的尼安德特人又占据了这里。[69] 同样，在以色列的多个地点也发现了 20 万到 10 万年前的智人遗骸，在同一地区还发现了 6 万到 4.8 万年前的尼安德特人遗骨。[70, 71] 这表明，智人早期从非洲进入地中海东部后未能持续迁移，他们又退了回去；而与此相反，尼安德特人的活动范围扩张到了智人曾经占据的地区。这是智人并不天生比尼安德特人优越的又一证明。

在二者杂交繁殖后代之后，智人保留了某些属于尼安德特人的基因突变，这有助于他们在北上迁移的途中生存下来，遗传学家称之为"适应性基因渗入"。这是人类能够经历的最接近于基因水平转移的过程。通过基因水平转移，不同种类的细菌能够交换 DNA，从而适应新的环境挑战。现代人类保留了影响皮肤色素水平和毛发细胞的尼安德特人基因突变——当生活在寒冷黑暗的欧洲时，这样的适应性非常重要——而这些基因已经在阳光明媚的非洲演化了数十万年。[72] 智人还得到了与免疫系统相关的尼安德特人基因，这帮助他们适应了新环境中的疾病。

大约 20 万年前，游牧的智人群体和以狩猎、采集为生的尼安德特人在离开各自的家园前往地中海东部时相遇了。当这两个物种开始互动时，他们已经各自接触了不同的病原体长达数十万年，至少已演化出对本物种流行疾病的部分免疫力。但他们仍然极易受到来自其他物种的细菌和病毒的伤害。在智人身上只会引起轻微症状的病原体对尼安德特人可能是致命的，反之亦然。因此，病原体形成了一道"无形的屏障"：智人不可能迁出非洲，因为他们迟早会遇到尼安德特人和他们携带的传染病，然后被感染；尼安德特人的南迁也是如此。[73] 对于早期人类来说，地中海东部地区一定如一片被诅咒的领域，相当于旧石器时代版的魔多。[1]

在没有疫苗的情况下，我们的免疫系统就是抵抗传染病的唯一一道防线。智人可以通过达尔文归纳的进化方式战胜尼安

---

[1] 想要理解智人与尼安德特人之间的接触可能产生的影响，可以代入下面的情景感受一下。美洲原住民与欧洲人经历了 1.7 万年的分离，在 16 世纪再次相遇。此时，美洲原住民被"消灭"殆尽。现代人类与尼安德特人分离的时间至少是美洲原住民与欧洲人分离时间的 30 倍。

德特人所携疾病构成的无形障碍。智人早晚都会发生基因突变，使免疫系统得以对尼安德特人携带的病原体作出有效反应。由于携带这些基因突变的人存活概率更高，随着时间推移，这些突变便在人类中广泛传播开来。但智人走上了一条快得多的捷径——跨物种繁殖。与另一个亲缘关系相近的物种繁衍后代是一种无意的"生物黑客"行为：它能立刻将已经适应新环境的基因突变赋予另一个物种。渗入的尼安德特人 DNA 对帮助智人适应迁出非洲时遇到的新病原体至关重要，这一过程被称为适应性基因渗入的"毒药－解药模型"。尼安德特人让智人接触到了全新的病原体，给智人下了一剂"毒药"，但同时也通过基因渗入带来了能够抵御病原体的基因突变，也就是"解药"。[74] 因此，留在我们基因组内的许多来自尼安德特人的基因突变都与免疫应答有关。[75]

我们甚至还能了解到智人与尼安德特人接触时遇到的病原体类型。现今欧洲人体内最有可能留存下来的尼安德特人基因变异是负责编码与 RNA 病毒（特别是 HIV 和流感病毒）反应的蛋白质，而首次获得这种变异大约是在 5 万年前。[76] 这有力地证明了智人在地中海东部与尼安德特人混居时也曾遇到类似的疾病。由于尼安德特人没能存活下来，所以我们并不清楚他们曾经与哪些智人的疾病作过斗争。从理论上讲，他们最有可能遇到的是 RNA 病毒，因为 RNA 病毒复制其基因编码时往往不如 DNA 病毒准确，所以会更频繁地发生突变，让 RNA 病毒更有可能适应环境并突破物种屏障。这也解释了为何当代如此多的疾病是由 RNA 病毒引发的——不仅是流感和艾滋病，还有麻疹、脊髓灰质炎、埃博拉出血热、重症急性呼吸综合征（SARS），当然还有新型冠状病毒感染。[77, 78]

尼安德特人并非与智人进行过杂交的唯一人类种群。当现代人类与居住在亚欧大陆东部的丹尼索瓦人发生交流时，也经历了同样的过程。尽管丹尼索瓦人留下的实物痕迹极不清晰——只有少量的骨骼碎片，他们携带的基因变异仍然存留于如今的数十亿人类的基因组之中。丹尼索瓦人的 DNA 在东亚和南亚人的基因组中只占到不到 1%，但在新几内亚人的基因组中却占到了 3% 到 6%。[79, 80] 就像尼安德特人与智人之间的毒药 - 解毒剂模型一样，人类携带的很多渗入的尼安德特人基因变异也参与了免疫过程，这表明这些基因有助于智人适应他们向亚欧大陆东部推进时遇到的病原体。[81]

除了免疫系统，渗入的丹尼索瓦人基因变异也是现代人类非凡的生理多样性的重要成因，这让智人得以在各种极端环境下存活。藏族人携带着一种能够影响红细胞的丹尼索瓦人基因突变，这让他们能够在平均海拔 4 000 米以上的高原上舒适地生存，而那里空气中的氧含量要比海平面上的低 40%。[82] 另一个增大脾脏体积的基因变异由巴瑶族人携带，他们是海上游牧民族，生活在菲律宾、马来西亚和印度尼西亚附近海域，居住在成队的船屋中。[83] 脾脏中储存着携带氧气的红细胞，当人屏住呼吸时，脾脏就将这些红细胞排出，以提高血液中的氧含量。这就解释了为什么巴瑶族人只靠一套配重和一副木制护目镜，就能潜到 70 多米深的水下。加拿大北部，以及格陵兰和阿拉斯加部分地区的因纽特人体内保留了影响脂肪储备的丹尼索瓦人基因，这有助于他们在寒冷的气候下繁衍生息。[84] 这些能力可能不会被写进奇幻小说里，但尽管如此，它们依旧十分了不起。仔细想想，免疫系统也许就是最令人称奇的超能力。

旧石器时代的病毒与智人的崛起

毒药－解药模型并非一个单项的过程。尼安德特人也曾在适应性基因渗入的过程中对智人携带的疾病发展出了抵抗力。一名约 10 万年前曾生活在阿尔泰山脉的男性尼安德特人的基因组中包含了来自智人的基因变异，该变异能够增强对病毒感染的免疫应答。[85] 但如果适应性基因渗入同时有助于两个物种建立对彼此疾病的免疫力，那么为什么智人得以胜出，而尼安德特人消失了？为了回答这一问题，我们需要考虑气候对传染病传播的影响。

从约 11 万年前持续到约 1.2 万年前的末次冰期让亚欧大陆北部的大部分地区陷入冰封，使尼安德特人难以生存。科学家估计这一时期尼安德特人的人口在 5 000 到 70 000 不等——考虑到从大西洋到西伯利亚都有他们的人口分布，这一数字又显得微不足道。[86] 有证据表明，他们长期进行近亲繁殖，但这一点并不令人意外。对 5 万年前生活在阿尔泰山脉的一名女性尼安德特人进行的 DNA 分析表明，她的父母是半同胞的兄弟姐妹，而她的近祖中常见近亲交配的情况。[87] 对智人居住的非洲而言，末次冰期的灾难性影响远没有那么严重，因为食物仍然充足，气温的下降也使气候变得更加宜居。当现代人类开始走出非洲时，人口有 12 万到 32.5 万，[88] 而其基因多样性要比这个数据高出 4 倍。[89] 因此，他们对尼安德特人携带的病原体更有抵抗力。

气候还以另外一种方式影响了智人和尼安德特人在面对彼此的病原体时所表现出的生存能力。距离赤道越近的地方，接收到来自太阳的能量就越多，气候就越热，植被往往就更加丰富，从而反哺了更加稠密而丰富多样的动物种群。最显而易见的例子莫过于热带雨林。热带雨林只覆盖了地球表面 5% 的面积，却是世界上半数动物的居所。[90] 嗡嗡作响的昆虫、啼啸的猿猴、鸣唱的鸟儿，以及偶尔出没的大型猫科动物，都大量地在这里繁衍生息。这些动物身上都伴生着大群微生物，其中一些会引发传染病。绝大多数能够感染人类的疾病是人畜共患的——也就是说，病原体起源于动物，然后跨越物种屏障感染了人类。所以，热带地区繁多的物种多样性意味着，比起温带地区，那里有更多的致命病原体。智人的祖先在非洲生活了数百万年，他们携带的病原体比在欧洲生活了数十万年的尼安德特人要多得多。因此，在尼安德特人对智人的病原体产生耐受性之前，智人就已经对尼安德特人携带的病毒和细菌产生了抵抗力。[91]

5 万到 4 万年前，当智人获得对尼安德特人所携病原体的免疫力后，他们终于能够北上迁徙，离开非洲，来到尼安德特人居住的地区，而且不会染上严重的疾病。那个几万年来使地中海东部地区无法居住的诅咒被解除了。我们的祖先深入亚欧大陆，在那里遇到了尼安德特人和丹尼索瓦人。这两个人类种群从未接触过非洲的病原体，也来不及建立起任何免疫力，在不长的一段时间里，他们都灭绝了，取而代之的是新近来到此地，而后无处不在的智人。我们的世界被永远地改变了。它不再像中土世界那样生活着大量的人类种群，而是迅速变成了我们如今居住的这个以智人为主的星球。

/ 第二章 /

新石器时代的瘟疫

> 从流行病学的角度看，这可能是人类历史上最致命的时期。
>
> ——詹姆斯·斯科特（James Scott）

巨石阵：由移民建造

我从伦敦驱车前往英格兰西南部看望父母时，会沿着 A303 公路穿过近乎没有树木生长的荒凉的索尔兹伯里平原。旅途大约到一半时，车流的速度减慢了，司机们转过身痴痴地注视着整齐地矗立在地平线上的巨石阵，而巨石阵和公路的距离只有 150 米。自有文字记录以来，人们就为巨石阵深深地着迷。第一个记述它的人是 12 世纪的历史学家亨廷顿的亨利（Henry of Huntingdon）。他写道，"没有人能想得到这些石块是如何被巧妙地搬到如此高的地方，而它们又是为何竖立在那里的"。与他同时代的蒙茅斯的杰弗里（Geoffrey of Monmouth）认为，巨石阵是巫师梅林在巨人的帮助下建造的。自那时起，从威廉·华兹华斯（William Wordsworth）到虚构的重金属乐队 Spinal Tap，人人都想知道是谁建造了巨石阵，又是为何建造它的。[1] 直到过去的几十年，考古学家才开始给出部分的答案。

巨石阵始建于约 5 000 年前。圆形的土堤和沟渠就建造于该时期，组成巨石阵的地基。大约 500 年之后，石块被运送到这里，高高立起。2 到 5 吨的"蓝石"来自 225 公里外的威尔士西部的普雷塞利山。¹ 更大的石头是萨尔森石，重达 25 吨，是从北面大约 24 公里的地方运来的。² 在没有车子和马匹的年代，这是一项了不起的壮举。我们并不知道为何新石器时代不列颠群岛上的住民要如此大费周章，但有很多线索表明巨石阵是一个具有重大社会和宗教意义的遗址：开采、切割、运输和竖立起这些石头需要数千万个工时；³ 夏至日时，太阳从两块最高的萨尔森石中间升起；附近埋葬着大量火化后的遗骸；人们带着猪从遥远的苏格兰和威尔士西部来到这里，在石圈附近的宴席上享用。⁴

巨石阵是不列颠群岛上的奇观之一。在大英帝国的"万神

---

[1] 18世纪末，华兹华斯描述道，巨石阵"如此骄矜地抛出暗示，却又保守着秘密"。1984年的一部伪纪录片的插曲暗示，这座纪念碑是由"奇怪的种族——德鲁伊人"建造的，但"没有人知道他们是谁，也没有人知道他们在做什么"。

殿"中，它与已故的女王和炸鱼薯条齐名。但究竟是谁建造了它？单从这些巨石我们就能看出建造者对天文学和建筑学都有着精深的理解。从这个工程的规模来看，建造者所处的社会组织必定足够大、足够繁荣，并且组织程度足够高，才足以承担起如此规模的工程。但直到不久前，我们才了解到进一步的细节。2019 年，科学家公布了一项研究报告，他们从 73 名史前英国人的遗骸中提取 DNA 并进行分析。[5]结果表明，正如温莎王朝实际上是萨克森 - 科堡 - 哥达王朝，裹面糊的炸鳕鱼是 16 世纪由犹太难民传入英国的一样，巨石阵的来历也相当复杂。

研究报告显示，巨石阵并不是由不列颠群岛上最早的岛民建造的，而是由约 6 000 年前第一批迁徙而来的农民建造的。他们几乎完全取代了自冰河世纪结束以来就一直居住在那里的以狩猎和采集为生的住民，其中的讽刺意味显而易见。在这项研究报告公布的 3 年前，英国选民投票希望脱离欧盟。英国人对东欧移民不受控制的涌入的愤怒，和对土耳其人或许很快就能免签移居英国的担忧，被视为影响公投结果的主要因素。概念艺术家杰里米·戴勒（Jeremy Deller）以一种讽刺的方式回应了这一闹剧，他用英国传统路标的颜色和字体制作了一个假路牌，上书"巨石阵：由移民建造"。

DNA 分析还表明，巨石阵的漫长历史与运送和摆放它的人的命运形成了鲜明对比。据推测，英国最早的农民之所以如此大费周章，是因为他们希望建造一座可供后代使用和欣赏的建筑。但很快，巨石阵就成了一个消失的民族的纪念碑。在巨石阵落成之后的一到两个世纪内，这些人和其后人就几乎从不列颠群岛上彻底消失了。取而代之的是另一个在基因和文化上都与之截然不同的全新群体，他们构成了如今英国的主要人口。所以，就连那些声称自己是原住民的不列颠人，也与巨石阵的建造者毫无关系。

尽管巨石阵的传说只是这个世界的一个小角落里特有的，但它说明了一个普遍的现象：史前史总会被巨大的迁徙浪潮所打断，直接导致某一个独特的族群几乎完全取代了另一个。外来人口几乎总能在不知不觉间得到一种肉眼不可见但极具毁灭性的大规模杀伤性武器的帮助，那就是传染病。他们自己对这些传染病是有一定程度的免疫力的，但原住民对它们的抵抗力却微乎其微。除了全新的病原体，新石器时代的移民还带来了新的基因、新的语言和新的想法，诸如农耕和冶金技术。就是以这样的形式，千年前发生的瘟疫对于塑造如今我们身处的这个世界起到了至关重要的作用。

人类历史上最糟糕的决定？

在人类演化成一个独特属种后的最初 200 万年，以及智人成为一个独立物种而存在的最初 30 万年间，世界各地的人类都以狩猎和采集为生。直到不久前，大众还普遍认为所有狩猎采集者都生活在奉行平等主义的小型聚落中（其规模往往比一个多代同堂的大家庭大不了多少），以及这些群体几乎大都是游牧民族，他们的迁徙路途的远近完全视动物的迁徙情况和植物在各个季节的获取难易程度而定。[6]这些浪漫化的想法是基于 19 和 20 世纪的人类学家对狩猎采集社会的观察，观察对象包括卡拉哈里沙漠的布须曼人和澳大利亚内陆的原住民。但如果要说这样的社群为观察遥远的过去打开了一扇窗，那就大错特错了。虽然我们的很多史前祖先也许确实是这样生活的，但还有诸多例外。

正如《万物的黎明》（*The Dawn of Everything*, 2021 年）的作者大卫·格雷伯（David Graeber）和大卫·温格洛（David Wengrow）所言，最近的考古学研究显示，有少数但非常确凿的证据表明，狩猎采集者的各种行为通常都与农业社会有所关联。[7]在食物充足的美索不达米亚湿地，农耕出现之前的人们会以小村落为单位暂居；[8]欧洲人在到达加拿大西北部海岸时遇到的狩猎采集者是在大型村庄里过冬的。位于现今土耳其东南部、名为哥贝克力石阵的石质神庙距今已有 1.1 万年历史，它的装饰十分华丽，表明狩猎采集者已有能力建造宏伟的建筑了。其他地方也有一些类似的案例，例如，美国路易斯安那州波弗蒂角的大型土冢工程，那是由美洲原住民在约 3 600 年前建造的。

正如第一章所述，传染病在狩猎采集社会中并非完全不存在，但发病率要低得多，因为采集的生活方式遏制了传染病的出现和传播。除了狗，狩猎采集者并未驯化其他动物，这就减少了病原体从一个物种跳到另一个物种身上的机会。尽管狩猎采集社会的人群并不是孤立的流动群体，有一些群体还可能会周期性地聚集在一起形成大型集群，但这个世界上的人口还是相对较少的。在定居农业生活方式被人类广泛接受之前，这个星球上可能只有大约500万居民——不到当今世界总人口的千分之一。[9] 这个人烟如此稀少的世界并没有给已经出现的病原体太多传播的机会。我们可以推断，狩猎采集者总体上是相对比较健康的群体。根据在过去约50年里对狩猎采集者群体的观察，可以估算出他们的平均寿命约为72岁。[10] 值得注意的是，根据世界银行（World Bank）的数据，这一数字只比当今的全球平均寿命少一岁。

所谓新石器革命——或称第一次农业革命——始于1.2万年前的新月沃地[1]，该时间几乎恰好与末次冰期的结束和全新世的起始相吻合。这段时期相对温暖，气候稳定，使得农业生产成为可能。但这并不意味着在某一个时刻，所有中东地区的人类就突然放弃狩猎和采集，转而开始耕种作物、饲养动物了。相反，这只是一个漫长过程的开始。第一批住民尝试种植植物并繁育温顺动物可能也不是为了生产更多的食物，因为新月沃地已经有充足的食物了，这也是其被称为沃地的原因。此外，气候转变对狩猎采集者和农民而言也是福音。农业最初可能是作为一系列有趣的实验而开始的，或者是作为一种方式，让人们可以每年在暂居点生活更长的时间，而不是不断地迁移。[11]

---

[1] 编者注：新月沃地，也称肥沃月弯，是位于西亚和北非地区的弧形狭长地带，因其形状类似一弯新月而得名。该区域包括两河流域及其周边肥沃的土地，涵盖了今天的以色列、巴勒斯坦、黎巴嫩、约旦部分地区、叙利亚，以及伊拉克和土耳其的一些地区。

此后的多个世纪里，中东地区的村庄之间有过多次短暂的涉足农业的经验交流。大约 3 000 年之后，新石器革命宣告终结——尽管格雷伯和温格洛认为这个过程太过漫长和曲折，根本称不上革命。无论怎么为这个过程命名，在 9 000 年前的这里，几乎每个人都接受了为他们提供大部分热量的"新石器时代包裹"，其中包括单粒小麦、二粒小麦[1]、大麦，以及绵羊、山羊、猪和牛。在接下来的数千年间，其他地区也发生了独立于地中海东部沿岸地区发展的类似的转变：在中国，人们驯化了水稻、大豆和不同品种的猪；在印度，人们驯化了小米、绿豆、另一个品种的水稻和瘤牛。[12]定居农业生活方式缓慢却稳定地传遍了亚欧大陆，直到公元前 2 000 年，从地中海一直到远东地区，所有的大城市都在鼓励定居农业了。[13]秘鲁的安第斯山脉、中美洲和西非也出现了农耕，这预示了早期城市和国家的兴起；而亚马孙雨林、北美洲东部的林地和新几内亚中部的高地却没有出现农耕。

新石器革命对于人类来说究竟是福是祸？在詹姆斯·斯科特所称的"标准文明叙事"中——从托马斯·霍布斯（Thomas Hobbes）到马克思，所有人都主张这一叙事——采取定居农业生活方式被视为"人类福祉的跨时代飞跃：人类有了更多的闲暇

---

[1] 编者注：单粒小麦是小麦属中最古老的品种之一，它的谷粒只有一个胚乳，因此得名"单粒"。二粒小麦比单粒小麦更晚被人类驯化，它的谷粒包含两个胚乳，因此得名"二粒"。

时间、更好的营养、更长的预期寿命，以及终于有了一种提升家政技术和文明发展水平的定居生活"。[14] 与标准文明叙事相异的说法认为，史前时代的狩猎采集者在现实世界中的地位相当于伊甸园中的亚当和夏娃。[15] 人类一直生活在幸福的富足环境中，直到决定开始从事农耕。农耕可能让我们生产了更多的食物，给了我们一定的益处，但同时导致了专制、不平等、贫困，以及枯燥乏味的工作出现。让-雅克·卢梭（Jean-Jacques Rousseau）或许是"人的堕落"[1] 这一教义的最著名的倡导者，而贾雷德·戴蒙德（Jared Diamond）在近期更是提出，采用定居农业生活方式是"人类历史上最糟糕的决定"。[16]

格雷伯和温格洛认为，这两种宽泛的观点的论证都过度简化了。二者都假定是定居农业生活方式，尤其是谷物的种植和储存，导致了等级制度和国家的出现。在标准文明的叙事中，这是我们人类有史以来遇到的最好的事；而在卢梭和戴蒙德看来，这却是最糟糕的事。但农耕与文明之间的关联远没有这么简单。直到中东地区开启新石器革命的 6 000 年之后，才首次出现复杂国家，而在一些出现了农耕的地区，复杂国家根本没有发展起来。"说谷物种植是这类国家崛起的原因，就有点儿像在

---

[1] 基督教神学基本教义之一。谓人原本受造时具有上帝的形象，并受到上帝无微不至的关照。由于始祖亚当和夏娃违背了上帝的诫命，人类失去了原先所享之幸福和美善，从原始无罪的情境中堕落。堕落的结果是使罪和死亡进入了世界，统辖了众人。人失去了原有的恩宠，而做了罪和死亡的努力。故人类需要救赎。

说微积分在中世纪波斯的发展导致了原子弹的发明一样。"值得庆幸的是，定居农业生活方式对传染病传播的影响更易于分析。

第一次流行病学革命

通过种植高热量谷物，农耕社会能够用同样数量的土地养活更多的人口了，戴蒙德认为这个数字是原来的 100 倍之多。[17]近来的一项研究表明，我们的星球能够养活的狩猎采集者不超过 1 000 万。[18]截至公元 1800 年，在非常基础的技术条件下，世界人口数量已经增长到了大约 9 亿，所以这一估计基本是准确的。[19]现在，地球养育着超过 80 亿的人口，尽管只是勉强能够养活。

自人类开始从事农耕以来，人口增长的速度提高了 5 倍。[20]人口剧增源于生育率的急速上涨，人类开始越来越频繁地生育子女。[21]女性狩猎采集者大概每 4 年生育一个孩子，而早期农业社会的女性平均每 2 年就会生育一个孩子。[22]近期一项对菲律宾帕拉南的阿埃塔人的研究显示，即使在 21 世纪，采用游牧生活方式的狩猎采集者生育子女的数量也明显少于采用定居农业生活方式的人生育子女的数量。[23]农业可以帮助女性更快地从生育的损伤中恢复，因为她们能够食用富含热量的谷物和乳制品，而非低热量的野味、海味和植物，而且在定居农业生活方式下，抚养孩子所消耗的能量也要少得多。新石器时代的饮食还能让孩子更快地脱离母乳。就我自己的经验而言，当我们开始给女儿吃母乳以外的食物时，最先尝试的食物就包括奶粥和拌在牛奶里的维他麦。我无法想象如果我们用鹿肉和核桃来喂养她，效果还会不会好。

新石器革命并没有导致人口不可阻挡地激增下去。在一个群体采取定居农业生活方式之后的 500 到 1 000 年间，我们往往会看到死亡人数明显增加，人口增长趋于平稳，某些情况下甚至会发生回落。[24] 是什么导致死亡率上升得如此之快？一部分原因与饮食有关。狩猎采集者会食用许多种类的时令种子、坚果、水果和蔬菜。20 世纪 60 年代，美国人类学家理查德·博沙·李（Richard Borshay Lee）观察到，卡拉哈里沙漠的狩猎采集者食用的植物超过 100 种。[25] 相比之下，新石器时代的农民则倾向于只种植一到两种谷物。在收成好的年份，这能够为他们提供足以过冬的食物、来年播种庄稼所需的种子，以及用来支付税款（如果有）的粮食。然而，出问题的可能性还是很大。

疾病或恶劣天气都可能令他们颗粒无收。囤积的余粮可能会被偷走，被害虫吃掉，或者被霉菌毁掉。因此，过着定居生活的农耕者可能比狩猎采集者更容易挨饿。美国人类学家马歇尔·萨林斯（Marshall Sahlins）嘲讽地将人类开始务农的史实称作新石器时代的"大跃进"。即便作物没有歉收，粮食储备也足以熬过冬季。但新石器时代农民的饮食缺乏蛋白质和维生素，因此，早期采用定居农业生活方式的人类几乎都不如狩猎采集者健康。相比之下，从事农耕的人类骨架更小，更有可能因缺铁而出现贫血症状，还可能因为缺乏维生素 A、维生素 C、维生素 D、钙和磷而出现珐琅质发育缺陷。[26, 27]

营养不良会导致免疫力下降。在开始务农之后，人类接触传染病的概率明显变高了。正如上一节所说，狩猎采集社会中也存在传染病。但传染病没有像在人口稠密、联系紧密的农业社会中那样，在规模较小、分布零散的游牧狩猎采集群体中大肆传播。詹姆斯·斯科特称新石器时代的村庄为"多物种共存的安置营"。[28] 有史以来，人类第一次与各种动物比邻而居——既有驯养的动物，也有老鼠之类的寄生生物。这种情况催生了新的人畜共患传染病，这些疾病会由动物传染给人类。日益拥挤且不卫生的居住条件促使病原体在人与人之间传播，同时还可能通过被污染的水传播。如今，就连菲律宾那些已经接受了定居农业生活方式的阿埃塔人，其病毒和寄生虫感染率也要高于那些仍过着传统游牧生活、从事狩猎采集的阿埃塔人。[29]

现在，一系列 DNA 证据证实了威廉·麦克尼尔的核心论点之一：定居农业生活方式、人口的增长和贸易的增加，共同为病毒、微生物和其他动物开创了一个黄金年代。许多现代人患有的传染病都起源于新石器时代的病原体。[30, 31] 乙型肝炎已经在欧洲流行了近 7 000 年。[32] 据信，鼠疫——确切来说应该是鼠疫耶尔森菌——出现于约 6 000 年前欧洲东南部的农业定居点。[33] 结核病也出现于同一时期，尽管还无法确定是在何处出现的。[34, 35] 麻疹病毒是在公元前 1 世纪从牛瘟病毒分化而来的，而牛瘟是一种感染牛的疾病。[36]

即便没有基因组学的证据，考古记录也支持了这样的观点，即一次流行病学革命紧随新石器革命而来。天花的起源不详，但它与牛痘密切相关。包括年轻的法老拉美西斯五世在内的三具木乃伊身上，都布满了类似天花的丘疹。这三具木乃伊中最古老的一具可以追溯到公元前16世纪。[37]脊髓灰质炎病毒似乎也是在同一时期出现的，因为当时古埃及的艺术作品中描绘了一些看起来状态很健康但四肢萎缩的人，还有不得不借助拐杖行走的儿童。[38]

在西非，人类务农助长了蚊媒传染病的传播。[39]最为致命的恶性疟疾是由冈比亚按蚊传播来的。它们无法在非常阴暗的水域和大部分地区的茂密雨林中繁殖，因此刀耕火种的农业兴起对这些蚊子和导致疟疾的疟原虫而言都是福音。这种传播恶性疟疾的昆虫的基因组显示，尽管其首次将病毒传播给人类的时间远在新石器革命之前，但在过去的几千年间，其种群的数量曾突然暴增。[40]传播黄热病毒的埃及伊蚊也大大受益于现今的人类活动，因为它喜欢在充满积水的容器中繁殖。据此，美国历史学家约翰·麦克尼尔（John McNeill）认为，蚊子实际上是一种被人类驯化的昆虫。[41]

传染病的暴发夺走了太多人的生命，以至于在我们的DNA中刻下了伤痕。近期一项研究分析了在人类先天免疫系统中发挥作用的1 500多个基因的演化状况，结果表明，大多数适应性变化——有利的新基因突变迅速在人群中传播开来——发生在过去的6 000到13 000年间，该时间段与人类开始采用定居农业生活方式的时间相当。在规模足够大、联系足够紧密、足以维持传染链的农业社会中，新石器时代之后出现的传染病很快就会成为儿童常见地方病。所有活到成年的人都接触过这些病原体，并发展出了一定的免疫力。因此，全世界研究史前墓葬骸骨的考古学家都注意到，在人类开始采用定居农业生活方式约1000年之后，儿童和青少年骸骨的比例明显变大了。[43]

切达人

1903年，两名工人在切达峡谷的一个洞穴中开挖排水沟时，发现了已知英国最古老的完整人类骸骨。从那时起，这块有约9000年历史的化石声名鹊起，得名"切达人"，在伦敦自然史博物馆展出。他是不列颠群岛最早的常住居民之一。在末次冰期期间，欧洲大陆与如今的英格兰南部有陆桥相连。那时候的亚欧大陆西北部最边缘地带过于寒冷，人类无法长期居住，但游牧的狩猎采集者群体会在夏季来到此处寻找食物。[1]而后，在约1.2万年前，因为温度上升，这片地区变得适合常年居住，数千年过后，上升的海平面造就了世界第九大岛大不列颠。

从不列颠群岛各处的遗迹能够得知，切达人和他们的亲族是技巧高超的猎人，他们会雕刻鹿角制作鱼叉，会使用弓箭，还会养狗来狩猎，并保护自己免受掠食者的伤害。2018年，伦

----

[1] 在这些短暂的夏季探险中，早期人类在考古记录中留下了印记。我们在英格兰东部哈皮斯堡的海滩上发现了大约85万到95万年前一小群成人和儿童留下的足迹，这是早期人类活动的证据。现代人类继续着他们的探险。英格兰西南部的肯特洞穴出土的一块距今4万年的智人颌骨碎片，属于欧洲西北部发现的最古老的解剖学意义上的现代人类。

敦自然史博物馆和伦敦大学学院的研究人员设法提取并分析了切达人的DNA。结果显示，他属于一个拥有独特基因的族群，该族群在冰山消退时从中东迁徙到欧洲。研究古代DNA的科学家将该人类群体称为西欧狩猎采集者。[44] 他们在欧洲大陆的绝大部分地区都有分布，在如今的西班牙、卢森堡和匈牙利都曾发现他们的遗迹。这项研究还成功地确定了切达人的外貌。事实证明，第一位英国人与人们想象中的拥有浅金色头发和白皙皮肤的"英伦玫瑰"的形象相距甚远。他肤色黝黑，有着乌黑的鬈发和蓝绿色的眼睛。[1] 著名的黑人工党议员大卫·拉米（David Lammy）在推特上回应了这条新闻："我真希望，在小时候人们问我'到底'来自哪里时，我就知道你的存在。"

这项研究对人们普遍持有的"不列颠群岛的居民一直都是白人"的假设提出了质疑。在古DNA技术出现之前，我们可以合理假设，智人在大约4万年前从非洲向北扩张的途中迅速演化出了颜色更浅的皮肤。旧石器时代的欧洲人不需要深色的皮肤来抵御非洲的烈日，较浅的肤色能够让他们的身体吸收更多的阳光，从而产生更多的维生素D。深色皮肤的狩猎采集者能够在不列颠群岛上生存，这一事实表明他们能够通过其他方式摄取到充足的维生素D，比如他们的饮食中含有大量的鱼类和

---

[1] 西欧狩猎采集者缺乏使现代欧洲人皮肤变白的基因，却具有与当代撒哈拉以南非洲人相关的皮肤色素沉着遗传标记。与此同时，在斯堪的纳维亚和西亚部分地区的群体中，确实存在着使皮肤变白的基因变异。

肉类。直到新石器革命之后，早期农民要依靠营养远低于先前水平的饮食维生，浅色皮肤才带来了生存优势。[1]

欧洲北部的，尤其是不列颠的人类根本不算是农业先驱，他们接受定居农业的进程很是缓慢。那里的农业并不是原地出现的，在8 000到9 000年前，农业从小亚细亚半岛传入爱琴海，然后沿多瑙河向北，沿地中海海岸向西传播开去。45 农业在7 800到7 700年前传到了法国南部，在那之后不久又传到了伊比利亚。有证据表明，自此大约500年后，在巴黎盆地出现了农业。而直到距今6 000年时，北欧和不列颠才开始耕作。约1 000年后，欧洲大陆的大部分地区都有农民居住了。直到不久前，人们都还不清楚农业是如何传播的。切达人的后代是看见了邻居种植庄稼、养殖动物，然后决定模仿他们的吗？还是说，他们是被早期的农耕群体杀害了，因为后者想要在他们游走了数千年的土地上开垦农田？对古DNA的研究彻底解开了这个谜团。

冰人奥茨

1991年夏天，两名德国游客在奥地利和意大利边境之间的阿尔卑斯山脉登山时，发现了可怕的景象。融化的冰川中露出

---

[1] 即便如此，维生素D缺乏症仍然是困扰当今英国人的一个健康问题。英国国家医疗服务体系建议5岁以下儿童服用维生素D补充剂。此外，所有人都应在秋冬时服用维生素D补充剂。曼联前主帅亚历克斯·弗格森（Alex Ferguson）非常担心缺乏维生素D会对球员造成不良影响，因此他在训练场安装了日光浴室，并允许球员在足球赛季期间外出度假。

一个人的遗体，皮肤多处覆盖着文身。这具干尸在冰冷干燥的环境下被保存得如此之好，以至于登山的旅行者以为它是不幸在恶劣天气中遇难的同伴的尸体。但将这具尸体复原后，人们发现它非常非常古老。这个被称为"冰人奥茨"的人死于大约5 300年前。

过去的30多年里，科学家对奥茨进行了极为细致的研究。[46]研究了解到，他40多岁时因肩部中箭而死，彼时身穿一件由绵羊皮和山羊皮制成的外套，最后一餐食用过单粒小麦。而且，他饱受多种病痛的折磨，不仅患有莱姆病，衣物上还布满跳蚤；他的肠道中有寄生虫卵；臀部、肩部、膝盖和脊椎都有明显磨损过的痕迹。奥茨的衣物、饮食和健康状况都表明，他是一名农民而非狩猎采集者。

DNA分析结果证实，奥茨并不属于"切达人"所属的那类拥有黑皮肤和黑头发、在新石器时代之前就居住在欧洲西部的西欧狩猎采集者。他来自另一个拥有独特遗传特征的种群，遗传学家称该种群为新石器时代欧洲农民。[47, 48]他们与当时生活在地中海沿岸的种群外貌相似，有着橄榄色的皮肤和黑色头发。奥茨的祖先在约4.3万年前从西欧狩猎采集者中分化而来，在采用定居农业生活方式之前，他们生活在小亚细亚半岛。在约9 000到8 000年前，农耕从现在的土耳其向北方和西方传播，欧洲人口的基因构成随之发生了变化。大部分西欧狩猎采集者（如切达人）被新石器时代欧洲农民（如奥茨）取代了，这一现象在不列颠群岛表现得最为明显。大约6 000年前，开始务农之前的人类遗骨 DNA 显示，当时的人口 100% 是西欧狩猎采集者。但在采用定居农业生产方式之后，骸骨中新来者 DNA 的比例占到了 70% 到 80%。[49, 50]

我们并不完全清楚为何西欧狩猎采集者会被如此迅速而彻底地取代，但可以尝试拼凑出一些线索。定居农业能够养活远比之前多得多的人，也许其中还包括无须直接参与食物生产的专职战士。因此，我们也许可以相信，新石器时代欧洲农民征服了这片大陆，并杀死了大部分土著人口。然而，没有任何证据表明，农业的传播会伴随着大规模暴力冲突，即便它能够解释人口为何会发生剧烈更替。尽管狩猎采集者明显个头更大，身体也更健壮，但他们面对数量多得多的农民几乎没有胜算。[51]由于考古记录过于模糊，我们无法断定这种事没有发生过，但对古 DNA 的研究确实暗示了有另一种可能。

如果新石器时代欧洲农民曾经通过暴力以燎原之势横扫这片大陆，那么我们会预设入侵者理应大多是男性；但对该时期人类的 DNA 分析表明，向西部迁徙的男性和女性的人数大致相同。[52] 事实上，他们都是以夫妻为单位，甚至举家搬迁去建立农场的，这说明他们几乎没有遭到西欧狩猎采集者的任何攻击。难以想象，土著采集者会听任他们的土地被窃取，生活方式被摧毁。那么，如果农业并不是通过征服而传播的，又会是如何发生的呢？

最有可能的答案是，农民在不知不觉间受到了新石器革命之后出现的病原体的帮助。自从新石器革命于新月沃地开启以来，数千年间，病原体从动物身上传播到了农业社区之中。起初传染病会杀死很多人，但随着时间的推移，人们会通过特异性免疫和基因免疫抵抗这些疾病。相较之下，新石器时代欧洲农民在向西方迁徙时遇到的狩猎采集者对这些病毒和细菌几乎毫无抵抗能力。这正是美国历史学家阿尔弗雷德·克罗斯比（Alfred Crosby）所称的"处女地瘟疫"产生所需的条件。[53]

为了了解欧洲的狩猎采集者首次接触新病原体时可能发生了什么，我们可以看一看在过去的一个多世纪里，亚马孙地区先前未曾接触外界病原体的社区中所发生的事件。我们以南美洲人口规模为 6 000 到 8 000 人的卡亚波部落为例。卡亚波人在 1903 年接纳了一名传教士，而这次接触导致了该部落的毁灭。1918 年，部落仅剩 500 名幸存者；1927 年，只剩下 25 人；1950 年，只剩下 2 到 3 名卡亚波人后裔。[54] 一则距今更近的案例发生在 1983 年。秘鲁伐木工人从与世隔绝的纳华原始部落绑架了四名年轻男子，将他们带到了最近的城镇，向他们介绍了啤酒和其他的一些事物。这几个年轻人再回到亚马孙雨林时，身上已经携带了流感、百日咳和其他疾病病毒。尽管得到了医疗救治，但部落中还是有多达 1/2 到 2/3 的人很快死亡了。[55] 数十年后，纳华原始部落的人数仍旧没有回到接触这些传染病之前的规模。

西欧狩猎采集者在与新石器时代欧洲农民第一次短暂交流之后，必定也遭遇了类似的灾难性瘟疫。所以，当第一批农民在 9 000 到 6 000 年前向西横扫欧洲大陆时，遇到的可能是已经被传染病摧残过的人群。随着定居农业生活方式的普及，欧洲人口激增，因为农民中的女性生育了更多子女，而男性劳动力对土地的利用比采集者更有成效。从考古遗址中发现的文物和花粉种类都能看出这一点。花粉的种类显示，更多的林地被持续开垦，耕地面积不断扩大。[56]

在运输巨石、立起巨石阵的数百年间，欧洲的第二次也是最后一次移民浪潮自东部开始席卷整个欧洲，拥有橄榄色皮肤和黑色头发、将农业带到不列颠群岛的奥茨的后代，在此期间被移民所取代。[57]埃姆斯伯里弓箭手就是这些新移民中的一员。2002 年，在巨石阵数公里之外，建筑工人们在为一所新学校打地基时发现了他的坟墓，坟墓中的文物比当时在英国发现的任何墓葬都要多。其中包含 16 枚燧石箭镞、金属加工工具、3 枚铜制刀片和 1 对黄金发饰——这是不列颠群岛上出土的第一件黄金制品。他的身边还埋着一些钟形酒器，那是从伊比利亚半岛向北传来的，是那时最流行的陶器。[58]对埃姆斯伯里弓箭手牙釉质的氧同位素的分析表明，他是在如今的瑞士或其附近长大的第一代移民。在这一独特族群来到不列颠群岛后的最初几个世纪里，他们祖先的人口占比各不相同，但我们通过分析古代遗骸中的 DNA 发现，到了公元前 2000 年，新来者的比重高达 90%。[59]换言之，不列颠群岛的人口已经在几个世纪里经历了一轮完全的更替。

这些新移民都是谁？被他们取代的人又发生了什么？

最后的草原

欧亚草原西起匈牙利和罗马尼亚，东至蒙古国和中国东北，绵延约 8 000 公里。新石器革命开启后，由于这里的雨水过少，无法满足农业所需，水体也少到无法维持兽群的生存，数千年以来基本没有人在这片广袤的区域耕作过。约 5 000 年前，阿尔泰山脉以西的草原突然迸发出勃勃生机，出现了一个有独特文化和遗传特征的族群，考古学家称之为颜那亚人，而遗传学家称之为西部草原牧民。他们受益于两项重大创新：通过轮子的发明，他们可以将牛套在车上，把从河里打的水运往远处，这让牧民第一次得以涉足大片的草原；通过马的驯化，牧民得以控制的动物比步行时能控制的更多，因此牧群的规模也显著扩大了。[60, 61]

草原牧民留下的主要遗迹是以数米高的土丘为标志的坟墓，这些坟墓被称为库尔干，遍布亚欧大陆西部的草原之上。有时坟墓中会出现陪葬的马匹和马车，这更凸显了它们的重要性。与之埋在一起的还有各种顶级的青铜器。DNA 分析显示，草原牧民皮肤雪白，发色浅淡，身材高大。与新石器时代欧洲农民和西欧狩猎采集者不同，许多草原牧民能够耐受乳糖。[62, 63] 你也许会以为，即使西欧狩猎采集者设法驯化了乳牛，他们也无法享用奶酪。但实际上，近期的研究表明，即便欧洲的新石器时代农民并没有乳糖耐受基因，他们还是开始食用乳制品了，不过无法吸收其营养成分。在饥荒和瘟疫暴发期间，这成了他们生存的一大不利因素。[64]

在古 DNA 分析技术出现之前的几十年里，识别不同史前族群最准确的方式是识别随葬的陶器。19 世纪末，考古学家注意到，约 4 900 年前发生了一件令人瞩目的事件：一种以绳状纹路为特征的新型陶器，取代了西起莱茵河，东至伏尔加河（毗邻欧亚草原）的广大区域原有的各种陶器。考古学家之前一直对这种泛欧洲大陆的绳纹器文化是如何出现，又是为何出现的感到毫无头绪。但过去几年里，DNA 分析已经解开了这个谜团。

通过 DNA 分析，葬在绳纹陶器旁边的骸骨绝大多数属于草原牧民。通过鉴定这些骸骨的年代，我们得知草原牧民在 4 900 到 4 800 年前开始迁徙，跨越整个北欧，很快便几乎完全取代了原有的农业社区。[65] 考古学家难以理解，在欧洲边缘广阔地区游荡的一小群牧羊人，如何能够令人口已经非常稠密的农业社区出现如此明显的人口下跌现象。[66] 他们认为，比起农业社区的人口，外来人的数量实在是太少了，根本不足以造成如此明显的变化。但遗传学证据表明，事实并非如此。

与数百万年前新石器时代农民的扩张不同，古 DNA 分析显示，草原牧民在涌入欧洲大陆时可能使用过暴力。90% 的移民是男性，这一点暗示草原牧民向西部迁徙时，可能展开过由战士领导的，借助最先进的青铜武器、马匹和战车推进的入侵。[67] 尽管入侵者的军事优势让他们能够征服并统治北欧，但这一点还是无法解释为什么人口会在如此短的时间内发生如此惊人的更替。大卫·赖克将草原牧民对欧洲人 DNA 的影响与历史上更加晚近的入侵作了对比。[68] 莫卧儿帝国和英国先后征服南亚大部分地区并统治这片次大陆长达数个世纪，这一情况与草原牧民入侵欧洲时截然不同。这些入侵对南亚地区的政治、经济、语言和文化造成的影响至今仍是显而易见的，但它们几乎没有在现代印度的基因组中留下任何明显的痕迹。草原牧民的迁徙所造成的影响反而更类似于欧洲人在 1492 年后对美洲的殖民。在西班牙人到达美洲后的数十年里，他们就设法征服了这个辽阔、复杂的帝国，有时仅靠几十个人足矣，而旧大陆的病原体则抢先他们一步，几乎消灭了美洲原住民。

在公元前最后一个 5 000 年的前半段，疾病是否有可能帮助一小群牧羊人取代北欧业已成熟的农业社会？尽管还没有确凿的直接证据，但已有强有力的间接证据表明，事实可能正是如此。在人们开始从事农耕后，这片地区的人口并未出现持续的增长。欧洲大陆西北部最初的人口增长期发生于 6 000 到 5 500 年前，但随后人口数量就急剧下降；时至 5 000 年前，人口数量已比鼎盛时期减少了 60% 之多。[69] 此后的 500 年间，人口数量一直低迷。在不列颠，尽管人们还在饲养牲畜，但很多人似乎放弃了种植谷物，转而重新开始采集。[70] 有意思的是，新石器时代农民正是在 5 000 到 4 500 年前——人口处在最低点的时期——大费周章地建造了巨石阵。也许，这是为了取悦神明，阻止人口继续衰败。如果当真如此，那么他们终究还是失败了。但人口崩溃最可能是由什么引起的呢？

新石器时代的"黑死病"

大约 20 年前，考古学家设法提取出约 80 个人的 DNA，这些人大约是在 4 900 年前于短时间内死亡的，而且被共同埋葬在瑞典西部的一处庄园遗址。[71] 这些遗骨属于居住在欧洲最北端地区的农民。他们生活在由分散的农舍组成的小型聚落中，所以，能找到一座埋葬着如此多人的墓葬群是很难得的。科学家在实验室中分析样本后发现，墓中人的祖先一半是新石器时代农民，一半是此前就生活在这里的狩猎采集者。但他们的死因仍然成谜。

在提取古人 DNA 的过程中，科学家还提取出了他们死亡时血液中微生物的遗传物质。最初研究人员忽视了大量的信息，但在过去的几年间，他们开始分析从古人牙髓中找到的微生物 DNA——因为有珐琅质的保护，牙齿一般比骨骼保存得更好。这项研究正开始颠覆我们对新石器时代瘟疫的认知。

当科学家重新分析从庄园墓葬群古代骸骨中提取的 DNA 时，他们检测到了鼠疫耶尔森菌的踪迹——这也是迄今为止发现的最早的鼠疫耶尔森菌的存在证据。[72] 研究人员总结道，在约 5 000 年前一定有过一场瘟疫横扫了瑞典南部，造成大量人口死亡，其中包括埋葬在庄园墓葬群中的人。然而这项发现的意义远远超出了斯堪的纳维亚半岛的范围。科学家用类似的方法检测了亚欧大陆（从如今的德国到俄罗斯的西伯利亚）其他稍晚近一些的古代骸骨中的鼠疫 DNA。[73, 74] 通过对比这些不同菌株的基因组，就有可能计算出它们是在多久以前开始分化的。

结果显示，所有不同的鼠疫耶尔森菌样本都源自一个在约5 700年前传播过它的共同祖先。

证据表明，在不列颠和欧洲西部其他地区约5 000前发生的人口锐减，是由一场"新石器时代的'黑死病'"导致的。但这场毁灭性的瘟疫与14世纪的黑死病在一个关键的方面有所不同。鼠疫耶尔森菌直到公元前1000年才演化成由跳蚤传播的淋巴腺鼠疫。[75] 在那之前，它一直通过打喷嚏和咳嗽传播，人类被其感染的部位是肺。据世界卫生组织（WHO，简称"世卫组织"）称，如果不及时治疗，肺鼠疫会导致几乎所有患病者死亡；相比之下，腺鼠疫的致死率为30%到60%。然而，避免吸入鼠疫耶尔森菌还是比防止自己被感染的跳蚤咬到要容易得多，因为跳蚤由屋顶鼠携带，而在中世纪的欧洲，屋顶鼠无处不在。

现在，科学家对于鼠疫在何处首次感染人类已经有了清晰的认知。[76] 建立于约6 000年前的世界上最早的城镇位于现今乌克兰的基辅和敖德萨。[77] 考古学家在那里发现了15处属于库库特尼－特里波利文化的"特大定居点"，每一处面积都超过1平方公里——相当于约200个足球场的大小。[78] 其中最大的一个定居点的面积是这个数字的3倍，比伦敦金融城稍大，比纽约中央公园略小。这些城镇中有多达1.5万名居民，他们住在建于石质地基上、围着抹灰篱笆墙的房子里，房屋呈同心圆状排列，中间有一块很大的空地。[79] 考古学家猜测这块开阔区域可能被用于举行仪式、集会或饲养牲畜。[80]

库库特尼－特里波利的超大型定居点之所以能够达到前所

未有的规模，是因为该地区的黑土非常肥沃。当地居民主要从事小规模作物种植、果树栽培和动物养殖，再辅以狩猎，以此为生。如此一来，他们就会与驯养的禽畜和寄生生物近距离接触。就人口密度和与动物接触的密切程度而言，传播疫病的条件可谓前所未有。借用詹姆斯·斯科特故作正经的调侃，这些定居点可谓"最好的多物种安置营"。此外，它们位于欧洲东南部和欧亚草原的交会处，再考虑到人类定居此地的时间，综合以上种种因素，鼠疫很可能最早就是在这些超大型定居点成为一种能够感染人类的疾病的。[1]

从库库特尼-特里波利的超大型定居点到欧洲东南部，这场瘟疫可能经由长途贸易网络传遍了亚欧大陆——甚至传到了斯堪的纳维亚半岛那样的边远地区。采用定居农业生活方式之后，手工业者制造出更多产品，刚富起来的精英统治者有了足够的资源购买这些产品，相距遥远的人口之间开始产生联系。对于这段时间发生过的长距离贸易，最引人注目的证据是一件珠宝饰品。这件饰品的制作用到了开采于巴达赫尚省（位于现今阿富汗东北部）的青金石，而发现它的地点则在距离

---

[1] 这或许有助于解释库库特尼-特里波利文化的另一个特点。每隔60到150年，人们似乎就会将这些城镇夷为平地，然后在废墟上建造新的建筑。没有人知道为什么。其中一个原因可能是为了应对传染病的暴发。大约5 400年前，这些大型定居点被彻底废弃了——曾经居住在那里的人们搬到了附近的小村庄。考古学家也不知道为什么会发生这种情况。会不会是最后一次毁灭性的瘟疫使居民放弃了这次城市生活实验？

该地 5 000 公里的一座位于埃及的,有着 5 500 年历史的考古遗址。[81] 地区之间的连通性日益增长,堪称史前时代的全球化。[82] 这些地区间关联的网络促使传染病在亚欧大陆传播——正如航空旅行和旅游业助长了新型冠状病毒的传播。

瘟疫会不会是导致 5 500 到 5 000 年前那次人口崩溃的原因?鼠疫耶尔森菌是不是导致修建巨石阵的第一批农耕民族衰落的元凶?在不列颠群岛还未发现任何远古鼠疫耶尔森菌的踪迹,因此我们不能确定。但我们知道,即便在欧洲的偏远地区也存在过鼠疫,而且生活在英吉利海峡两岸的人们彼此之间也互有接触。[83] 不列颠是一座岛屿,这可能在一段时间内保护了它免遭病原体的侵袭,但与世隔绝的地理位置终究让此处的早期农业人口在面临来自欧洲大陆的传染病时更加脆弱。公元前2300 年,当埃姆斯伯里弓箭手和他的牧羊人同伴从欧洲大陆来到不列颠岛上时,面对的可能是一片更加空旷的土地,还有来自新石器时代农民极为有限的抵抗。

移民的大陆

公元前 3000 年草原牧民的涌入是欧洲的最后一次大迁徙。尽管各个移民群体在此后的岁月里不断丰富着此处的基因池,但随着草原牧民的到来,现代欧洲人基因组的所有成分均已就位。有欧洲血统的人是三个遗传上的独立族群的结合体(某些情况下还有微量的其他 DNA)。[84] 首先,他们携带的一些基因变异来自西欧狩猎采集者,如拥有深色皮肤和头发及浅色眼睛的切达人。[85] 其次，还有一些基因变异来自拥有橄榄色皮肤和黑色头发的新石器时代农民，比如冰人奥茨，他们在大约 9 000 年前从小亚细亚半岛迁徙到欧洲，带来了农耕生产方式，并在 3 000 年后来到不列颠。另一些基因变异则来自身材高大，有浅金色头发，皮肤白皙的草原牧民，他们在约 5 000 年前从欧亚草原向西迁徙来到此地，定居欧洲并开始从事农耕。这一发现的意义重大，证明了现今的欧洲人既不是什么基因"纯种"，也并不是该地区的原住民。就连欧洲的白人也是"混血"移民。[1]

来自这三支祖先的血统在欧洲各地所占的比例并不相同，这有助于解释族群之间的身体差异。所有现代欧洲人的基因组内都含有一小部分狩猎采集者的DNA。在包括希腊、西班牙和意大利的南欧地区，当地人的基因组中来自新石器时代农民的基因占了很大比例。撒丁岛似乎并没有草原牧民涌入，当地人

---

[1] 当玩世不恭的政客们抛出英国土著的概念来煽动人们对新移民的愤怒情绪时，有人能提醒我们这种认知错得有多离谱，真是件令人振奋的事。右翼政客对允许保加利亚人和罗马尼亚人在英国工作表示担忧，英国喜剧演员斯图尔特·李（Stewart Lee）对这一观点加以嘲讽。他反讽称，十年前人们就一再表达仇外情绪："该死的波兰人……来这里修理我们弄坏的东西，他们不识字，看不懂说明书，说的不是英语但居然做得比我们好。"接着，他又回顾了多次移民浪潮："巴基斯坦人和印度人来到这里，为我们发明了民族美食"；胡格诺派教徒对变体论表示怀疑，但"我们才不要你们的蕾丝，我们有灯芯绒"；盎格鲁－撒克逊人带来了他们拼出来的珠宝、狗屎葬传统（本应是船棺葬，英文中融入了"shit"和"ship"的谐音梗）和惨兮兮的史诗；"该死的奉行钟杯文化的家伙们带着他们的酒器来到这里"。而埃姆斯伯里弓箭手正是最早来到不列颠群岛的奉行钟杯文化的人之一，他带来了草原牧民的祖先。

80% 到 90% 的 DNA 都来自新石器时代农民。[86] 西班牙东北部和法国西南部的巴斯克地区山区居民也与首次将定居农业生活方式引入欧洲的人有着密切的关系。[87] 在北欧，遗传自草原牧民的 DNA 在当地人的基因组中占比最大，约占挪威人基因组的一半，而其他地区（包括不列颠群岛）北欧人基因组中的这一比例略小。

如今世界上将近一半的人口都在使用印欧语系的语言，而这一语系中的所有语言最有可能来源于在新石器时代"黑死病"疫情后横扫欧洲的草原牧民。[88] 英语、德语、拉丁语及其关联语言、希腊语、俄语、波斯语、印地语等语言，都是由一个共同的原始语言演变而来的。在遥远的过去，在亚欧大陆的某处一定有一小群人曾经使用原始印欧语，而后他们带着自己的语言走遍了欧洲和南亚。随着时间的推移，原始印欧语分化成有显著差异但彼此相关联的语言，分别由分散在各地的不同人群使用。

在过去的两个半世纪里，自从首次注意到印欧语系中的各种语言之间的联系，学者们就开始好奇它们的起源。最近有关古代 DNA 的发现终于为他们解释了这个问题。所有印欧语系的语言中都有与马车相关的类似词汇，包括轴杆（axle pole）、挽具（harness）和轮子（wheel）。这是一项非常有力的证据，足以证明使用原始印欧语的人群一定是在 5 000 到 6 000 年前出现轮式车辆后才迁徙到欧洲的。[89] 鉴于新石器时代农民从小亚细亚半岛到亚欧大陆西部的第一次大迁徙发生于 9 000 年前，这场迁徙不可能是印欧语系的来源。[1]而草原牧民的西迁始于5 000年前，并且他们将轮子和马车引入了欧洲。他们的DNA大量存在于说印欧语系语言的人群之中——不光在欧洲，也包括整个中亚和南亚。[90]因此，如今数十亿人使用的语言最有可能起源于草原牧民的语言。

如今想来，5 000年前一小群牧羊人走出欧亚草原西部所产生的影响至今还能在世界各地被实实在在地看见和听见，这着实令人惊叹。而这次迁徙之所以成为可能，还要归结于一场毁灭性的大规模瘟疫。

---

[1] 我们可以大胆猜测欧洲最早的农民说的是什么语言。由于巴斯克人的祖先很大一部分是新石器时代农民，而且他们的语言与其他语言毫无关系，因此巴斯克语很可能是由新石器时代农民所使用的最后的语言发展而来的。

/ 第三章 /

古代的瘟疫

宗教是被压迫生灵的叹息，是无情世界的感情，
正像它是没有精神的制度的精神一样。

——卡尔·马克思

如同苍蝇之于顽童 [1]

荷马（Homer）的《伊利亚特》（*Iliad*）的开篇便是一场瘟疫，故事发生在亚该亚人军队围攻特洛伊的末期。开场白中，

---

[1] 编者注：本节标题 "As flies to wanton boys" 是威廉·莎士比亚《哈姆雷特》（*The Tragedy of Hamlet*）中的名言，出自哈姆雷特对罗赞克朗茨和吉尔登斯特恩的独白，完整表述为 "As flies to wanton boys are we to the gods. hey kill us for their sport"，人类之于神明，如同苍蝇之于顽童，他们以屠戮我们为消遣。这句话是哈姆雷特对人生无常，命运无法控制的感慨。

希腊的入侵者突袭了附近的一个小镇，俘虏了两名美丽的特洛伊少女。少女克律塞伊丝成了迈锡尼国王兼亚该亚军队统帅阿伽门农的所有物，而少女布里塞伊斯则归勇士阿喀琉斯所有。当一名祭司，即克律塞伊丝之父来到亚该亚的军营中请求归还女儿时，阿伽门农拒绝了他的赎金，并残酷地嘲讽了他。克律塞伊丝的父亲郁郁寡欢，恳求阿波罗对阿伽门农降下惩罚。阿波罗从奥林匹斯山大步走下，向希腊人的营地射出了带有瘟疫的火焰箭。在经历了九天的疾病和死亡后，阿伽门农认识到必须安抚阿波罗，于是把克律塞伊丝还给了她的父亲，但为了保住颜面，他从阿喀琉斯处夺走了布里塞伊斯。这引发了一场毁灭性的战争，而这部史诗余下的部分就围绕它展开。

荷马在《伊利亚特》中描述的特洛伊战争故事被传唱和修订了数百年，直到公元前 6 世纪被整理成文字，成为最早的西方文学作品之一。传染病在叙事中扮演着如此重要的角色，说明瘟疫能够对当时的社会造成毁灭性的影响。不仅如此，《伊利亚特》还让我们认识到数千年前的人们是如何理解这个世界的。希腊人的信仰体系以人格化的神明为主，这些神明经常干预凡人的生活，而瘟疫被认为是阿波罗施展神罚的工具。正如苏珊·桑塔格（Susan Sontag）所说，传染病的暴发被视为"集体灾难，以及对人群的审判"。[1]

在最早的历史著作之一《伯罗奔尼撒战争史》（History of the Peloponnesian War）中，修昔底德（Thucydides）记述了公元前 5 世纪下半叶雅典与斯巴达之间长达 27 年的战争。一场毁灭性的传染病给这场战争带来了重要影响。修昔底德描述了在斯巴达人于公元前 430 年进攻阿提卡时，希腊人是如何遵循当时最杰出的将领和政治家伯里克利（Pericles）所制定的防御战略的。面对入侵的军队，阿提卡的乡村居民弃村而逃，撤退到雅典城墙之后。从军事的角度看，这么做是有道理的：斯巴达人的陆军更具优势，雅典人希望避免与他们交战。他们只需静待敌人失去耐心掉头回家，便可利用海军的优势赢得战争。然而，从公共卫生的角度看，这种战略就是一场灾难。随着几十万人从农村涌入，雅典城的人口翻了一番，甚至两番。[2] 城市变得拥挤不堪，卫生条件极差。没多久，一场毁灭性的传染病暴发了。在公元前 430 到公元前 426 年间，传染病又数次袭来。

深受荷马史诗熏陶的保守的雅典人将这场瘟疫解读为神明——尤其是阿波罗——垂青斯巴达的证据。修昔底德以实事求是的方式记载道，斯巴达人在发动战争前曾拜谒过德尔斐神庙，并被告知如果他们全力进攻雅典，阿波罗就会支持他们，他们会在这场战争中获胜。许多雅典人都记得一个更为古老的预言：与斯巴达的战争将伴随一场瘟疫。尽管修昔底德如实传达了同胞们迷信的想法，但与荷马或希罗多德（Herodotus）不同，他并不相信神明通过神谕与凡人沟通、对后者横加干涉的故事。这种怀疑并非修昔底德所独有的，而是公元前 5 世纪雅典一场思想运动的一部分，有时这场思想运动被称为希腊的启蒙运动。与修昔底德同时代的希波克拉底（Hippocrates）就破除了"神明愤怒会导致疾病暴发"的观念，转而主张医生应该观察病人的症状，诊断他们的病症所在，并对此采取适当的措施。当然还有苏格拉底（Socrates），他因为对神明不敬和腐蚀雅典青少年思想的罪责被判处死刑。

并没有确凿的证据能说明引发那场瘟疫的病原体真身究竟为何物。迄今为止，从古代人类的遗骸中提取细菌或病毒 DNA 的所有努力都徒劳无功。[3, 4] 我们手中握有的最好的线索是修昔底德描述的症状，其中包括喉咙疼痛、咳嗽剧烈、腹泻、高烧、口渴难耐、失眠，出现皮疹并有痛感。由修昔底德来描述这种病情再合适不过了，因为他就曾患病而后痊愈。研究人员甚至分析了索福克勒斯（Sophocles）在《俄狄浦斯王》（*Oedipus Rex*）开头对底比斯瘟疫的描写，从中寻找线索，因为这出戏剧恰好创作于雅典发生瘟疫之后，而虚构的瘟疫一般都是以真实的瘟疫为蓝本的。基于现有资料，可以判断当时最有可能流行的疾病是斑疹伤寒和天花。[5]

修昔底德声称，死于这场瘟疫的雅典人"不计其数"。他记述道："死去的人和濒死的人堆叠在一起，半死不活的人在街道上和泉眼边踉跄而行，渴望喝到水。"据估计，当时大约有 1/4 的人口丧生——也就是说，在短短的三年内，当地就有 7.5 万到 10 万人死去。[6] 20 世纪 90 年代末，为筹备 2004 年雅典奥运会修建新地铁站时，建筑工人在旧城门外发现了可怕的景象，这似乎验证了修昔底德的描述。他们偶然发现了一座乱葬岗，其所属年代恰好与那场瘟疫是同一时期。当考古学家进一步调查此处时，他们发现乱葬岗上层的尸体比下层的更加散乱，表明

"城中的恐慌情绪日渐加剧"。[7] 重点是，斯巴达人似乎根本没有受到这场瘟疫的任何影响，因为他们与雅典城之间保持着安全的距离，并在看到焚烧尸体的火光时就撤退了。最后，瘟疫削弱了雅典人对抗斯巴达人的战力，对伯罗奔尼撒战争的进程和结果都造成了深远影响。

在修昔底德的记述中，雅典与斯巴达的冲突可以追溯到公元前479年。当时希腊各城邦联盟击败了由薛西斯（Xerxes）率领的波斯侵略军。一个多世纪以来，地处内陆的斯巴达一直都是希腊文明中占据主导地位的政治力量。这场战争之后，斯巴达退出了泛希腊政治圈，沿海城邦雅典成了主导力量。提洛同盟是由多个岛屿和沿海城邦组建的海军同盟，其建立的目的是保护希腊免受波斯的再次袭击，但它最终变成了雅典帝国主义的工具：公元前454年，该同盟将金库从提洛岛转移到雅典，不再接受军需物资捐助，只接受贡金。试图脱离提洛同盟的城邦被拆毁了城墙，被迫留在同盟中，处境变得越来越艰难。希罗多德在《历史》（Histories）一书中表达了他的担忧：雅典正在变成一个咄咄逼人的强大帝国，就像它曾帮助希腊城邦击败的对手波斯帝国那样。修昔底德认为，雅典在爱琴海崛起为超级大国，使它与昔日的霸主斯巴达之间不可避免地产生了冲突："正是雅典的崛起以及由此给斯巴达带来的恐惧使战争不可避免。"

这两个城邦有着明显的不同。在雅典，公元前5世纪中叶是文化、知识和政治都在蓬勃发展的时期，这在历史上是少有的。很多与古希腊相关的人物和思想都来自这一时期。不仅苏格拉底对哲学产生了巨大影响，他的学生柏拉图（Plato），以及柏拉图的学生亚里士多德（Aristotle）也影响着哲学界。修昔底德出生于雅典，希罗多德则是移居到雅典的。索福克勒斯和与他同时代的几位剧作家所作的戏剧至今还在上演。希波克拉底被称为"西方医学之父"，因为他开创了临床观察和疾病的系统分类，这正是现代医学的基础。雅典民主制度在这些年间蓬勃发展。几乎每周，公民都会在雅典卫城旁边的普尼克斯山丘上集会，就重要的政治议题进行讨论和投票[1]。伯里克利是城邦最有影响力的政治家，以至于那段时期常被称为伯里克利时代。这一时期还是大型公共投资建设项目的繁盛时期，其中包括重建雅典卫城里供奉雅典娜的神庙。曾装饰在神庙墙壁上的大理石雕像如今被收藏在大英博物馆，但帕特农神庙仍然耸立在希腊首都的大地上，象征着公元前 5 世纪的雅典那瑕不掩瑜的辉煌。

斯巴达，或古希腊人所说的拉刻代蒙，则与之迥然不同。斯巴达人对文学或艺术几乎毫无兴趣，也没有留下文字记录。如果你知道"言简意赅"（*laconic*）一词的词源是某位拉刻代蒙人，应该就会不以为奇了。即便是同情斯巴达的雅典作家，也将斯巴达描述为一个野蛮、穷兵黩武、等级森严的社会。[8] 公民形成了一个战士阶层，他们崇尚坚韧和对国忠诚，并把这些看得高于一切。孱弱的新生男婴会被抛弃在泰格特斯山脚下等待

---

[1] 虽然雅典的参与式民主非常出色，但我们不能忽视的是，按照我们的标准，这一制度存在严重的缺陷，因为妇女、移民和奴隶不能参与投票或竞选公职。

死亡。斯巴达男孩 7 岁时会进入训练营（agōgē），这是一座进行军事训练的寄宿学校。男孩们会在那里一直待到 20 岁。成年男性会在军队服役 40 年。为了暴力征服占人口大多数的黑劳士（斯巴达的国有农奴），斯巴达实行了必要的黑劳士制度。每一年斯巴达统治者都会正式对黑劳士宣战，这样臣民们杀死黑劳士就不必冒着引来神罚的风险了。

修昔底德认为，瘟疫极大地影响了雅典与斯巴达之间冲突的结果。对此他写道："没有什么比它（这场瘟疫）对雅典的伤害更大了，也没有什么比它更能削弱他们的战斗力了。"在公元前 430 到公元前 426 年间，约有 1/4 到 1/3 的士兵死亡，而这场瘟疫在此后数十年间阻碍了雅典军事力量的扩张，因为能成长为成年士兵的男孩减少了，能生下男孩的女性也减少了。[9] 瘟疫在公元前 429 年夺去了伯里克利的生命，修昔底德认为这是一个转折点。伯里克利的继任者推行的策略更具攻击性，却不那么成功。这一点在公元前 415 年体现得最为明显。当时雅典派遣了一支庞大的远征军，对斯巴达位于西西里岛叙拉古的军事基地发动了一场极度失败的突袭。此举造成了灾难性的后果，后来有人将其与拿破仑进攻俄国和纳粹入侵苏联相提并论。雅典人本以为会迅速取胜，迎来的却是旷日持久的抵抗，并以耻辱的失败告终，他们的陆军和海军也在这场战争中被全部摧毁。如此一来，斯巴达在公元前 404 年的胜利就成了必然。

"如果雅典赢得了伯罗奔尼撒战争，巩固了其希腊霸主的地位，将会发生什么？"这是古代历史上最大的假设问题之一。

伯罗奔尼撒战争是两个截然不同的国家和社会之间的冲突：一方是民主的、国际化的，富有文化和知识，充满活力的雅典；另一方是保守的、封闭的，奉行军国主义，实行寡头政治的斯巴达。阿诺德·J. 汤因比（Arnold J. Toynbee）认为，西方文明的第一次迭代刚刚起步就被这次战败扼杀了。[10] 但斯巴达人为了赢得这场长达 27 年的战争耗费了过多的精力，以至于战胜后无力巩固对其他城邦的控制。

在接下来的半个世纪里，相互竞争的城邦之间时有战事爆发，直到公元前 3 世纪中叶，位于希腊文明世界最北端的马其顿崭露头角，国王腓力二世（Philip II of Macedon）利用这段权力真空期征服了希腊世界的大部分地区。[1] 他的儿子亚历山大大帝创下的功绩更加惊人。公元前 336 年，年方 20 的他继承了父亲的王位。不久后，玛丽·比尔德（Mary Beard）笔下的这位"醉醺醺的少年暴徒"发起一系列军事行动。他先巩固了对希腊世界的统治，然后对数量庞大的波斯人发起了攻势。亚历山大去世时年仅 32 岁，但他已经征服了从希腊到如今的印度之间的所有土地，还有埃及。他手下的将军们瓜分了这个庞大的帝国，利用战利品建立起自己的王朝，包括塞琉古王朝和埃及的托勒

---

[1] 古希腊文献有时将马其顿人归为希腊人，有时将他们形容为蛮族。公元前 5 世纪有过关于马其顿人是否足够"希腊"到能拥有参与奥林匹克运动会资格的辩论。最后，当局默许其参加了。亚历山大出生的那天，腓力二世的一匹马似乎赢得了奥林匹克平地赛。尽管如此，马其顿人的民族身份仍然不明确。

密王朝，其领土从小亚细亚半岛一路延伸到如今的阿富汗。

在雅典的黄金年代，当时的罗马共和国只是亚平宁半岛上的一个小城邦。但它正在缓慢扩张，增强对周边地区的控制力，并持续发展壮大。到公元前220年，罗马已经控制了整个亚平宁半岛。公元前146年，罗马征服了希腊大部分地区，然后是希腊的各个王朝。公元前63年，国土已大幅缩减的塞琉古王朝被罗马人吞并；公元前30年，埃及沦为罗马的一个行省，此前托勒密王朝的最后一任统治者是克利奥佩特拉七世（Cleopatra VII）。正如古罗马诗人贺拉斯（Horace）所说，"被征服的希腊支配了她的征服者"。他想表达的是，亲希腊的罗马人接受了希腊文化和他们的众神，包括阿波罗。实际上，最著名的古罗马起源传说之一就是维吉尔（Virgil）所著的《埃涅阿斯纪》（Aeneid），这部作品明确地将古罗马与古希腊联系在一起。埃涅阿斯在其他希腊神话（包括《伊利亚特》）中也曾出场，他是特洛伊陷落后少数几个幸存者之一。他逃离了爱琴海，在北非与狄多发展了一段短暂的恋情后，在意大利西部定居下来，并建立了最终孕育了古罗马国王罗慕路斯和雷穆斯的王朝。然而，希腊语使用者涌入罗马的时间要晚得多。古代骸骨DNA的分析表明，随着罗马帝国的扩张，帝国首都居住的大部分人不再是欧洲人的后裔，而是血统源自地中海东部和近东地区的人。[11]这是因为在公元前最后的150年间，大量的奴隶和公民从繁华的东部行省涌入了这座城市。

直到公元元年时，全世界大约1/4人口居住的地区已经处于罗马帝国的控制之下。[12] 罗马帝国覆盖了整个地中海沿岸以及三大洲的大部分腹地，其疆域自不列颠北部起，沿莱茵河与多瑙河一路延伸至东部的幼发拉底河，绕过南部的撒哈拉沙漠，到达位于西部的伊比利亚半岛。罗马人相信是军事上的胜利推动了这一了不起的领土扩张，而这要归功于集体的虔诚为他们带来了神明的恩宠。但在几百年之内，信奉多神论的教派消失了，取而代之的是中东地区出现的两个一神教。这些新宗教的追随者深信自己的信仰是正确的，因而能够支配世界。但我们马上就会看到，在希腊和罗马诸神的消亡，以及基督教、伊斯兰教两大新宗教的兴起中，传染病扮演了至关重要的角色。

罗马人为我们做了什么？

在巨蟒剧团（Monty Python）的影片《布莱恩的一生》（*Life of Brian*）中，约翰·克里斯（John Cleese）饰演推翻罗马统治的犹太人民联合战线的领袖。其中一幕里，他试图鼓动人们攻击本丢·彼拉多的宫殿，大喊着"他们夺走了我们的一切！"接着，他又反问道："他们可曾给我们任何回报？"可犹太人民联合战线的成员只从字面意义上理解了这句话，然后罗列出一长串罗马征服者作出的改进。气急败坏的首领反驳道："好吧，但除了排污设备、医药、教育、葡萄酒、公共秩序、灌溉、道路、淡水系统和公共卫生，罗马人还为我们做了什么？"对于这个问题，台下一人突然回应道："和平。"

片中的这个玩笑反映出很多人，尤其是来自欧洲及其殖民地区的民众对罗马怀有的崇敬之情。18世纪的英国历史学家爱德华·吉本（Edward Gibbon）曾有一句表达这一情感的名言，他将这段时期的罗马帝国描述为历史上"最幸福和最繁华"的社会。然而，尽管只是为了喜剧效果，但一群受过牛津和剑桥大学教育的白人男性大肆宣扬殖民主义的优点，这着实令人不安。这种"罗马帝国主义将优越的文化强加于深陷战乱之中、缺乏教育且肮脏的中东人"的暗示，与"大英帝国将文明（以铁路、英语和资本主义等形式）带给被它征服的社会"这类普遍论调如出一辙，并且在近些年针对中东的新殖民主义干预（如对伊拉克和阿富汗的入侵）中也很明显。

但不可否认的是，耶稣（还有影片的主人公布莱恩[1]）受难后的一个半世纪，是一个空前稳定而富裕的时期，被称作"罗马治世"。帝国的扩张陷入停滞。50万大军在帝国的边境上进行过数次战争，其中最著名的是与强大的安息帝国（位于现今伊朗）之间的战争。此外，帝国的军队还需要镇压境内的一些叛乱，包括犹太地居民的多次起义。抛开这些，这段时期总体还算是一段非常平静的时期。那时候，主导帝国政治上层的地中海精英们能够集中精力治理领土广袤的帝国。政府从整个帝国收取的税款在经济产出总量中的占比达到了惊人的5%。[13]这笔钱的用途包括但不限于支付军队的饷银，向罗马的数十万居民提供免费粮食，

---

[1] 编者注：片中，布莱恩是一个普通的犹太居民，因为与耶稣在同样的时间、同样的地点出生而被错当成耶稣。

建设基础设施，以及资助异教徒的神庙和祭司等。

罗马人还设法清除了地中海上数个世纪以来一直威胁商人和旅行者的海盗。于是，后来的人们就可以相对安全地通过地中海和庞大的道路网从帝国的一端前往另一端，这使得商人可以充分享受帝国作为自由贸易区带来的便利。帝国还拥有单一的货币和通用的法律体系，其通用范围远远超出如今欧盟的界限。无论是从欧洲西北部开采的白银、南部出产的酒和橄榄油、俄罗斯南部和小亚细亚半岛北部出产的木材、叙利亚出产的果干、爱琴海岸开采的大理石，还是产自非洲和多瑙河谷的谷物，都能被运往帝国各地。[14]

贸易网络延伸到了当时已知世界的大部分地区。数以千计的异国动物，包括猎豹、狮子、大象和犀牛，被运送到帝国的露天竞技场，以残酷的形式被迫娱乐大众，这也说明了帝国与撒哈拉以南非洲地区联系紧密。公元元年之初，印度南部的穆济里斯有一个罗马商人社区，其庞大的规模足以支撑起一座奥古斯都神庙。托勒密（Ptolemy）的《地理学》（*Geography*）还展示了公元 2 世纪中期罗马人对世界的认识，其中包括马来半岛和南中国海水域。公元 166 年，中国史官记载了罗马人来访的事件，这标志着亚欧大陆两端的两个大国首次产生了直接联系，而旧大陆将近 2/3 的人口都在这两个大国的控制之下。[15, 16]

"罗马治世"是一个空前繁荣的时期。帝国全境内的公共建筑数量、地中海沉船可追溯的时间，以及在埃及干燥的气候下保存下来的莎草纸文件上记录的工资和价格信息，都表明了这一点。[17] 在某项研究中，科学家对格陵兰岛中部通过钻探提取到的冰芯进行了铅污染量检测，这项指标能很好地反映古代世界经济活动的状况，因为铅污染大部分来源于冶炼铅矿石以提取白银的过程，而白银被用于制作罗马的本位银币——第纳里乌斯。[18] 铅污染在和平繁荣的时期会加剧，在经济和政治不稳定的时期会下降。在"罗马治世"期间，铅污染量比此前提高了4倍。

与此同时，罗马帝国的人口和城镇数量暴增，人口从约6 000万增长到了约7 500万。罗马城发展成了一座拥有超过100万居民的城市。其他几个城镇，包括安条克、亚历山大港和迦太基，都有数10万居民。整个帝国国境内，每5个人中就有1个生活在城市中。[19]

看到这里，一切都还不错。那么《布莱恩的一生》中所说的罗马人为他们征服的地区带来了淡水、排污设备、公共卫生和药物，又是怎么一回事呢？表面上看，他们说得确实是有道理的。罗马人通过引水渠将水从周边输送到城市中，其中一些输水系统的长度超过100公里，部分输水系统至今仍旧清晰可见——其中最著名的是法国南部尼姆附近的加尔桥。罗马城自身有11条引水渠为其供水，这些引水渠每天向帝国首都的中心区域输送50多万立方米的水，即每人每天能使用约500升水。[20] 引水渠提供饮用水、洗浴用水和公共喷泉用水。时至今日，特雷维喷泉中的水仍由一条历史可追溯到公元1世纪的引水渠供给。有了供水，人们才可能在罗马这等规模的城市中生活，老普林尼（Pliny the

Elder）意识到了这一点并写道："整个宇宙中都没有比这更值得我们钦佩的了。"

当然，定期洗浴也是各阶层罗马人生活中重要的一部分。公共浴场不仅是洗去污垢的地方，更是人们聚会和社交的场所。古罗马有数百个公共浴场，其中最大的一个是戴克里先浴场，能够同时容纳 3 000 人。帝国到处都修建了浴场，从现今英国西南部的巴斯（Bath，是的，这个小镇正因洗浴得名）到阿尔及利亚的弗拉维乌斯温泉浴场——今日的游客依然可以在这个有约 2 000 年历史的浴场中泡澡。罗马城中还拥有豪华的公共厕所，座位排列紧凑，可供数十人并排而坐。帝国首都的地下静卧着一个庞大的排水网络，其中包括马克西姆下水道。根据老普林尼所说，其高度和宽度足够一辆装满干草的马车通过。这条下水道甚至还有专属的女神克罗阿西娜保护。

也是因为这些设施，2 000 年前的罗马城实际上污秽不堪，臭气熏天，疾病横行。这一点可能会令人震惊。罗马人并不知道病原体是如何让人生病的，甚至连帝国最杰出的医生盖伦也不了解。[21] 因此，尽管古罗马在土木工程上取得了非凡的成就，却连最基本的公共卫生条件都不具备。举个例子，如今人们都知道勤洗手（尤其是在饭前、便后）是防治疾病传播最基本和最有效的方式之一。但这种保持个人卫生的举措根本不在罗马人的习惯之列，尽管他们有足够的流水。社区卫生的状况也差不多。古罗马精心设计下水道系统是为了从地势低洼的地区排出积水，而不是为了清除人类排泄物。美国历史学家安·科洛斯基-奥斯特罗（Ann Koloski-Ostrow）清晰地描绘了这样的画面：街道上"到处都是动物的粪便、呕吐物、人类的小便和大便、垃圾、污水、腐烂的蔬菜、动物的皮和内脏，还有人行道两旁各个商铺丢出来的其他废物"。[22]

古罗马的公共厕所距离最后一次使用已经过去了约 1 500 年，用现在的眼光来看，它们令人印象深刻，尽管使用时没有隐私可言会显得奇怪。然而，在当年，你还是离它们远一点为妙，它们可不是能够干净利落地冲走人类排泄物的抽水马桶。特别是在夏季，那股气味实在是令人难以忍受。硫化氢和甲烷等气体在下水道里聚集，一旦被高温或明火引燃，火焰和人类的排泄物就会从坐厕的坑洞中喷射而出。罗马人共用绑在棍子上的海绵来擦屁股，这又是一桩怪事，显然罗马人缺乏最基本的卫生意识。[23]

当时，很多家庭都有私人厕所，通常设置在厨房里。大多数厕所并未与公共下水道相连，因为在 U 型存水弯管发明之前，老鼠和各种其他动物经常出现在人们的住所中。古罗马作家埃里亚努斯（Aelianus）的一个虚构故事描述了一只巨大的章鱼从海里游进了下水道，通过厕所进入了那不勒斯湾一名富商的房子，吃掉了储藏室里所有的腌鱼。[24] 大多数私人厕所都转而将粪便排入房屋下方的粪坑。如果厕所设在楼上，人类排泄物就会经由红陶制成的管道排到地下室，而在管道的接缝处易发生渗漏。粪坑中的人类排泄物会被定期清理，然后被撒到田野或花园中。[25] 这种天然肥料增加了作物的产量，但因为没有经过堆肥，也助长了病原体的传播。通过分析古罗马人粪便的成分，学者发现并没有证据能表明厕所的引入改善了他们的健康状况。[26]

就连备受赞誉的浴场，对公众健康的危害都大于益处。在古罗马的大型浴场中，成千上万的人每天都泡在同一池水中。当时的作家抱怨浴场水质肮脏，被人的粪便污染。洗浴者并不使用肥皂，他们更喜欢在全身涂满橄榄油，然后用一种名为刮身板（strigil）的工具将其从身上刮下来。换言之，古罗马的浴场为经水传播的疾病创造了一个理想的传播环境。

考虑到卫生设施存在的问题，每年罗马和其他大城市都有许多人死于经水传播的腹泻性疾病也就不足为奇了。美国历史学家凯尔·哈珀（Kyle Harper）统计了约 5 000 个古罗马基督徒墓碑上的日期，以了解罗马居民是在一年中的哪一时间段死亡，死亡时的年龄又是多少。[27]与现代欧洲相同，在寒冷的冬季，古罗马的死亡人数激增，因为冬季有流感等呼吸道疾病，会夺走老年人的生命。而在炎热的夏季，古罗马的儿童和青壮年的死亡率发生了更明显的增长，这是如今不会发生的情况。几乎可以肯定的是，这类死亡是肠胃细菌经被粪便污染的水或食物进入身体所导致的，而且多发生于夏季，因为这些细菌在温暖的气候中繁殖得更快。疾病对婴儿和来自乡村的新居民的影响尤为严重，因为他们的身体还未形成免疫力。疟疾在古罗马也很常见，很可能是第二大杀手，尤其在秋季最为盛行，因为秋季的雨水结束了炎热干燥的夏季，庞廷沼泽再度成为蚊子繁殖的理想场所。[28]

尽管地方病夺去了大量罗马人的生命，但它们也带来了些意料之外的好处：腹泻性疾病和疟疾在帝国首都周围形成了一道保护力场，所有活到成年的居民都获得了免疫力。但所有外来者，包括意图征服这座城市的，逗留时间过久就很可能患病甚至死亡。至少从公元前 3 世纪末起，疟疾就已经在战争中保护过帝国的首都。汉尼拔曾带领 6 万名士兵、1.2 万匹马和 37 头战象跨越阿尔卑斯山脉来袭，迦太基军队曾多次击溃罗马军队。然而，疟疾杀死了汉尼拔的妻子、儿子和其手下的许多士兵，这才终结了侵略，拯救了古罗马。[29]

但传染病带给古罗马的益处并没有一直持续下去。"罗马治世"为流行性传染病的出现创造了理想的条件。随着与撒哈拉以南非洲、印度和中国之间远距离贸易的增长，罗马人接触全新病原体的风险加剧了；四通八达、高度城市化的罗马帝国又为快速传播的新型疾病创造了绝佳的温床。传染病的暴发迟早会令这段空前的太平盛世戛然而止，这只不过是时间的问题。

细菌比日耳曼人更致命

在古希腊，不遵循古希腊传统习俗的、不说希腊语的人群被称为"蛮族"（βάρβαρος），因为他们说的话听起来就像在"叭叭叭"（barbarbar），让人听不懂。罗马人将希腊的一切事物据为己有，因而也吸纳了这个词，用于描述帝国边境线及其外围居住的所谓"文明程度较低"的群体。这些群体包括北方的日耳曼各部落、不列颠的凯尔特人、东欧的匈人、中东的阿拉伯人，以及北非的柏柏尔人。罗马帝国从一个辽阔、统一、繁荣而和平的国家转变为一个截然不同的，且在许多方面都有所削弱的组织。在这个过程中，蛮族的入侵产生了巨大的影响。[30]

直到不久前，在关于罗马帝国的衰落或者转型的主流叙述中，传染病还在很大程度上遭到忽视。但凯尔·哈珀搜集了大量证据，并在他最近出版的著作《罗马的命运》(*The Fate of Rome*，2017 年）中证明，接二连三的瘟疫造成了巨大的破坏，并对罗马帝国的衰弱产生了至关重要的影响。不仅帝国的实力在绝对意义上遭到削弱，邻近的"蛮族"也弱了不少。尽管"蛮族"一词把众多族群强行混为一谈，而且预设他们是"低等的"，这很有问题，但所有的这些族群有一个共同点：比起古罗马，它们的社会人口要少得多，人与人之间的联系也远没有罗马人那样密切。因此，大规模瘟疫对古罗马造成的破坏要远大于对蛮族社会的破坏。从公元 2 世纪中叶到 1453 年君士坦丁堡陷落于奥斯曼人之手，在这段时间内，一场场传染病造成的不同影响是罗马帝国政治动态中的一个关键因素。

第一场对罗马帝国造成重大影响的大规模瘟疫是安东尼瘟疫——得名于当时的执政者之名。公元 165 年，瘟疫在帝国东南部出现，这说明病原体是经印度洋传入的，起源于非洲南部、印度或中国。[31] 第二年，瘟疫传到了罗马城，之后在帝国全境传播开来。当它势不可当地朝帝国首都袭来时，医生盖伦逃离了，直到 168 年马可·奥勒留（Marcus Aurelius）及其弟弟路奇乌斯·维鲁斯（Lucius Verus）这两位共治皇帝召唤时才回来。此后，历史学家和流行病学家便试图从盖伦描述的症状（包括覆盖全身的黑色皮疹）中辨认出病原体，而最有可能的答案是天花。盖伦对病因和治疗方法的论述体现了罗马医学水平的落后。他认为疾病是因一种名为黑胆汁的体液过多所导致的，并提出治愈的药物有高山奶牛的奶、亚美尼亚的泥土和男孩的尿液。[32]

大多数罗马人认为，这场毁灭性的传染病是神明发怒后降下的惩罚。6 个世纪之前，古希腊人曾将雅典的瘟疫归咎于阿波罗对他们好战行为的不满。类似地，罗马人也认为安东尼瘟疫是阿波罗不满的结果，因为在东方征战的军团从塞琉西亚（希腊化时代底格里斯河畔的前哨，也是塞琉古王朝的前首都）的一座神庙中偷走了阿波罗的神像，并于 165 年将其带回罗马。如 1989 年在伦敦发现的、祈求神明"驱散肆虐的瘟疫那不和谐的喧闹"的白镴护身符，和 165 年罗马人在希拉波利斯（位于今土耳其）竖立的"避邪者"阿波罗雕像，罗马帝国各处都留下了人们试图安抚神明阿波罗的证据。[33]

安东尼瘟疫造成了毁灭性的破坏。后世对死亡总人数的估计差异很大，有的认为占帝国总人口的 2%，有的甚至认为占到 1/3。凯尔·哈珀将这个数字定为 10%，即 700 万到 800 万人。这对罗马社会造成了巨大的破坏，"罗马治世"戛然而止，经济也陷入崩溃。[34] 在埃及行省，公元 1 世纪 60 年代期间，白银在货币系统中的占比显著下降；在亚历山大港，1 世纪 70 年代不再生产硬币。这段时间，巴勒斯坦和叙利亚的省级货币生产也出现了类似的中止现象。通过探究格陵兰冰层中的铅污染记录，科学家还发现在安东尼瘟疫发生之后，帝国的银矿开采活动也出现明显的骤减，并且在那之后的 500 余年中一直维持着较低的水平。[35]

强大的罗马军队被这场瘟疫严重削弱了力量。当时有报告显示，瘟疫于 168 年在今意大利北部阿奎莱亚的军队中横行，172 年席卷了帝国军队。士兵的死亡率似乎比普通人高出 50% 到 100%。[36] 马可·奥勒留被迫采取了非常手段，招募奴隶和角斗士加入他的军队以补充人数。[37] 相比之下，瘟疫似乎并没有对北欧的日耳曼部族带来同样的影响，因为比起罗马人，日耳曼人的社会人口远没有那么稠密，人与人之间的联系也不够紧密。蛮族军队利用瘟疫这一天赐良机，深入罗马境内，围攻了阿奎莱亚，几乎攻到了雅典。

安东尼瘟疫后的危机终究还是平息了。秩序得到了重建，罗马人再度掌控了庞大的帝国，但"罗马治世"时期那种傲人的自信却一去不复返。而后，在公元 3 世纪中叶，罗马帝国遭受了另一场瘟疫的侵袭，给社会带来更大的动荡。根据编年史中的描述，这场瘟疫在 249 年袭击了古埃及，其源头是埃塞俄比亚。亚历山大港的主教狄尼修（Dionysius）描述道，这场瘟疫的破坏如此之大，以至于人们甚至会为只失去了长子而感到庆幸，就像《旧约》中所写，摩西时代埃及人的长子都要被上帝杀死。在狄尼修的报告中，他根据亚历山大港领取救济粮的人数估计，城中人口数量从约 50 万下降到了约 19 万。就算是考虑了数据夸大的可能性和人们逃往乡间的情况，死亡规模显然也是巨大的。[38]

人们再度祈求神明，希望神明能出手终结死亡和这样的惨状。那时政府铸造的钱币上还有"医者阿波罗"的形象。但与雅典瘟疫或安东尼瘟疫不同，这一次没有修昔底德或者盖伦来记录疾病的症状了。我们不得不通过迦太基教会主教西普里安（Cyprian）流传下来的布道一窥究竟，而这场大瘟疫就是以他的名字命名的。基于西普里安描述的高烧、呕吐、腹泻以及耳、眼、鼻和口腔时有出血等症状，哈珀认为这场瘟疫最有可能是由与埃博拉病毒相似的病毒引起的病毒性出血热。即便在今天，我们有了现代化的医疗设施和最新的药物支持，埃博拉病毒还是会夺走一半被感染者的生命。如果事实的确如此，西普里安瘟疫可能是一场极其血腥而致命的大流行病——即便以本书的标准来衡量，也是一样的。

疫病大流行导致罗马帝国的边境开始瓦解，"细菌是大规模入侵中第一波无形的袭击"，哈珀如是说。日耳曼部落再度跨过多瑙河，在251年的阿伯里图斯战役中杀死了皇帝德基乌斯（Decius）和他的儿子，并击垮了其军队。3世纪50年代中期，莱茵河防线也陷落了。劫掠者深入罗马帝国境内，一路到达伊比利亚半岛、爱琴海，在260年抵达了罗马城郊。东部边境的局势同样非常危险，那里已被更具攻击性的萨珊人从帕提亚人手中夺去。萨珊人之所以特地选择在东部发动进攻，正是因为他们知道罗马军队的战斗力已被疾病消磨殆尽。他们于252年跨越幼发拉底河，占领了叙利亚和小亚细亚半岛。260年，萨珊人包围了罗马军队，俘虏了罗马皇帝瓦莱里安（Valerian）。一些历史记载称，波斯首领沙普尔一世（Shapur I）曾把他的这名罗马对手当作活人脚凳，然后剥下了他的皮，并塞入填充物当作战利品保存了起来。[1]

此外，罗马帝国还饱受内乱之苦，篡位者一个又一个地出现，终于，帝国在3世纪60年代分崩离析。在西边，高卢、日耳曼、不列颠尼亚，以及一段时间内的希斯帕尼亚分裂了出去，形成了高卢帝国。数年过后，中东和北非各行省，以及小亚细亚半岛的大部分地区为帕尔米拉女王芝诺比娅（Zenobia）所控制。经济危机随政治内爆而来。格陵兰岛冰芯的数据显示，欧洲的银矿开采和加工在3世纪中叶跌到了1 000多年来的最低点。[39]罗马的货币系统崩塌了，包括第纳里乌斯在内，古老的旧币被熔化，不复使用。较新的安东尼安努斯硬币继续流通，但一再贬值：在3世纪上半叶，每枚钱币中还含有大约2克白银，而到了270年，其含银量已经几乎降到了0。[40]

罗马帝国在经历了后世所称的"三世纪危机"后终于重新振作了起来。从268年开始，皇帝们为服役中的士兵发放黄金作为奖金，此后每5年发放一次，以确保士兵对国忠诚。一度分离出去的领土在3世纪70年代再度被征服。在接下来的一个

---

[1] 这是一个天方夜谭的故事，但它表明，这种对东方暴君的残暴的刻板印象在古罗马时代就已经存在了。

世纪里，罗马帝国经历了政治和经济都相对稳定的新时代，但已然发生的改变是难以逆转的。罗马帝国感受到了自身的虚弱，在 3 世纪 70 年代环绕罗马城修建起城墙，它们也是自公元前 4 世纪末以来在罗马城修建的第一批大型防御工事。这座宏伟的帝国都城不再认为自己是不可征服的，同时，罗马城对于整个帝国而言的重要性正在逐渐减弱。在过去的 500 年里，罗马帝国的政治一直受富有的地中海贵族阶级支配。在接下来的三个半世纪中，绝大多数皇帝都是出身于多瑙河边境的军人，3/4 的皇帝都来自这个只占罗马帝国领土 2% 的地区。身为数个世纪前定居于北方边境的军团士兵的后裔，新的统治者认同自己作为罗马人的身份，但他们的大多数时间都在北方度过，几乎没怎么到过罗马城。由于他们前往罗马城的次数实在太少，因此这座城市实际上已经不再具有帝国首都的行政功能。这些军事领袖转而在今意大利北部的米兰和拉韦纳，或者今土耳其的伊兹米特实施其统治。[41]

尽管罗马帝国在西普里安瘟疫和三世纪危机中得以幸存，但损失已无法挽回。帝国陷入的是一场漫长的危机，它令国力衰弱，给国家带来了彻底的改变。但瘟疫带来的最持久的影响并不在政治方面，而是在宗教方面，它将一个帝国外围默默无闻的犹太小教派变成了世界性的大宗教，如今它已拥有 23 亿信徒，占世界总人口的大约 1/3。[42]

耶稣的复活

在耶稣死后的头两个世纪，基督教几乎不为人所知。《新约》告诉我们，在耶稣升入天堂的那个早晨，他有 120 名追随者，而因为彼得的布道，追随者的人数在这一天达到了 3 000 人。但这种指数式增长并未持续下去。巴勒斯坦的犹太人没有大规模皈依基督教，教堂转而招募外邦人。在 3 世纪初，大概有 10 万名追随者分散在帝国各处。[43] 这个数字约占帝国总人口数的 0.15%，与现今美国锡克教徒在美国总人口中所占的比例大致相同，与英国锡克教徒所占的比例（0.7%）相比则要小得多。[1]

尽管当时基督徒的数量并不多，但罗马皇帝仍然对其进行了残酷的迫害。第一次帝国全境范围内的宗教迫害发生于马可·奥勒留在位时期（161—180 年）。最臭名昭著的事件之一发生于 177 年，地点位于现今里昂的三高卢圆形剧场。在那里，基督徒在咆哮的人群前被架上拉肢刑具，被扔在烧红的铁椅子上烤，然后被狮子撕成碎片。在那之后，迫害有所缓和，但在 3 世纪中叶又开始加剧。250 年，当时的皇帝德基乌斯下令，帝国内除犹太教徒之外的所有人必须在地方法官面前向罗马众神献

---

[1] 美国的数据来自哈佛大学的多元化项目，而英国的数据则基于最新的人口普查数据。

祭,[1] 完成这一任务的人将获得一份证书。（古埃及的证书用莎草纸制成，有许多流传至今。）这是识别基督徒的有效方法，因为他们不被允许祭拜其他神灵。后来，包括教皇法比昂（Pope Fabian）在内的基督教知名人士因拒绝向多神教神明献祭而被处死。安东尼瘟疫和西普里安瘟疫与两次镇压基督徒的高潮重合，这并非巧合。多神教徒相信新宗教的出现会让罗马众神不悦或会将众神赶走，所以基督教就是造成大规模死亡和混乱的罪魁祸首。[44]

然而，对教会的压迫并未取得预期的效果。3 世纪中叶，基督教似乎突然间形成了一定规模。在罗马的地下墓穴中可以找到基督教发展的证据。在 2 世纪末到 3 世纪初，只有少数的基督教墓室建成，但在 250 到 275 年间，其数量大幅增加。[45] 从人们的名字中也能看出这一趋势，带有基督教特征的名字在帝国的某些地区越来越流行。到 4 世纪初，古埃及已有 15% 到 20% 的人口是基督徒。312 年，皇帝君士坦丁一世（Constantine I）皈依基督教，宗教迫害终止了。罗马官方开始支持皇帝信奉的新宗教，比如，将星期日定为休息日；提供公共资金用于修建礼拜场所，包括耶路撒冷的圣墓教堂（又称复活大堂）和罗马的圣彼得大教堂。君士坦丁一世的继任者继续支持基督教，在 380 年将基督教定为罗马帝国的官方宗教。与此同时，多神

---

[1] 犹太教是一种不热衷于改变他人宗教信仰的古老宗教，因此不被视为对多神教诸神的威胁，而且德基乌斯更不希望犹太大地区再次发生叛乱。

教信仰的衰败令人吃惊。公元3世纪中叶，神庙的建设趋于停滞，公元259年后国家便不再更新神庙人员和财产登记册。[46]在这片广袤的土地上，至少从荷马时代开始，希腊和罗马诸神就一直在人们的生活中扮演着主导角色，而如今，他们似乎就这么卷铺盖走人了。

基督教从一个边缘的犹太教派突然转变成主流宗教，其中的原因我们要如何解释呢？美国社会学家罗德尼·斯塔克（Rodney Stark）认为，传染病是其中的关键。基督教是在公元2世纪和3世纪的毁灭性瘟疫袭击罗马帝国期间飞速崛起的，相较于多神教，基督教为生者和死者提供了更有吸引力也更令人信服的指引。事实上，罗德尼甚至认为，如果没有安东尼瘟疫和西普里安瘟疫，"基督教可能永远都不会成为占据如此统治地位的宗教"。[47]

基督教和多神教的一大主要区别在于对"人们死后会发生什么"这一问题的解释。耶稣承诺，人死后会进入天堂，拥有永恒的生命，而"多神教信仰中的阴间生活毫无吸引力"。此外，对瘟疫成因的解释也是基督教崛起的一大原因。希腊和罗马诸神善变、易怒，对人类的苦难漠不关心，甚至极端、残忍。要知道，罗马人一直相信阿波罗曾在公元2世纪中叶降下瘟疫杀死了700万人，而那只是为了惩罚几个顺手牵羊的士兵。在这个信仰体系中，老百姓要想使自己免遭阿波罗怒火的灼烧，最佳方法是通过献祭转移他的愤怒。相比之下，在面对瘟疫等屡屡来袭的灾难时，耶稣传达出的"苦难会带来救赎"的信息令人安心得多。祂向在世间受苦的人们明确承诺，会让他们在来世过上更好的生活，为其带来希望和生活的意义。

与多神教相比，基督教还提供了另外一项切实的好处。传统的罗马社会风气并非刻薄寡恩，在其全盛时期，国家曾向帝国首都的 20 万人发放免费的小麦，后来又改为派发面包，但他们的神明并不对利他主义加以奖赏。所以，在瘟疫肆虐之时，富人们纷纷逃离，其中就包括盖伦，而留下的富人则尽量避免与病人接触。亚历山大港主教狄尼修观察到，多神教徒"从最亲爱的人身边逃离，或者将半死不活的他们丢弃在路上"。基督徒则截然不同。信徒们通过对彼此行善举，以表达他们对上帝的爱。基督徒试图用尘世生活中的善行来确保自己能升入天堂。在狄尼修的描述中，基督徒在西普里安瘟疫中"不顾危险，照顾病人，满足他们的一切需求"。他们仅仅通过提供食物和水等最基本的护理，就降低了 2/3 的死亡率。[48] 更多的基督徒幸存下来，而他们也设法拯救了被家人抛弃的多神教徒，这些事实为所有宗教提供了最好的招募素材：奇迹。

吉本认为，随着基督教的发展壮大，它从内部削弱了罗马帝国，鼓励最聪慧、最勇敢的罗马人拒绝履行公民义务，转而将生命奉献给上帝——"军事精神的最后残余被埋葬在了教堂的回廊之中"。虽然这句话是要表达他坚定支持启蒙运动、反对教会的立场，但这种对于西罗马帝国衰退的解释似乎确实有其道理。时至 4 世纪末，神父和僧侣等群体的总人数已经相当于军队的一半，可见基督教对人力的消耗相当之大。在这段时期，罗马帝国似乎在征兵上遇到了困难,因为他们不得不降低入伍者的最低身高标准,并招募更多的蛮族军队。[49]

5世纪初,大量哥特人被匈人驱逐出草原,而后匈人向西挺进,曾经伟大的罗马帝国已无法承受这种压力。[50] 410年,哥特领袖亚拉里克一世(Alaric Ⅰ)率领军队对罗马城展开长达3天的洗劫——800年来,这种事还是头一回发生。疟疾并没能阻止亚拉里克一世闯进这座伟大的城市,却让他无法坐享这一成就所带来的荣耀,因为不久之后他就死于疟疾。[51] 5世纪中叶,匈人阿提拉(Attila)横扫罗马帝国领土。452年,他的军队夷平了阿奎莱亚。尽管整个亚平宁半岛都对其毫无防备,但阿提拉还是被迫撤到了地势更高也更干燥的匈牙利平原,因为他的军队被一场毁灭性的疾病(最有可能是疟疾)击垮了。这道数个世纪以来一直抵御着入侵军队的护盾不知为何最终还是破裂了。476年,末代帝王罗慕路斯·奥古斯都(Romulus Augustulus)被日耳曼部落联盟的领袖奥多亚克(Odoacer)废黜,后者成为意大利国王。传统史学家将此视为西罗马帝国的终结。

在西罗马帝国覆灭之后的很长一段时期里,富裕的东方各行省持续繁荣。君士坦丁堡于324年成为帝国首都,其人口增长了10倍,从3万增长到30万。[52] 到6世纪中叶,君士坦丁堡人口数达到了近50万,其规模已经超过罗马城。就像从前的罗马城那样,传染病也在君士坦丁堡周围形成了一个防御力场。447年,一场地震摧毁了城墙,将城市暴露在外。匈人逼近这座城市,但被胃肠道病菌赶走了。据一位编年史家记载:"擅用弓箭射击的人，被肠胃不适打倒在地——驾驭着骏马的骑手们沉睡不醒，暴虐的军队鸦雀无声。"[53] 君士坦丁堡成了商业、金融和工业的枢纽，来自世界各地的人和货物汇聚在此。产自埃及的谷物曾专供罗马城，现在也改变方向来到了这里。来往于亚历山大港和新首都之间的船只如此之多，以至于有人说，船只在两座大城市之间开辟了一条狭长的人工陆地。除食物外，船只上还有老鼠和跳蚤，而这带来了另一场毁灭性的、改变世界的大流行病。

除了真主，没有上帝

但丁（Dante Alighieri）的《神曲》（*Divine Comedy*）是最著名的描写基督教信仰体系中死后世界的作品。朝圣者但丁在游历地狱、炼狱和天堂的路途中，与我们在本章中提及的很多人物打了照面。他在古罗马诗人维吉尔的带领下穿过了地狱火海。在地狱的第一层，他遇到了希腊与罗马文明中的善人和伟人们，他们身为异教徒而无法进入天堂。在专为谋杀犯和暴君准备的地狱第七层中，匈人阿提拉和亚历山大大帝被迫永远地站在沸腾的血河中。而后，但丁攀上炼狱山，升入天堂，在那里遇到了众多善良的基督徒，他们凭借在人间的善行赢得了天堂的位置，其中就有 527 到 565 年间拜占廷帝国的统治者查士丁尼一世（Justinian I），他被描绘成基督教信仰的捍卫者，以及将罗马城收回罗马帝国治下的人。

从表面上看，但丁对查士丁尼一世的正面描写似乎是符合事实的。查士丁尼一世曾在君士坦丁堡实施了一项大型建设计划，其中包括建造圣索菲亚大教堂。尽管这座建筑现在已经成了清真寺，但它是早期基督教建筑中的一大杰作，至今还是伊斯坦布尔市中心最显眼的建筑。532 年，查士丁尼一世与他最大的敌人——波斯人——达成了"永久和平"协约。该协约仅持续到 540 年，但这给了他充足的时间去收复曾经属于帝国、当时却被日耳曼入侵者掌控的西部各行省。他的拜占廷大军在 533 到 534 年于北非击败汪达尔人，又将目光投向了东哥特人掌控的亚平宁半岛，并很快夺取了西西里和那不勒斯。536 年，拜占廷大军攻占了罗马城；540 年，攻占了拉文纳；552 年，又从西哥特人手中夺取了西班牙西部地区。随着各行省回归帝国版图，帝国的军事和财政实力不断增强。一时间，"重建罗马帝国"似乎获得了成功，看起来罗马人将再度统治整个地中海世界。

但在最初的接连大捷之后，自然界似乎开始合谋破坏查士丁尼一世的成果。从 536 年开始，冰岛发生了数次大规模火山爆发，火山灰喷入了大气层。君士坦丁堡的目击者称，此后一连 18 个月，天空阴沉，天气反常。而接下来的 10 年是近 2 000 年来最寒冷的 10 年，气温降至 1.5~2.5℃。[54] 541 年，一场致命的传染病从尼罗河三角洲最东端的贝鲁西亚开始扩散，传到亚历山大港，而后又传到君士坦丁堡，查士丁尼一世在那里染上了瘟疫，但侥幸活了下来。第一轮大流行一直持续到 544 年，影响了整个罗马世界及其他地区。在接下来的两个世纪里，疫情又在欧洲和亚洲反复肆虐。

对于过去 1 000 年间袭击过希腊和罗马世界的其他致命瘟疫，我们只能根据粗略的描述初步推定其病原体，但这一次我们可以确信，查士丁尼大瘟疫就是鼠疫。根据目击者对症状的描述，特别是标志性的淋巴结肿胀疼痛，或者说"淋巴结肿大"，人们长期以来一直怀疑此次瘟疫的真身是鼠疫。近期，科学家从德国南部、不列颠群岛的剑桥、法国中部和南部，以及西班牙的瓦伦西亚挖掘出的 6 世纪中叶的骸骨中检测到了鼠疫耶尔森菌的痕迹，证实了这一判断。[55]

导致查士丁尼大瘟疫暴发的细菌在青铜时代到公元 5 世纪之间的某个时期发生了基因突变。[56] 这一突变带来的适应性使得鼠疫耶尔森菌能够在跳蚤的体内存活。事实上，这会让跳蚤感到特别饥饿，这样一来它们就更可能把牙齿——更准确来说应该是口器——插入人体或者物品中。如此，细菌就不再需要通过飞沫传播，而可以在这些昆虫叮咬人类时直接进入人体的血液。这些跳蚤主要是由屋顶鼠传播的。屋顶鼠于公元前 2 世纪首次从东南亚被传入欧洲。罗马人对谷物的消耗量很大，需要经常搬运、储存大量谷物，这导致屋顶鼠渐渐无处不在。[57] 在约 10 天之内，一片区域内的鼠类会尽数死于鼠疫，然后跳蚤就会转移到人类身上。[58]

对鼠疫细菌来说，人类和屋顶鼠属于二流宿主，因为病原体进入这些宿主的身体之后往往会很快死亡。其他一些物种，特别是生活在中亚多山地带的大沙鼠和旱獭，对鼠疫耶尔森菌具有部分抗性。它们体内的环境让细菌能够在不杀死宿主的前提下繁殖。这意味着，鼠疫在人类和家鼠种群中迅速暴发然后迅速消亡的同时，其病原体还能在沙鼠和旱獭体内存活数个世纪甚至数千年，然后在条件允许的情况下再度外溢到家鼠乃至人类身上。

威廉·麦克尼尔指出了，生活在大草原上的游牧民族是如何"用带有神话意味的解释去证明流行病学上应对从旱獭身上感染腺鼠疫的防疫规则是合理的"。规则中包含对捕捉和触摸这类动物的禁忌。但这些措施并不总能成功阻止鼠疫的传播。通过古 DNA 分析发现，在公元前 2 世纪中亚的天山地区有一名匈奴死于鼠疫耶尔森菌，在其身上发现的菌株与引发查士丁尼大瘟疫的菌株类似。[59]（该菌株似乎没有引起疫情大暴发，据推测可能是因为当地人的生活方式所致，在接触到其他人之前，他们往往就已死于疾病。）

然而，在 5 世纪 30 年代，气候明显变冷，沙鼠和旱獭被迫走出它们世代栖息的范围以寻觅食物。它们或迟或早要接触到屋顶鼠，感染的跳蚤就会这样从一个物种身上到另一个物种身上。一旦这种情况发生，鼠疫耶尔森菌就会无可避免地传遍北非和亚欧大陆西部。[60]

来势汹汹的瘟疫给了查士丁尼一世刚刚复苏的帝国一记沉重的打击。拜占廷作家普罗柯比（Procopius）亲历了第一波疫情，他描述道："全人类几近被消灭。"他还声称，在疫情的高峰期，君士坦丁堡每天有 1 万人死去。这可能有一定的夸张成分，但传达出的信息非常明确：此次暴发的疫情是毁灭性的。另一位见证者，著名的以弗所的约翰（John of Ephesus）也证实了这一情况。他是一位基督教主教，541 年瘟疫首次来袭时他身在亚历山大城，后经陆路穿越黎凡特和小亚细亚半岛来到君士坦丁堡。他观察到很多定居点"完全被弃置，无人居住"，成群的牲畜变成野兽，庄稼在田地里腐烂。约翰估计，君士坦丁堡的 50万总人口中有 25 万到 30 万人丧生。[61]

瘟疫横扫欧洲，拜占廷帝国难以找到足够的男性加入军队，一方面是因为人口的减少，另一方面是因为税收基础的崩溃迫使查士丁尼一世取消了过去 200 年来为确保士兵忠诚而定期发放奖金的制度。在瘟疫暴发前，拜占廷军队的总规模约为 35 万人，一次派出 2.5 万到 3 万名士兵上战场的情况并不少见。在第一轮瘟疫袭来的数十年后，军队总人数只剩 15 万，一次派出 1万名士兵参战都变得很困难。[62] 6 世纪 60 年代，被拜占廷帝国刚刚收复不久的西部行省再度落入蛮族侵略者手中。伦巴第人侵占了罗马帝国在意大利的控制区，斯拉夫人和阿瓦尔人进入巴尔干半岛，西哥特人征服了罗马帝国的希斯帕尼亚行省，柏柏尔人则占领了北非的大部分乡村地区。

在由斯巴达率领的希腊各城邦联盟成功击退薛西斯一世入侵以来的 1 000 多年里，希腊和深受其影响的罗马，以及波斯一直是亚欧大陆西部的主要强国。希腊及其后的罗马各朝各代与波斯之间多次交战，但都未能给对方致命一击。[63] 7 世纪初，两国之间的关系尤为紧张。一开始，掌控波斯的萨珊人成功地战胜了被瘟疫削弱的拜占廷人：614 年，他们征服了耶路撒冷和中东的大部分地区，将圣物真十字架（即耶稣被钉死于其上的十字架）当作战利品夺走了；在618到621年间，他们又夺得了亚历山大港和埃及行省，而此地出产的大部分粮食原本是提供给君士坦丁堡的；626年，他们甚至围攻了帝国首都，但最终未能得手。然而，在627年，局势发生了逆转，萨珊人遭遇了一场瘟疫，据说有一半的人口因此丧生，包括皇帝谢罗埃（Shirawayh），这场瘟疫也以他的名字命名。[64] 在接下来的几年里，拜占廷人收复了耶路撒冷，夺回了真十字架，而后重新征服了亚历山大港和埃及的其他地区。

随着一波又一波疫情的袭击，拜占廷帝国和萨珊王朝越发孱弱。与此同时，先知穆罕默德在麦地那饶有兴趣地注视着这一切。[65] 他从信奉基督教的拜占廷人和信奉琐罗亚斯德教的萨珊人身上，看到了自己试图在阿拉伯半岛那些信奉多神教的异教徒中传播一神教信仰时将要面对的斗争。从位于麦加的小型立方体建筑物"克尔白"的历史中，足见穆罕默德对这片地区所作的改变之大。在前伊斯兰教时代的阿拉伯，这座建筑物中奉有360尊来自世界各地的神明，包括埃及的女神伊西斯、古希腊的阿佛洛狄忒、古罗马的维纳斯、耶稣和圣母玛利亚，以及叙利亚的月神胡巴尔。[66] 632年，穆罕默德在去世前已成功让该地区皈依了伊斯兰教，这是此地各个部落第一次联合在一起，而它们至今仍然会前往克尔白朝拜唯一的真主。但在接下来的数十年间，穆罕默德的影响范围远远超出了他的祖国。

在7世纪30到40年代，阿拉伯穆斯林军队横扫中东和北非富裕而人口稠密的罗马行省。圣城耶路撒冷于637年被占领。古希腊文化的伟大中心亚历山大港于641年陷落。君士坦丁堡的统治者再也没能夺回这些领土，尽管这样，他们还是将实力大不如前的拜占廷帝国维持到了1453年。阿拉伯人还向东扩张到了美索不达米亚和波斯。7世纪50年代初，萨珊人被彻底击败，萨珊王朝不复存在。数十年之内，正统哈里发时代掌控的地区从现今的阿尔及利亚一直延伸到巴基斯坦，从黑海一直延伸到印度洋。在接下来的100年里，阿拉伯帝国在倭马亚王朝治下继续扩张。不难理解，为什么14世纪的阿拉伯历史学家伊本·赫勒敦（Ibn Khaldun）认为这种扩张堪称奇迹。但是，有没有更现实的解释呢？

在团结阿拉伯半岛的不同人群方面，穆罕默德的思想所带来的影响至关重要。瘟疫、战争和气候变化的来袭，让很多人都相信末日即将来临，这时伊斯兰教的核心要旨——"崇拜唯一的真主，因为末日即将到来"就显得很有吸引力。[67]但宗教教义并不能解释阿拉伯帝国的突然崛起，因为被征服的罗马行省和萨珊王朝领土上的大多数居民并未立刻皈依伊斯兰教。因此，英国作家提姆·麦金托什·史密斯（Tim Mackintosh Smith）描述道，早期哈里发（继任者）统治的帝国就如膨胀的舒芙蕾般崛起。[68]基督徒、犹太教徒和琐罗亚斯德教徒只需交付税款，并尊重新征服者的政治权威，即可保留自己的传统。事实上，在阿拉伯帝国建国后的几个世纪里，哈里发治下的大多数臣民信仰的一直是基督教和琐罗亚斯德教。[69, 70]叙利亚及巴勒斯坦地区直到 12 世纪才成为穆斯林人口占多数的地区，而埃及直到 14 世纪才完成这一转变。而上埃及、黎凡特山区和美索不达米亚北部的大部分人口直到 20 世纪前一直都信奉基督教。[71]

阿拉伯帝国的建立是基于对拜占廷人和萨珊人所取得的一连串惊人的军事胜利，而这两者都曾惨遭瘟疫的蹂躏。在阿拉伯半岛的南部和西部，包括穆罕默德在内的许多居民都居住在永久定居点，但还有很大一部分人口是游牧的贝都因人。关于"阿拉伯"一词的起源，麦金托什·史密斯指出："相比未知的历史，在已知的历史中，这个词往往指的是定居社会范围之外的部落群体……可以肯定的是，在 11 到 21 世纪中的大部分时间里，他们正是这样生活的。"[72] 因此，该地区极少发生由携带跳蚤的家鼠传播的疾病。相比之下，罗马帝国和萨珊王朝不仅在绝对意义上被削弱，实力也被新近由穆斯林建立的统一的阿拉伯帝国比了下去。

当穆斯林军队进发到新近征服的地区作战时，他们也开始饱受瘟疫的折磨。阿拉伯帝国遭遇的第一场瘟疫是发生于 638 到 639 年间的阿姆瓦斯瘟疫。这场瘟疫造成叙利亚地区大量人口死亡，其中既有入侵者也有当地居民。随后的混乱导致了正统哈里发时代的终结。十年内斗之后的 661 年，倭马亚王朝崛起。但当时阿拉伯帝国的指挥官已经知道，当瘟疫袭来时最安全的做法就是将军队从城中撤出，退到隔绝疫病的高地或沙漠地区，直到危险过去。在疫病肆虐的时节，倭马亚王朝的哈里发也会采取类似的手段，退居沙漠中的宫殿，像贝都因人那样生活。[73]

　　阿拉伯帝国的穆斯林军队踏遍旧大陆大部分地区的壮举令人称奇。穆罕默德去世后不到 100 年，倭马亚王朝的哈里发就主宰了一个疆域从大西洋一直延伸到现今印度北部和中国西部边境的帝国。它掌控了亚历山大大帝曾在亚洲征服过的广袤领土以及罗马帝国一半以上的领地，甚至没有动用酒精和野蛮的暴力手段。旧大陆的大部分地区正是在这一时期形成了如今的格局。即使统治西班牙的穆斯林在 1492 年被击败，这一在 7 到 8 世纪期间来到这片土地的新文明还是以某种形式一直延续至今。如果没有鼠疫耶尔森菌的致命影响，我们几乎无法想象伊斯兰教会从汉志地区的一小群信徒发展为现今世界上几乎 1/4 人口信奉的大宗教，也难以想象阿拉伯语会从几个沙漠部落的语言变成如今北非和中东地区近 5 亿人使用的语言。[74, 75]

　　在被阿拉伯帝国征服地区之外的现代世界，帝国军队的扩张在这些地区形成的过程中发挥了重要作用。自"罗马治世"以来，无论是人员、货物、思想还是病菌，地中海都是让其从东方流向欧洲西北部的主要通道；但相较之下，当时的东方发达得多。随着拜占廷帝国的覆灭，这条大动脉被切断了。比利时知名历史学家亨利·皮雷纳（Henri Pirenne）有一个著名的观点：没有穆罕默德，就没有查理大帝。[76] 西欧的农业衰退到只能勉强维持生存的水平。西罗马帝国覆灭后，金币和埃及的莎草纸在阿尔卑斯山北部还很常见，但在穆斯林征服这片区域之后，它们就再未出现在此后的考古记录中。欧洲西北部的政治真空导致新秩序出现，这种秩序由小王国、封建领主和繁荣的城邦拼凑而成，又因各自对基督教的信仰而达成统一，与南部和东部的穆斯林邻国相对立。[77]

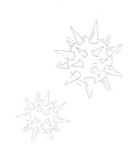

/ 第四章 /

中世纪的瘟疫

> ……瘟疫袭来。它摧毁了欧洲。但尽管它造成了巨大的破坏，却仍然为西方作出了贡献。它确保了1348年后的欧洲不再简单地延续13世纪的社会和文化模式。

——大卫·赫利希（David Herlihy）

天堂一片死寂

英格玛·伯格曼（Ingmar Bergman）导演的《第七封印》（*The Seventh Seal*）讲述了一名骑士和他的随从在圣地征战十年后返回故乡瑞典途中发生的故事。电影的开头是电影史上最具标志性的画面之一：主人公骑士安东尼·布洛克见到披着黑色长衫、脸色苍白的死神，而死神正是为他而来。布洛克还未准备好便将死去，为了躲避无可避免的死亡，他向死神发起挑战，要与他下一盘棋。死神接受了挑战。在布洛克穿越瘟疫肆虐的村庄回到城堡的途中，棋局一直在各个不同的地点进行着。

在接下来的 90 分钟里，观众看到了一幕又一幕骇人的场景：布洛克在教堂里吐露心底最深处的秘密，包括能够挽救他性命的一步棋，但在忏悔室另一侧听他倾诉和询问的并不是神父而是死神；一位被指控与恶魔发生关系的年轻女性在火刑柱上被焚烧；一队形容枯槁、有受虐倾向的苦行者路过，他们一边鞭笞自己一边尖叫；十年前曾劝说布洛克加入"十字军"东征的传教士因劫掠尸体并威胁要强奸一名年轻的哑女而被抓。最终，死神赢得了这盘棋，宣布下次再见就是和布洛克的最后一面。布洛克设法回到了城堡。在他与随从等人进餐时，他的妻子朗读了《圣经·启示录》中的一个段落，这个段落正是影片名字的由来："当拉姆揭开第七封印的时候，天堂一片死寂，这样的死寂延续了半小时之久。"最后，死神打断了他们，带着他们离开了。

《第七封印》中的设定有许多与史实不符，这部电影在很大程度上就是伯格曼对自己信仰缺失的沉思。尽管如此，这部电影还是清晰地捕捉到了黑死病暴发期间的一些关键特征，比如社会规范的崩溃以及瘟疫所带来的无休止的威胁——布洛克的棋局不着痕迹地映射出了这些特征。本片拍摄于 20 世纪 50 年代，这并非巧合。在这十年间，第二次世界大战和大屠杀带来的毁灭，以及对冷战即将演变为核灾难的恐惧，一直萦绕在人们心头。对伯格曼来说，14世纪中叶在欧洲暴发的瘟疫显然为他的存在性焦虑和不祥预感提供了隐喻。其他人也发现了这样的联系。美国历史学家芭芭拉·塔奇曼（Barbara Tuchman）不仅将14世纪描述为一个"充满暴力、疼痛、困惑、苦难和崩溃的，前途未卜的时代"，她还认为对于我们自己身处的动荡时代而言，14世纪是一面"遥远的镜子"。[1]

尽管14世纪与二战后的时代状况有所类似，但14世纪中叶与20世纪下半叶之间还是存在着明显的巨大差异。随着罗马帝国的式微，西欧形成了由生活在城堡中的领主和骑士统治乡村的封建社会。这种制度抑制了技术创新，导致在罗马时代之后，辛苦劳作的农民的生活水平几乎没有任何提高。天主教会不仅教导信徒要不加质疑地接受其教义，还对所有越轨者施以严酷的惩罚。在中世纪欧洲人的心目中，基督教的心脏仍在南方和东方，至少在大众的印象中，仍在君士坦丁堡，在耶路撒冷。当历代教皇敦促基督徒拿起武器去收复圣地时，成千上万的成年男性、女性甚至孩子都踊跃响应。

对于生活在14世纪初的人们来说，社会似乎将一直维持现状，直到时间停止。[2] 但如果我们将时间快进700年，在政治、社会和经济方面，欧洲发生的巨大变化已无与伦比：停滞不前的封建制度被资本主义制度取代，资本主义的特征则是无休止地追求利润和不可阻挡的增长。绝大多数人都居住在城镇。在大多数地区，面对新教和新近出现的世俗主义的挑战，天主教会的力量已然衰微。不仅耶路撒冷，君士坦丁堡和曾属于拜占廷帝国的大多数领土都已失陷。此外，美洲被殖民化，美国登上西方世界领导者的地位。凡此种种都见证着欧洲的灵魂进一步地向北方和西方转移。

我们该如何解释中世纪欧洲的衰落和现代世界的诞生？黑死病扮演了重要角色，它引发了一系列事件，历经数个世纪，最终引起了伟大的变革。正如一位历史学家所说，它是"中世纪历史上的重要分水岭"，确保了"中世纪将是西方社会发展的中期阶段，而不是最后阶段"。[3]

凛冬将至

历史学家称1000年到1300年的这段时期为中世纪盛期，而气象学家则称之为中世纪温暖时期。在这一时期，持续时间较长的温暖的夏季使农业产量增加，人口也随之激增。封建社会吸纳了不断增长的人口，但其吸纳的方式是增加耕地面积，而非提升农业生产率。森林被砍伐，沼泽被排干，人们搬到了当时还不适宜耕种的高原。领主们在大陆边缘开辟了新的殖民地，德国的容克贵族向东跨过了易北河；波兰的贵族施拉赤塔则朝着欧亚草原方向扩张至现今的乌克兰。随着总人口的增长，城镇也在不断发展。城市的工匠和商人自发组织起行会，以满足封建领主对武器和奢侈品（尤其是纺织品）日益增长的需求。在这一时期建起了很多哥特式大教堂，巴黎圣母院就始建于1163年。欧洲最古老的大学也于1088年在博洛尼亚成立。同一时期，牛津和巴黎也建起了大学。但因为农业生产率没有提高，即使城市人口的绝对数量有所上升，其在总人口中所占的比例并没有增加。

13世纪末以后，世界进入了所谓"小冰期"。这次全球性的降温始于现今印度尼西亚龙目岛上发生的一次火山爆发，那是其过去7000年来规模最大的一次喷发。[4] 大量火山灰进入大气层，遮蔽了太阳。夏季变得短暂、凉爽，冬季则变得更加漫长而寒冷。1315年似乎是尤为糟糕的一年。那一年，欧洲的夏天几乎不停地下雨。庄稼烂在地里，未能收成。8月10日，暂驻在圣奥尔本斯的英格兰国王爱德华二世（Edward II）甚至找不到面包给随行的人员充饥。据一位编年史家记载，当年葡萄收成极差，以至于"整个法兰西王国都没有葡萄酒"。[5] 另一位编年史家记载道，穷人吃狗，吃猫，吃鸟粪，甚至吃自己的孩子。[6] 这场被称作"大饥荒"的灾难一直持续到1317年，造成欧洲西北部近1/10的人口死亡。[7] 在接下来的几十年里，气候越发寒冷，作物多次歉收。

查士丁尼瘟疫（541—549年）之后的两个世纪里，鼠疫耶尔森菌在欧洲、中东和北非反复引发瘟疫。但在接下来的500多年里再没有出现过鼠疫暴发的记录。[8] 然而，这种细菌并没有彻底地消失。它们继续在中亚和东亚那些与世隔绝的山区与沙鼠和旱獭一同生存。由于对这种细菌具有一定的抵抗力，对沙鼠和旱獭来说鼠疫只是一种地方病，不会致命。[9, 10] 气候变化会迫使这些携带鼠疫耶尔森菌的野生啮齿类动物到更远的地方去觅食，而它们最终可能与屋顶鼠有过接触。这就为半个世纪以来的首次大规模暴发的鼠疫埋下了伏笔。

有利的地缘政治条件助长了瘟疫在亚欧大陆的扩散。13世纪，成吉思汗及其后裔已经建立起了史上最大的帝国之一，占据着包括漠北、华北、东北、西藏、西域、中亚、西亚、东欧等在内的辽阔亚欧大陆地域。鼠疫病原体跨越亚欧大陆正是受益于蒙古人为这片大陆带来的稳定。在所谓"蒙古治世"的时期，远东地区与黑海之间由一个相对安全且路线状况维护良好的交通网络相连，这些路线也是丝绸之路的一部分。在这一时期，马可·波罗（Marco Polo）从威尼斯出发前往元上都，希望两方建立贸易联系，并让成吉思汗的孙子忽必烈皈依基督教。曾有各路旅行者与马可·波罗同路，其中包括每天能行进160公里的信使、运着货物缓慢移动的商队，以及往返行军的军队。[11]

14世纪瘟疫的最早遗传学证据来自中亚的吉尔吉斯斯坦，研究人员在死于14世纪30年代末期的7个人的牙齿中发现了鼠疫耶尔森菌。[12]现存的历史记载显示，中国在1331到1334年、1344到1346年，以及整个14世纪50年代都遭受了一系列瘟疫的袭击。[13]根据史书记载，这些瘟疫带来的破坏都是毁灭性的。据称，1331年暴发于河北省东北部的疫情导致当地90%的人口丧命。其间，中国人口数量骤降，从14世纪初的近1.25亿减少到14世纪末的6 500万，尽管其中也有一部分是由战争和洪水所致。[14]人们并不确定是哪种病原体引发了瘟疫，因为官方记录中并未描述症状，但瘟疫发生的时间和高死亡率都将答案指向了鼠疫耶尔森菌。威廉·麦克尼尔认为，这场瘟疫是导致14世纪中叶中国政局动荡的一个关键因素。最终，由成吉思汗后裔统治的元朝结束了，朱元璋于1368年建立了明朝政权。

14世纪40年代，鼠疫耶尔森菌经由丝绸之路来到欧洲。[15]据信，瘟疫是经由卡法（今费奥多西亚）再次传入欧洲大陆的。卡法是黑海上的一个贸易站点，热那亚商人于13世纪末从金帐汗国手中买下了这个贸易站点，而金帐汗国是蒙古帝国的一部分，统治着欧亚草原西部地区。作为这片地区最大的奴隶市场所在地，卡法是连接蒙古帝国和地中海的关键通道之一，热那亚商人在这里购买从黑海以北地区抓来的人，再将他们贩卖到欧洲、中东和北非。冬天过去后，热那亚商人乘船向西方逃去，将瘟疫一并带了回去。1347年夏季，黑死病传到了君士坦丁堡，又从那里传到地中海沿岸所有大型港口城市，然后蔓延到整个欧洲，以及中东和北非。

1348年春季，瘟疫毁灭了亚平宁半岛。关于黑死病最著名的目击者证词被记载于佛罗伦萨作家薄伽丘（Giovanni Boccaccio）《十日谈》（*Decameron*）的序言中。这部作品集收录了100个下流的短篇故事，它们是10名富有的年轻男女为躲避瘟疫而藏身于乡村别墅中时所讲述的。这些讲故事的人在托斯卡纳的乡间度过了有趣的两周，与城墙后他们所逃离的那座拥挤的城市中令人震悚的场景形成了鲜明对比。据薄伽丘描述，他所居住的城市被死亡的恶臭所笼罩，有人当街倒地死去，也有尸体在房中慢慢腐烂。为了刻画这场悲剧的规模，他称在短短几周内就有10万余人死亡，这个数字比他以为的瘟疫来袭前佛罗伦萨居住的人口还要多。附近城市锡耶纳的一名编年史家阿格诺罗·迪·图拉（Agnolo di Tura）记述道，他的5个孩子都不幸丧命，而他不得不亲手埋葬了他们。然而，大多数死者死后都未能得到这样有尊严的对待。另一位佛罗伦萨的目击者写道，人们把尸体扔进乱葬坑，盖上土，再扔进更多的尸体，再盖上土，"就像用一层层意面和奶酪制作千层面一样"。[16]

不久之后，黑死病就蔓延到了法国南部的阿维尼翁，这里正是14世纪大部分时间里教皇们的流亡地。在挖掘出规模巨大的新墓地并施以祝圣之前，人们不得不将尸体丢弃到罗尼河中。在外科医生居伊·德·肖利亚克（Guy de Chauliac）的建议下，教皇克莱门特六世（Clement VI）回到了自己的寝宫中，闭门谢客，整日整夜地待在两堆大火之间——在普罗旺斯的春天和夏天，这可不是件容易的事。[17]因为火焰无意间发挥了驱逐老鼠的作用，他得以幸存。时至6月，黑死病已经传到了巴黎、低地国家[1]和英格兰，而后经这些地区传遍了北欧全境。世界似乎正在走向终结。一位生活于爱尔兰基尔肯尼的方济各会修士死于瘟疫，他编写的编年史尚未完成。他在留白处附上了一条信息，以备"任何一位从瘟疫中逃脱的亚当子孙能够接续这份已经开始的工作"。[18]在这条信息的下方，有人在1349年加上了一条附言："作者似乎此时去世了。"

薄伽丘的朋友彼特拉克（Francesco Petrarch）与他同为文

---

[1] 编者注：低地国家的范围包括今天的荷兰、比利时、卢森堡，以及法国北部的部分地区和德国西部的一些低洼地区。

艺复兴时期的诗人，他评论道，情况糟透了，以至于往后几代人"会把我们的证词当作虚构的故事看待"。但事实并非如此。学者们煞费苦心地梳理了中世纪人口普查数据、税务记录和采邑登记信息，以估计出相对确切的死亡人数，其结果证实了当年的这场瘟疫的确是一场灾难。他们的发现证实了目击者所说的证词，即到处都有人死亡。挪威历史学家奥勒·贝内迪克托（Ole Benedictow）估计，当时欧洲总人口的大约60%——也就是8 000万人中的5 000万人——因为瘟疫死于1346到1353年之间。[19] 对在瑞士阿尔卑斯山区钻探到的冰芯进行的分析表明，在这些年间，铅污染完全消失了。[20] 黑死病疫情期间，政府没有开采过任何银矿。经济似乎完全停滞了。

对于降临在身边的这场"屠杀"，大多数人的想法似乎都或多或少地与希腊和罗马人的有些相似。人们普遍认为黑死病是一种神罚，尽管不清楚神明为什么要这样做。[21] 欧洲最负盛名的学府——巴黎大学的医学院认为，这场灾难是1345年3月20日土星、木星和火星相合所造成的恶果。这与"瘟疫是上帝的旨意"的说法不谋而合，因为人们相信星辰是上帝在人间实现旨意的工具，行星的不当排列导致有害气体被释放（可能是在地震之后），然后这些气体从东方席卷了整个欧洲。莎士比亚在他的作品中清晰地呈现了这种理解。雅典的泰门在把金子交给叛乱的艾西巴第斯时诅咒道："愿你成为一个行星般的瘟疫，就像朱庇特向某些作恶多端的城市降下的剧毒瘴气一般。"[22] 然而，对于黑死病的成因，还有另一种更黑暗、更荒谬的理论。

"甩锅"的把戏

1998 年，在德国中部一个名为埃尔福特的小镇上，考古学家发现一个地下室的墙壁里藏着一批重约 30 千克的财宝，包括 3 000 多枚银币、14 枚银锭、若干装饰华美细腻的银杯，以及 700 多件金银首饰。其中最精美的是一枚金质的犹太婚戒，戒面上嵌着一座微型的哥特式塔楼建筑，塔顶上的暗格里用希伯来文刻着"好运"（Mazel Tov）的字样。藏品中还有号称唯一留存于世的中世纪化妆品套装，包括挖耳勺、镊子和一个留香至今的香水瓶。

这座收纳着诸多宝藏的房子的主人是 14 世纪中叶的犹太商人卡尔曼·冯·维厄（Kalman von Wiehe），他很可能是在 1349 年 3 月 21 日前不久将这些贵重物品藏在了地下室里，因为 3 月 21 日那一天镇上的犹太社区遭到了暴徒的袭击。冯·维厄应该是希望能够在事态平息后取回这些贵重物品的，但他很可能和埃尔福特犹太社区的其他同胞一样被杀害了。他的财产被尘封了近 650 年，而在这几百年里，他的后代在施暴者的胁迫下奔逃到了世界的另一边，并在那些人类历史上最令人不齿的事件中成为受害者。

埃尔福特大屠杀绝非孤例。肆虐的暴行始于 1338 年春天的西班牙北部和法国南部，表面上来看是因为非犹太人笃定犹太社区是黑死病的源头。1348 年夏季和秋季，法国阿尔卑斯山的几名犹太人供认——尽管是在刑架上受尽折磨之后——他们向水井里投毒，引发了瘟疫。[23]类似的谣言在德语世界里的传播速度比疾病本身的传播速度还要快，人们对犹太群体发起攻击的速度也是如此。这种阴谋论似乎被广泛地接受了。斯特拉斯堡市议会写信给附近的城市，询问往水井里投毒的指控是否属实。在斯特拉斯堡市政档案中的19份答复中，只有1份对此表示怀疑。[24]这似乎被视为一种继续推进运动的信号。在1349年的情人节，斯特拉斯堡市的2 000名犹太人被强迫在城中游街，喧闹的人群扯下他们的衣服，希望能在内衬中找到被缝进去的黄金。而后，这些犹太人都被烧死了。

目击者的证词中记录了一系列恐怖袭击。美因茨的犹太社区可能是欧洲最大、最富有的犹太社区，犹太居民们设法抵挡了第一次袭击，并杀死了200名袭击者。但第二天，暴徒带着援军卷土重来，将整个社区总共3 000人尽数杀害。在德国北部的汉萨同盟城镇中，犹太人被围困在家中活活饿死。为了对抗可以预见的命运，德国西南部埃斯林根犹太社区的居民决定将自己锁在犹太教堂里自焚。菲利普·齐格勒（Philip Ziegler）讽刺地指出，"欧洲人被其大陆上有史以来最大的自然灾害所击垮，但其做出的反应是试图以自身人为暴行的狰狞与自然的残酷比肩，以一种奇特而又耻辱的方式反映出了人类的本性。"[25]

1348年，克莱门特六世发布了两份教皇诏书，指出水井投毒这一诽谤的根本性缺陷，那就是欧洲大陆上犹太人的死亡人数与非犹太人的相差无几，而且早在1290年就驱逐了犹太人的英格兰也一样瘟疫横行。教皇谴责那些参与攻击犹太人的人是

"受了骗子和魔鬼的引诱"，威胁要将他们逐出教会。但他的干预影响很有限。欧洲最有权势的世俗领袖，神圣罗马帝国皇帝兼波希米亚国王查理四世（Charles IV）对这种暴行表示鼓励。[1]他向特里尔的大主教提供了阿尔萨斯地区"已经被杀的或可能将要被杀的"犹太人的财产，并且向勃兰登堡藩侯许诺，等到"下一次对犹太人展开大屠杀时"，他将获得纽伦堡最好的三座房子。26, 27 政治精英们也开始利用这一局势。在科隆，犹太人的财产由市政府和大主教瓜分，这些财产被用于装修大教堂，修建新的市政厅。在奥格斯堡，为袭击者打开城门的人就是市长海因里希·波特纳（Heinrich Portner），他之前欠了犹太放债人很多钱。28 大屠杀后，再也没有一个放债人能活着去收取债款了。

直到 1351 年，暴力才逐渐平息，截至此时已经发生了大约 350 起针对欧洲犹太人的袭击。29 60 个大型社区和 150 个小社区被屠戮殆尽。30 很多在瘟疫和迫害的双重打击下侥幸活下来的犹太人逃到了东欧，在那之前东欧的犹太人口并不多。波兰的卡齐米日大帝（Casimir the Great）在他幅员辽阔的王国里为外来者提供了庇护，他的国土不仅包含现今的波兰和立陶宛，还包括位于现今乌克兰的新殖民地。当时一些流言称，卡齐米日大帝对这些难民很有好感，因为他最喜欢的情妇是一位名叫

---

[1] 这件事似乎没有影响查理四世在其故里的名声。他的名字依旧遍布布拉格各处，比如查理大学、查理大桥、查理广场，凡此种种，不一而足。

埃斯特卡（Esterka）的犹太女性。但真相并没有这么浪漫，他是希望利用这些难民在所谓放债和远距离贸易上的专长。

移民定居在与农业庄园毗邻的犹太集镇上。在接下来的几个世纪里，这些集镇提供了一个相对安全的环境，让犹太居民的文化、思想和宗教生活得以蓬勃发展。18 世纪末，波兰立陶宛联邦先后被罗曼诺夫王朝、哈布斯堡王朝和普鲁士王国吞并。约 3/4 的波兰立陶宛犹太人发现，自己生活的土地已经属于沙俄。从一开始他们就面临歧视和压迫，而"大屠杀"（pogrom）这个词就是一个指代针对犹太人的暴力袭击的俄语借词。犹太人的谚语"屋顶上的小提琴手"[1]的隐喻——演奏者竭尽全力在不扭断脖子的情况下演奏出轻松悦耳的曲调——意在唤起人们对被隔离的犹太社区岌岌可危的处境的回忆。肖洛姆·阿莱汉姆（Sholem Aleichem）的短篇小说为百老汇音乐剧《屋顶上的小提琴手》（*Fiddler on the Roof*）奠定了故事基础，而马克·夏卡尔（Marc Chagall）的画作又为该剧的剧名提供了灵感，这些都是 20 世纪初犹太文化生活在犹太集镇上继续蓬勃发展的证明。

---

[1] 编者注："屋顶上的小提琴手"不仅是犹太人的一句谚语，也是著名的音乐剧和电影的名字。它在犹太文化中象征着在困难中寻找和创造美好，代表了一种乐观和充满希望的精神。正如在犹太社区中，小提琴常被用在重要的场合，如生日宴、婚礼、葬礼等。

瘟疫再次暴发

如果只在 14 世纪中叶暴发过一次毁灭性的瘟疫，欧洲社会是有可能在几代人的时间内恢复原状，回到正轨的。[31] 然而，黑死病绝不仅仅是一时之乱。在接下来的几个世纪里，鼠疫耶尔森菌继续在中亚山区的野生啮齿类动物之间传播，并从那里重新传入欧洲，黑死病再次来袭。[32] 正是这种会反复发生的特性让黑死病的破坏力惊人，并最终引发了彻底的社会、政治和经济变革。1361 年暴发的第二次疫情可能造成了当时欧洲 20% 的人口死亡，但 10 年前尚未出生的孩子未能形成免疫力，因而死亡率与第一次疫情的并无不同。[33] 彼特拉克感叹道，最初的黑死病只不过是"我们哀悼的开始"。在 14 世纪剩余的时间里以及整个 15 世纪，瘟疫每隔几年就会再次发生。自 1500 年之后，瘟疫不再那么频繁，传播范围也不再那么广泛，但依然造成了破坏。意大利的城市记录中详细地描述了所遭到的破坏。1629 到 1630 年，瘟疫杀死了威尼斯的 1/3 人口、皮亚琴察的近乎一半和维罗纳的将近 2/3。[34] 另一场发生于 1656 年到 1657 年的疫情杀死了那不勒斯和热那亚一半的居民。一波又一波的瘟疫在人口记录上留下了深刻而永久的伤痕。意大利和法国直到 16 世纪，英格兰直到 18 世纪，埃及（当时还是奥斯曼帝国的一部分）直到 19 世纪，人口才回复到 1300 年的水平。[35]

意大利城邦最先在疫情期间采取行动自保。自 14 世纪 70 年代起，所有想要进入威尼斯的船只必须在附近的圣拉扎罗岛上等待，直到管理卫生行政工作的官员批准船员下船。随着时间推移，等待批准的期限被定为 40 天——"隔离检疫"（quarantine）一词来源于意大利语中的 quaranta，意为"四十"。40 天并不是根据科学观测得出的，而是根据它在《圣经》中的重要意义确定的。[1] 尽管如此，40 天的隔离期还是有效的，因为它比人们出现症状所需的时间要长。船只、人员和货物都被扣留在远离城市的检疫船上或岛上的检疫站中，直到隔离检疫结束。威尼斯在 15 世纪初建造了第一座常驻检疫站。如前文所述，疫情仍然时有发生，但隔离检疫被视为一种有效的公共卫生干预措施，在整个西欧地区得到了广泛采用。

另一项主要的防传染政策是利用封锁线限制陆路通行。这始于黑死病期间维持治安所采取的临时措施。出于对外来人的恐惧和猜疑，人们将意图进入城镇或村庄的陌生人拒之门外。最终该措施被常态化，这套与隔离检疫相同的逻辑被严格地运用在内陆边界上。在 1720 年的马赛大瘟疫期间，为了阻止人们在城市与内陆边界地区之间通行，政府修建起"瘟疫墙"（Le Mur de la Peste），部分墙体至今仍然可见。最令人称奇的一条封锁线修建于哈布斯堡王朝东部边境，目的是阻止疾病从奥斯曼帝国控制的领土经陆路传播过来。1710 到 1871 年间，它沿着从亚德里亚海到特兰西瓦尼亚山区长达 1 600 公里的军事边界发

---

[1] 40 天是《创世记》中大洪水持续的时间，是摩西在西奈山上等待十诫的时间，也是耶稣在荒野中斋戒的时间。

挥着作用。在高度警戒期间，想从东方向西方通行的人必须在官方边境口岸的隔离检疫设施中停留 48 天。任何因逃避隔离而被抓获的人都有可能被行刑队处以死刑。[36]

中世纪末期社会引入隔离检疫和封锁线等规范，其意义远远超出了公共卫生领域，因为这些规范将国家权力扩展到了之前不受政治权力管辖的生活领域。米歇尔·福柯（Michel Foucault）认为，国家的关注重点从控制领土转向管理人民的身体乃是现代社会的一个重要特征。[37]在新型冠状病毒疫情期间，限制人们行动的各项措施之所以会引起争议，也是因为它们如此鲜明地揭示了现代国家对控制人们生活的巨大权力。但无论如何，在公共卫生方面，隔离检疫和封锁线等措施的共同执行还是产生了巨大的影响。西欧最后的大规模瘟疫发生于 18 世纪上半叶，1720 到 1721 年的瘟疫导致马赛及其周边地区的 10 万人死亡，1743 年的瘟疫导致西西里岛墨西拿的 4.8 万人丧生。[38]直到 19 世纪中叶，[39]奥斯曼帝国仍经常暴发鼠疫，但如果没有鼠疫耶尔森菌带来的重大影响，这个大国也不可能崛起。

新蛮族

文献上对 1453 年奥斯曼人最后一次成功进攻君士坦丁堡的记述，就像动作电影中一幕恃强凌弱的场景。土耳其人的炮火轰击城墙，围攻君士坦丁堡的军队足有 6 万人，是城中人口的 2 倍。尽管拜占廷帝国的末代皇帝君士坦丁十一世（Constantine

XI Palaiologos）手下只有几千名希腊和意大利士兵，但他拒绝投降。无力作战的人群挤在圣索菲亚大教堂里，祈求圣母玛利亚为他们求情，拯救君士坦丁堡——据说在 8 世纪倭马亚王朝来犯时，就是圣母玛利亚救了他们。当枪炮终于在城墙上砸出一个洞，侵略者一拥而上。君士坦丁十一世和他的随从拔剑向敌人冲去，试图抵挡这股入侵者的浪潮，但结果是徒劳的。再也没有人见过他。经过 3 天的大肆劫掠，苏丹穆罕默德二世（Muhammad Ⅱ）骑着白马踏入了奥斯曼帝国的新首都伊斯坦布尔。

在之前的章节中我们可以发现，传染病在数个世纪里削弱了罗马帝国，而帝国边界上的所谓蛮族社会却因不具备传染病传播的适宜条件而得以进步。时至中世纪，曾经的蛮族——最主要的是日耳曼部落和阿拉伯人——已发展出人口稠密又联结紧密的政治组织。因此，整个大陆上黑死病的死亡率惊人的一致，中世纪的瘟疫再不像古时那样能够打破大陆上的力量平衡了——除了曾见证奥斯曼人伟大崛起的东南部。[40]

直到 11 世纪，实力大不如前的拜占廷帝国仍在君士坦丁堡统治着小亚细亚半岛（位于今土耳其境内）和巴尔干半岛的大部分地区。帝国的首都仍然是一座巨大的城市，人口数量达到 50 万。但在那之后的几百年间，因为一个全新劲敌的出现，一切都改变了。突厥是一个由游牧民组成、使用同种语言的民族群体，其发源地可能是中亚草原。由于蒙古的扩张，他们被赶出了祖祖辈辈生活的牧场。突厥人在 10 世纪后半叶皈依了伊斯兰教，并在塞尔柱帝国时期征服了中东地区的大片土地，其中包括大部分在拜占廷帝国治下希腊化的、信奉基督教的小亚细亚地区。2 000 年来，这里一直都是希腊 - 罗马世界中文化活动丰富的富裕之地，而这次征服改变了这一切。[41, 42]

时至 13 世纪末，塞尔柱帝国的旁支罗姆素丹国已经解体，分裂为数个突厥小公国，或称贝伊国。在小亚细亚半岛西北部与拜占廷帝国接壤的边境地区，有多个小型加齐（技艺高超的骑兵）团体，他们以袭击邻近的基督徒、掠夺财产、绑架人口卖作奴隶为生。[43] 13 世纪末 14 世纪初由奥斯曼一世（Osman I）领导的一支游牧的加齐队伍就是奥斯曼帝国的起源。成功掠夺拜占廷人为奥斯曼人带来了声望、追随者和力量，使他们能够向南方和东方扩张，将小亚细亚半岛上的各个贝伊国纳入其控制之下。

1326 年，奥斯曼一世去世。此后的一个多世纪中，他的王朝征服了欧洲东南部的大片土地，占领了拜占廷帝国的首都君士坦丁堡，并消灭了罗马帝国最后的残余势力。奥斯曼帝国的扩张给欧洲东北部带来了极大的不安，许多人开始怀疑这是上帝出手干预的结果。1498 年，阿尔布雷希特·丢勒（Albrecht Dürer）在创作《启示录》中各个场景的版画时，将天启四骑士中的两名——战争和瘟疫——描绘成了奥斯曼帝国耶尼切里军团的形象。大约在同一时期，伊拉斯谟（Erasmus）和马丁·路德都宣称土耳其人是上帝派来惩罚有罪的基督徒的。[1]但是，如果不把黑死病的影响纳入考虑，我们就无法理解奥斯曼帝国奇迹一般的扩张。

1347年，热那亚商人将鼠疫耶尔森菌从卡法带到了君士坦丁堡，此时的拜占廷帝国在经历了14世纪20年代和40年代的两场毁灭性的继承权战争之后国力大减，虚弱不堪。小亚细亚半岛，尤其是沿海的定居城市也受到了黑死病的影响。但当时的奥斯曼人仍过着游牧生活。14世纪，北非探险家、学者伊本·白图泰（Ibn Battuta）走遍了伊斯兰世界。他指出，在大约1323到1362年之间，作为奥斯曼一世的继任者，领导奥斯曼人的苏丹奥尔汗（Orhan）"总是四处奔波，从不在同一个地方停留多天"。44 可能正是这种四处巡游的生活方式保护了他和他的追随者免遭瘟疫侵袭。与居住在固定的村庄和城镇中的人不同，游牧民不会囤积大量的谷物或堆积大量的食物残渣（这两种习惯都会吸引老鼠）。游牧的突厥人在瘟疫中的伤亡情况可能没有那些过着定居生活的突厥人邻居、拜占廷人和巴尔干地区的斯拉夫人的严重。45, 46

尽管奥斯曼人掌控的领地在黑死病之前就开始扩大了，但最重要的，也是胜算最低的征服还是发生于黑死病之后。1354年，奥斯曼人夺取了达达尼尔海峡西侧刚遭到地震破坏的加里

---

[1] 译者注：土耳其是奥斯曼帝国建立之后才出现的概念，在此之前turk一般指突厥。1453年，奥斯曼帝国定都君士坦丁堡，此后自称土耳其人，所以这个时间点的turk所指的应当已是土耳其人了。

波利要塞，这标志着他们开始向欧洲扩张。14世纪60年代，奥斯曼人夺取了君士坦丁堡以西240公里处的阿德里安堡，最后这里成了他们的首都埃迪尔内。在数十年之内，奥斯曼人征服了巴尔干半岛的大部分地区。这些征服行动缩小了拜占廷帝国的统治区域。在君士坦丁堡于1453年陷落之前的将近一个世纪里，它已经成了一个没有帝国可统治的帝国首都，拜占廷人只控制着这座城市周边的一小块领土，以及伯罗奔尼撒半岛的部分地区。

拜占廷帝国最终的覆灭并不令人意外，但这仍然令基督徒们感到沮丧。正如教皇所说，奥斯曼人"挖掉了基督教世界两只眼睛中的一只"——另一只是罗马城。[47]1529年，奥斯曼人围攻了维也纳，威胁要将扩张的脚步深入欧洲腹地，从此开始了一个半世纪的紧张局势。1683年，他们又发动了一次进攻，却被波兰立陶宛联邦和哈布斯堡王朝统治的神圣罗马帝国联手击败。然而，事已至此，奥斯曼人的出现已经永远改变了欧洲。

奥斯曼人的扩张并不仅限于欧洲。16世纪初，他们征服了中东和北非的大部分地区——包括耶路撒冷、大马士革、麦加和麦地那，这些地区一度由建都于开罗的马穆鲁克王朝统治。由于人口稠密，并且与亚洲联结紧密，埃及、黎凡特和叙利亚一再遭到瘟疫的侵袭。瘟疫在这些地方造成的混乱似乎更甚于欧洲：自1347年黑死病来袭，到1517年开罗陷落于奥斯曼人之手，其间的埃及暴发了20次大规模瘟疫，相较之下欧洲只有17次。[48]在奥斯曼人向南方和东方扩张时，黑死病再次从中推波助澜。人口稠密的尼罗河三角洲失去了大量农民，马穆鲁克王朝的税收基础被削弱。马穆鲁克军队受瘟疫的影响也非常严重，因为他们并不从北非和中东征兵，而是从热那亚奴隶贩子手中购买士兵。马穆鲁克奴隶兵在黑海以北的与世隔绝的农村地区长大，他们的免疫力低，死亡人数也远高于当地人口。据当时上报的数据，15世纪末和16世纪初暴发的几次瘟疫导致至少1/3的马穆鲁克奴隶兵丧生。[49, 50] 16世纪第二个十年，当奥斯曼人击败马穆鲁克王朝时，小亚细亚半岛超过1/4的人口都是游牧民，因此瘟疫对奥斯曼人的影响小得多。[51] 不过，在奥斯曼人开疆拓土的途中，他们放弃了曾带给他们优势的游牧生活，开始像其他族群一样遭受瘟疫的折磨，这可能就是他们从未像在小亚细亚半岛那样取代巴尔干半岛人口的原因。[52]

如果没有瘟疫，很难想象奥斯曼人能够迅速掌控北起多瑙河、南至也门、西起阿尔及利亚、东至波斯湾的广袤领土。直到第一次世界大战结束，他们建立的帝国仍是欧洲、北非和中东的主要强国。不仅如此，他们的影响力更远远超出被征服的地区范围。根据美国历史学家阿兰·米哈伊尔（Alan Mikhail）的观点，奥斯曼帝国的扩张切断了西班牙和葡萄牙与远东的贸易路线，迫使冒险家转而寻找通往印度群岛的新路线。[53] 在热那亚人的贸易殖民地卡法落入奥斯曼人之手的20年后，热那亚水手哥伦布（Christopher Columbus）抵达北美，这些都不是巧合。更重要的是，米哈伊尔认为，对美洲的殖民是对"圣地已经无可挽回地失去了"这一意识的一种回应。

黑死病助推奥斯曼人崛起，对欧洲产生了巨大影响，同时彻底改变了人们（尤其是北欧人）与上帝的关系，因而从内部改变了欧洲大陆。

改革的晨星

假使一半以上的朋友、家人和邻居相继在痛苦中死去，而你也切实感受到自己将不久于人世，此时的你自然会想知道死后将会发生什么。在一个以基督教为绝对主流的社会中，你自然还会想知道怎样确保自己能升上天堂。在这种全新的宗教自省情绪的早期表现中，最惊世骇俗的就是在黑死病期间横跨中欧地区的、名为"鞭笞者"的流动群体的所为。每当到达一个新的城镇，他们就会前往集市，脱光腰部以上的衣物，然后拿出由三四条末端系有金属尖刺的皮带组成的鞭子。在请求上帝宽恕他们的罪过后，他们会一边抽打自己的胸口和背部，一边高唱忏悔诗。正如菲利普·齐格勒指出的那样，"每个人都试图比身边的人承受更多虔诚的苦难，要真真切切地将自己鞭笞至癫狂状态，在这种癫狂中，痛苦是不存在的"。一位目击者描述道，尖刺有时会深深扎进血肉，需要费好大的劲才能拔出来。[54]

鞭笞者大都是普通信徒，他们相信黑死病是上帝对中世纪欧洲社会堕落现状的愤怒回应，而那些表演性质的忏悔行为能够安抚上帝。他们宣称自己的行为得到了上帝的肯定，上帝通常会赐予一封从天而降的信，他们会在表演时宣读。教会将这些人视作对自身权威的威胁，因为他们挑战了"神职人员需要在信徒与上帝之间进行调解"的观念。鞭笞者的活动破坏了作为天主教信仰中重要部分的告解和忏悔等仪式。随着这类活动势头的增强，它吸引了持有异见的神职人员的关注，变得更加激进。鞭笞者谴责教会等级制度，嘲笑教会传统，扰乱礼拜仪式，破坏教会财产；他们还因煽动针对莱茵地区犹太人的暴力行为而受到谴责。

1349年10月，对事态发展忍无可忍的克莱门特六世发布了教皇诏书，禁止信徒公开游行，威胁要将参与者逐出教会。这可比那份试图制止对欧洲犹太社区发起恶性袭击的命令有效得多，鞭笞者的运动很快便销声匿迹。然而，导致这些鞭笞者出现的"火源"却没那么容易被扑灭。黑死病之后，人们对宗教的态度发生了更为广泛而持久的转变，鞭笞者正是这种转变的早期体现，带有惊人的受虐狂色彩。曾因为在安东尼瘟疫和西普里安瘟疫期间针对生死之事向人们提供了更具吸引力且令人信服的指引，基督教一度替代了多神教。如今，当疾病再度横行之时，许多人开始拒绝天主教会的教导。

在中世纪的欧洲，耶稣的教派中已不再会出现由自律且富有自我牺牲精神的殉道者发起的叛乱运动。教会成了一个极度富有而强大的组织，并要求基督徒缴纳什一税——他们收入的1/10。死后将财产留给教会的人非常之多，以至于中世纪的教会拥有西欧将近1/3的耕地。[55]教皇只控制着意大利中部的一个小国，但对于教皇发布的诏书，整个欧洲大陆都应当遵守，而且教皇有权力以基督教世界的名义宣战。直到 14 世纪中叶，天主教会已经与耶稣及其追随者宣扬的谦逊、怜悯和忠义的理念渐行渐远。这一次，没有任何新兴的宗教可以像基督教替代多神教那样代替基督教。相反，叛乱来自基督教内部。

在黑死病和之后的其他瘟疫暴发期间，人们向教会寻求慰藉往往以失败告终，很多神职人员干脆逃之夭夭。例如，英国约克和林肯教区约 20% 的教区牧师放弃了职位，不愿留下来照顾他们的"羊群"。[56] 那些留在教区中为垂死的信众举行临终仪式的牧师感染鼠疫耶尔森菌并死亡的可能性变得更高。在很多城镇和村庄，再也没有人主持仪式来帮助人们应对失去亲人的痛苦。一位阿维尼翁的亲历者悲叹道："没有牧师来倾听人们临终前的忏悔，也没有牧师为他们举行圣礼。"[57] 薄伽丘痛惜道，不再有"泪水、蜡烛或送葬人来悼念逝者"。

实际上，在黑死病暴发之前，教会的权力和财富就已经吸引了一些无心精神修养，更受个人名利驱使的人从事神职。众多神职人员殒命，教会别无选择，不得不放宽入职要求，以招募新人接替他们的工作，结果导致大量缺乏经验甚至更不适合从事神职的人涌入教会。[58] 14 世纪下半叶的文学作品中对神职人员的描写，反映出他们是何等的不受尊重。在薄伽丘的《十日谈》中，神父、修道士、托钵修士甚至修女都在四处流窜，寻欢作乐。乔叟（Chaucer）的《坎特伯雷故事集》(*Canterbury Tales*) 就对英国社会，尤其是教会进行了讽刺。书中描绘了懒惰而贪婪的神职人员形象，比如一个宁愿骑着好马打猎也不愿祈祷的修道士，以及一个矢志清贫却乐此不疲地从赤贫的寡妇那里索取钱财、满足自己奢侈生活的托钵修士。

天主教会没能满足人们的精神需求，却成功地从信徒的存在性焦虑中获利。自 14 世纪 50 年代起，教皇下令销售赎罪券并加以推广，[59] 宣称人们可以通过购买这些纸片来减少在炼狱中度过的时间，加快升入天堂的进程。如果有人相信但丁在《炼狱篇》中的描写，比如犯有嫉妒之罪的人会被铁丝缝上眼睛，那么这笔纸片交易看起来非常划算。乔叟笔下的赎罪券商是他塑造的所有角色中最见利忘义的小人，尽管这位赎罪券商布道的主题是"贪婪是万恶之源"。他告诉他的听众，由于教皇赋予他的权力，他的假圣物——其中包括羊的肩骨——可以赦免他们的所有罪孽，那些最令人发指的罪孽除外。发表完这通讲话之后，赎罪券商邀请会众上前来，用现金换取赦免。他提醒众人，如果有人不接受自己的慷慨提议，他们的邻居就会认为他们犯下了连赎罪券商都无法赦免的滔天罪行。

在天主教会对瘟疫造成的创伤毫无作为的事实面前，人们开始思考其他得到救赎的方式。天主教会的权威和教义之前就曾受到过一些新思想的挑战，但直到黑死病发生之前，这些思想都未能获得广泛的支持。牧师约翰·威克里夫（John Wycliffe）生于14 世纪 20 年代，是牛津大学的神学家，后来成为 14 世纪下半叶反抗宗教正统和教会腐败的领军人物。他的矛头直指那些无暇宣讲福音和安慰穷人的教区牧师，以及以上帝在人间的代表自居的教皇。威克里夫批评教会偏离了《圣经》的教诲。他认为，教会提倡的许多观念在《圣经》中并没有依据，比如参加弥撒、为自己的罪过忏悔、向圣徒祈祷和购买赎罪券。威克里夫主张，无须神职人员来调和普通信众与上帝之间的关系，《圣经》才是他们唯一可靠的指引。人们应当研读《圣经》——如果不会说拉丁语，就用本地话——然后自己去理解上帝传达的信息究竟是什么。1382 年，《圣经》的武加大译本首次被翻译成中古英语，威克里夫在这一过程中发挥了重要作用。

威克里夫"离经叛道"的观点自然遭受了教会的谴责，但他得到了英国政治精英的支持，后者将他视为与教会争夺权力和金钱的有用工具。威克里夫充满活力、卓有成效的布道感动了追随者，他们将《圣经》的要义传遍了整个英格兰。他的支持者被称为"罗拉德派"[1]。有趣的是，《坎特伯雷故事集》中的"牧师"，也是唯一一个被描绘为正面形象的宗教人物，似乎正是一名罗拉德派教徒。乔叟描写道，他"也许财富不多，但思想和圣行却很是丰富……他以最忠实的方式宣扬基督的福音"。

1415 年，也就是威克里夫去世 30 年后，康斯坦茨大公会议宣布他为异端分子。会议下令销毁威克里夫著作的所有副本，并将他的遗体从圣地移走。后一项命令一直未得到执行，直到 1428 年他的尸体被挖出焚烧。他的许多追随者就没那么幸运

---

[1]"罗拉德"（Lollard）一词来自荷兰语动词 lollard，意为"说话含糊不清的人"或"喃喃自语的人"。这个词本是一个贬义词，被这些基本教义派拿来指称被视为异端的群体。

了，他们被活活烧死，其中包括身在康斯坦茨的波希米亚传教士扬·胡斯（Jan Hus）。然而，天主教会的强硬回应并未镇压住这些初具新教雏形的思想。威克里夫的骨灰被投进最近的一条小溪，而后正如一位 17 世纪作家所说，"这条小溪将它们带进雅芳河，雅芳河将它们送入塞文河，塞文河又将它们送入群岛周围的海域，接着它们来到广阔的大洋。就这样，威克里夫的骨灰成了他学说的象征，如今他的学说已流传到世界各地"。[60]

宗教改革始于 1517 年，当时一位名叫马丁·路德的教士因憎恶传教士约翰·台彻尔（Johann Tetzel）大肆推销赎罪券的行为，而将自己的《九十五条论纲》钉在了德国中部维滕贝格的教堂门上。但这个人们耳熟能详的故事忽略了一个事实，即路德反对天主教会的主要论点不仅与赎罪券有关，还涉及教区牧师资质和道德水平的不足，教皇和教会等级制度的非法性，以及《圣经》的至高无上性，而这些早在 150 年前的黑死病之后就被威克里夫提出来过。那么，为什么威克里夫只被称为"宗教改革的晨星"，而路德却被描绘成宗教改革的父亲、母亲和助产士呢？

其中一个原因在于，路德找到了传播"异端"思想的新手段。威克里夫在世时，想要传播的文字内容必须经抄写员手写，这个过程费力又昂贵，因此阅读是少数受过教育的精英的专利。而后，15 世纪中叶，约翰内斯·古腾堡（Johannes Gutenberg）发明了印刷机。此时的工人数量过少，以至于劳动密集型工序难以为继，人们开始越来越多地使用这类节省劳力的设备，这是对黑死病和随后暴发的其他瘟疫带来的挑战作出的直接回应。[61] 印刷小册子提供了一种相对快捷和廉价的方式，能够与数量多到从前无法想象的人进行沟通，能够让一位来自德国小镇的默默无闻的修道士向欧洲各地的广大受众传播他的反教会信息。路德的小册子上附有暗含讽刺的简陋木刻版画[1]，因此在识字率较低的时代，他的思想能够尽可能广泛地传播给受众。路德是 16 世纪最畅销的作家之一，截至 1521 年，他的小册子和著述已经印刷并发行了 30 万册，[62] 30 年后这个数字达到了310 万。[63] 印刷术对新教传播的影响极为重要，据传，路德曾称之为"上帝最高、最极致的恩典"。[64]

高等学府在黑死病疫情之后的发展也促进了全新知识分子精神的提升，为宗教改革奠定了基础。1348 年之前，欧洲的高等教育一直由巴黎和博洛尼亚的高等学府主导，来自欧洲大陆各地的学生聚集在这里学习拉丁语。瘟疫似乎产生了一种自相矛盾的影响：起初它对高等教育带来了重大打击，造成众多博学的学者死亡，潜在的学生人数也大幅减少；但后来，富有的赞助者担心瘟疫会影响牧师的教育以及缩减受过教育的牧师规模，因此在欧洲大陆各处捐建大学。[65]

曾大力鼓动攻击犹太人的神圣罗马帝国皇帝查理四世，对

---

[1] 社交网站让唐纳德·特朗普能够直接与他的大量支持者交流，从而改变了政局。我们如果还用社交媒体类比，那么木刻版画就相当于中世纪晚期的国际版抖音。

"在瘟疫的肆虐之下被扼杀在广袤世界之中的珍贵知识"表达了严重关切。[66] 他在 1348 年创建了布拉格大学（也就是如今的布拉格查理大学），并在接下来的 5 年里向其他 5 所院校授予帝国认证。在黑死病暴发之前，莱茵河以东、阿尔卑斯山以北的欧洲地区都没有大学。疫情过后，克拉科夫（1364 年）、维也纳（1365 年）、芬夫基兴（今佩奇，1367 年），以及海德堡（1386 年）也都先后建起大学。这些大学分别是现在波兰、奥地利、匈牙利和德国最古老的大学。黑死病后的 5 年里，剑桥大学设立了三所新的学院——圣三一学院、基督圣体学院和卡莱尔学院，学院总数由此翻了一番。[67] 这些新建的大学和学院的章程中都提到了黑死病肆虐的情况。就连建于 1441 年的剑桥大学国王学院，也在其章程中提到了上个世纪的这场灾难。

新一代的神学家，以及学者、律师和医生，都是在自己的祖国与同胞一起接受教育，而不是在巴黎或博洛尼亚与来自欧洲各处的同龄人一起上学。威克里夫曾就读于牛津大学，并成为贝利奥尔学院的院长；胡斯是布拉格查理大学的学生，后来更是成了该校的校长；路德曾就读于埃尔福特大学（成立于 1379 年），而后在附近的维滕贝格大学（成立于 1502 年）任神学教授。这些院校提供了良好的环境，使民族知识分子对天主教会的批判态度日益增强。[68]

许多政治领袖和民众（特别是北欧的）接受了宗教改革的思想，开始拒斥来自罗马城的权威。[69] 新教的扩张是导致 16 世纪和 17 世纪一些最重大冲突发生的重要因素，尽管许多以新教名义进行的战争不仅是出于教义问题，也是为了从罗马夺回控制权——有时后者的影响更甚。16 世纪 30 年代，英国国王亨利八世（Henry Ⅷ）决定脱离天主教会，由此引发长达一个半世纪的斗争，最终导致内战（1642—1651 年）和光荣革命（1688年）的爆发。在德语国家，新教王子与天主教神圣罗马帝国哈布斯堡王朝皇帝之间的冲突引发了三十年战争（1618—1648年）。在这场战争中，受冲突、饥荒和疾病的综合影响，欧洲的一些地区有多达 40% 的人口丧命。[70] 后来的《威斯特伐利亚和约》规定，各国君主都可以选择自己国家的宗教信仰。这一合约不仅结束了冲突，还打破了天主教会至高无上的精神权威。正如我们将在后续的章节中提到的那样，新教徒——特别是盎格鲁-撒克逊白人新教徒——为了躲避西欧的迫害，成了英国殖民地和美国的主导力量。现在的基督徒中就有 37% 信奉新教，全世界有 8 亿多新教徒。[1]

宗教改革的最大影响在于西欧人的思维方式。与威克里夫一样，路德最终要传达的思想是，每个人都应当研读《圣经》，并得出自己的结论。这使得人们不再一味地盲从教会对基督教的权威解读，个人的批判能力得以彰显。最终，一些人开始阅读经文，并得出完全拒斥的结论，转而理性地通过观察来解读世界。从这个意义上说，黑死病引发的存在主义质疑不仅使新教兴起，也为世俗主义的出现铺平了道路。

---

[1] 这些数据基于皮尤研究中心的估测得出。

黑死病与资本主义精神

要了解中世纪统治西欧的封建制度的主要特征，我们只需看看乔治·R. R. 马丁（G. R. R. Martin）的《冰与火之歌》（*Song of Fire and Ice*，2006 年），或者你可能更喜欢 HBO 由此作品改编的剧集《权力的游戏》（*Game of Thrones*）。铁王座的主人只有在维斯特洛大陆的其他大家族的帮助和支持下才能统治七大王国，而每个大家族都有自己的城堡和军队。国王或女王会给予结盟的贵族控制大片土地的权力，以换取"屈膝"（一种表示忠诚的姿态），以及战争时提供军事服务的承诺。然后，大领主把控制小块土地的权力交给小家族，比如波顿家族或佛雷家族；而作为回报，小家族要帮助领主组建军队。正如马丁在一个线上的论坛上回答一位粉丝提问时所说，维斯特洛"是一个封建社会。领主有封臣，封臣有家臣，有时封臣的家臣也有附庸，最小的附庸单位小到只能养活五个人"。

维斯特洛社会结构金字塔的最底层是农奴。他们在《权力的游戏》中基本是隐形的，在发生的无数场战斗中，他们只有被龙烧死或被异鬼残杀时才能被观众看到。在现实的封建社会结构中，农奴占人口的绝大多数，承担着最重要的职能：生产粮食。农奴与封建主之间缔结了一种互惠关系。他们被授予在公地上耕种和放牧的权利，作为交换条件，他们必须将自己的产物分给领主，很长一段时间在领主的领地上都是无偿劳动。农奴并非奴隶，他们不能随意离开领主的庄园，但也不能被卖掉。[71]

从罗马帝国时代到中世纪，欧洲大多数人的生活水平几乎没有变化。美国历史学家罗伯特·布伦纳（Robert Brenner）指出，封建制度导致经济停滞，因为无论对于封建农奴还是他们的领主来说，最大限度地获取利润不符合任何一方的利益。[72]

农奴的首要任务是生产出足以维生的食物。因此，他们采取了规避风险的生存策略。他们将耕地分散在不同的区域，从而降低粮食尽数被毁的风险。同样地，他们也会种植多个类型的农作物，这样一来，即便其中一类歉收，食物也还是够吃的。农奴无须按照市场价格为他们的土地支付租金，如此就可以免受竞争的压力。这并不代表农奴完全不参与贸易，如果有剩余的产出，他们会拿去售卖，或者以物易物。但他们并没有以尽可能多地生产粮食并在市场上售卖为目的来筹划农业生产。

农奴是领主收入的主要来源。领主会出售多余的作物，将所得用于增强军事实力——如修建城堡、雇佣士兵和购买武器。对他们来说，这是唯一合理的策略，因为他们必须管束农奴，并保卫自己的领地免遭劫掠或侵占。领主还会将富余的收入用于购买奢侈品，以彰显其地位；同时还能用于奖赏其支持者，并笼络更多的追随者。如果将这部分收入转而投到研究提高农业产量的技术上，则会面临难以想象的风险。在封建社会，当其他领地都将钱花在军队和城堡上时，那种经济繁荣但武装力量薄弱的领地便容易成为一个非常诱人的目标。我们仍然借用《权力的游戏》来理解这一点：如果雪诺这方势力将所有收入都投入农业创新，他们极可能在短期内变得更富有，但从长远上来看，这样就会无法抵御北境的好战家族，因为后者把钱花在了维护城堡、武装士兵和取悦追随者上了。

在10世纪和11世纪，大型工业和商业城市在低地国家和北意大利兴起，满足了欧洲领主对武器和奢侈品的需求，但即便在这个时候，作为生产者的工匠和作为中间人的商人也从未完全置身于市场竞争中，而市场竞争乃是资本主义的必要条件。工匠会自发组织行会，限制行业的从业人数和产量，制定执行标准，从而维持物价的稳定。同样，商人会成立公司，游说领主、小国君主和国王给予他们特许状和贸易特权，从而限制竞争。行会和公司的作用，以及农业生产力停滞不前的现状，都限制了城镇的规模和非农业劳动力的数量的发展。在整个中世纪，西欧大部分地区从事非农业工作的人数在西欧总人口中所占的比例并无增长，而生活在万人级人口规模城镇中的人数在西欧总人口中所占的比例从10%上升到了12%。[73]

欧洲是如何从一个停滞不前的封建社会变为亚当·斯密在《国富论》中描述的那种充满活力的资本主义社会的呢？在资本主义社会中，个体追求利润最大化，人们对自身经济利益的追求导致市场这只"看不见的手"实现了持续增长。据德国社会学家马克斯·韦伯（Max Weber）所说，是宗教改革引发了人们心态上的改变。他认为，新教伦理与资本主义精神之间存在着一种"选择性的亲和力"。1 000多年来，热诚的天主教徒都将自己锁在修道院里，而如今，虔诚的新教徒则将这种禁欲主义理想应用到日常生活中，他们辛勤工作，并将积蓄用于投资。正是这种关注重点的转变推动了封建体制向资本主义过渡。批评者指出，韦伯的理论并未真正解释为何自我否定会导致个人对利润的不懈追求和社会经济的持续增长。正如约翰·梅纳德·凯恩斯（John Maynard Keynes）在《货币论》（*A Treatise on Money*，1930 年）中所说，仅"节俭"或"禁欲本身并不足以建造城市或排干沼泽"。相反，他认为，"是企业造就并增长了世界的财产"，"驱动企业的动力并非节俭，而是利润"。但资本主义精神，或者说企业精神，这种永不停歇的活力从何而来，又是如何取代封建制度的呢？要想知道答案，我们就必须探究中世纪的欧洲是如何应对黑死病和随后由瘟疫导致的人口崩溃的。

　　超过半数的人口死亡给封建制度带来了危机。领主为了维持生计，拼命地从农奴身上榨取更多的钱财。领主的经济状况比瘟疫发生之前要糟糕许多，如今能为他们提供产品和劳动力的农奴数量已经大大减少。而且，即使领主还有些许富余的财产可出售，要价也远远低于黑死病暴发之前了，因为要养活的人少了，需求也就下降了。[74, 75] 与此同时，农民也急切地抓住劳动力短缺和耕地过剩的时机，要求更好的待遇。但是，在这些条件都具备的情况下，只有在一个国家，这种斗争才引发了封建体制的衰落和资本主义的兴起。[76] 我们马上来揭晓。

　　在中世纪的繁盛期，领主在东欧占有大片草原，在黑死病疫情之前，农民基本上是不受封建领主征敛的。领主只有为农民提供极度优厚的条件，才能说服他们在自己的庄园里生活。疫情之后，农民越发稀缺，由此与领主展开了旷日持久的斗争。

但最后，农民因此前基本没受过压迫，加之缺乏政治组织而落败。16 世纪初，波兰和普鲁士贵族在其领地上实施了农奴制，并一直持续到 19 世纪。

在法国，为了应对人口崩溃，领主建立了专制主义国家，一改封建制度下的分别征税，转而向全国农民普遍征税，以此获得收入。这就意味着农奴无法再通过挑动与领主之间的斗争来争取更好的条件或者赢得自由。但法国的农民仍然能获得小块土地以满足生活所需，因此他们继续充当着封建农奴，保持着规避风险的态度。只有在黑死病疫情之后的英国，领主与农民间的冲突才导致了封建制度的消亡，并向资本主义过渡。

当时，英格兰是欧洲集权程度最高的封建国家——这是 1066 年诺曼征服的历史遗留现象，彼时威廉和他的追随者几乎取代了之前所有的封建精英。[1]英格兰国家权力尤其强大的一个表现，是其全国性的普通法体系：所有领主和自由民都受国王法庭的管辖。（然而，没有自由的农奴必须向其封建领主管辖的法院上诉。）另一个表现则是议会，领主和骑士在议会上商讨重要议题并制定法律。受这些制度的影响，英格兰封建领主与农奴之间的斗争得到了一个反常的结果。

在黑死病疫情之后，封建领主试图利用国会，通过限制农民的社会和地域流动来维持对他们的控制。早在 1349 年，政府

---

[1] 编者注：诺曼征服是指由诺曼底公爵威廉（William the Duke of Normandy）于 1066 年领导的诺曼人对英格兰的军事征服。

就颁布了一项法令，将工资和物价固定在 1347 年的水平上，并将农奴（瘟疫发生前的）在与之绑定的庄园之外的任何地方的生活或劳作都界定为违法行为。最早对违法行为的处罚方式是罚款，14 世纪 60 年代初之后处罚力度有所加大，这说明之前的立法并未起到预期效果。此时，农民如果要求更高的工资，或搬迁到其他条件更好的领地，就有可能被关进监狱，额头上被烙下代表"虚伪"（falsity）的字母"F"。[77] 1363 年，议会颁布禁奢令，对社会不同阶层的服饰类型提出规定，甚至对他们吃的食物也有规定。这些规定根本无法执行——就连《坎特伯雷故事集》中的大多数朝圣者也身穿本不被允许穿着的奢华服饰。然而，有人认为制定这样的法律是有必要的，这说明领主因新近富裕起来的平民的炫耀性消费而感受到了威胁。

封建领主对农民施加的强制约束引起了农民极大的愤怒，这种愤怒在 1381 年的农民起义中爆发了。人群向首都进发，在那里引发了骚乱。他们烧毁妓院，砍下坎特伯雷大主教的头，冲进伦敦塔，凡此种种，不一而足。据记载，他们反抗的是为战争而征收的一系列人头税，但背后的根本原因在于，国家力图阻止农民利用黑死病疫情后人口崩溃带来的机会。受威克里夫影响的激进教士在煽动叛乱中发挥了重要作用，他们的言论证明了叛乱的激进性质。其中最著名的一位是约翰·鲍尔（John Ball）。他在伦敦东南部的布莱克希思布道时向聚集的人群提问道："亚当耕地，夏娃织布时，谁又是绅士呢？"而后，他抨击了封建制度的不公："起初所有人在本质上都是一样的，我们遭受的束缚，或者说奴役，是由不守规则的人施加的不公正的压迫所致。"[78]

最终，农民起义遭到了封建领主的残暴镇压，但在土地充裕、农业劳动力稀少的现状下，社会和经济变革的浪潮已经势不可当。无奈之下，领主们终究还是终止了联合，转而开始争夺农民。农奴纷纷离开他们原先在法律上从属的庄园，哪里为他们提供最优厚的条件，他们就定居在哪里。15世纪中叶，大多数英国农奴不仅只需缴纳远少于从前的租税，还赢得了自由，他们甚至获得了一份规定其租佃条款的庄园名册副本。英格兰农奴获得权利是不可逆转的，因为他们如今成了自由人，能够前往国王法庭要求执行新的租佃条款。这样就给领主带来了一个问题：不仅农民数量变少了，其缴纳的地租也变少了，而且现在也不可能再从他们身上榨取更多的钱财。领主说服国王法庭，规定在农民去世时，租约不应以同样的条件自动转给他们的继承人，从而扳回了一局。久而久之，英格兰形成了领主按市场决定的价格向农业生产者出租地块的制度。

在这种新的经济环境之下，只有那些抛弃了规避风险的、自给自足的生活方式，转而采取利益最大化做法的自由农民才能租得起土地。绝大多数人没能跟得上这些变化，在接下来的几个世纪里不再拥有土地。自新石器革命以来，大多数人口的处境如此严峻，这还是第一次。他们无法再自己种植作物，只得为其他人工作，挣钱购买食物和其他必需品。但是，少数的农民在向农业资本主义过渡的过程中获利匪浅。他们采用最新的技术，只种植最赚钱的作物，花费最少的劳力，将产品卖出最高的价格，以获取最大的利润。由于效率低下的生产者被踢出了市场，农民的平均耕地面积从黑死病疫情期间的20英亩（约121亩）增加到1600年的60英亩（约364亩）。然而，更大规模的土地占有并不鲜见，面积大于100英亩（约607亩）的农场占英格兰耕地面积的70%。[79, 80] 具有商业头脑的新自耕农还投资购买了牲畜，用于拉车、耕地和施肥。他们种植适应当地土壤和气候的作物，并采用轮作制来提高产量。而剩余的佃农之间的竞争，激发了一种动态的和持续的新产出增长模式，这不亚于第二次农业革命了。

如果我们将英格兰和仍属于封建社会的法国放在一起对比，就能清晰地看出这些变化带来的影响。前者的农业生产率在1500年至1750年间提高了50%。同一时期法国的生产率则出现了下滑，因为不断增长的人口被迫在越来越小的土地上勉强维持生计。[81] 16世纪期间，英格兰经历了连续不断的歉收，但自1597年后就没有再发生过重大危机。[82] 法国在1693年和1709年遭受过饥荒，共导致约200万人丧生，相当于当时总人口的10%。[83] 此时的英格兰已经经历了农业革命，并没有受到影响，因为英格兰农民的目标已经是尽可能多地生产粮食了。

自新石器革命以来，农业资本主义的出现终于使英国社会第一次摆脱了人口繁荣与经济衰退的马尔萨斯循环。[84, 85] 粮食产量的增长显著，农村人口已经能够养活迅速增长的城市人口。在1500年到1750年的英国，生活在城镇中的人口比例增长到了 23%，相当于原来的近 4 倍，但法国的这个数字基本没什么变化。[86] 到了 17 世纪末，英格兰农业生产率的提高已经使食物价格得以降低，大多数人的工资也有所提高，人们有了更多的金钱来购买生活必需品之外的其他物品，从而极大地拓宽了消费品市场。这一变化影响巨大。在自然资源丰富、交通便利的地方，纺织制造业集群开始发展，并逐渐形成工业城镇。英国大众的可支配收入不断增长，同时产生了更加深远的影响。对原棉、糖、烟草和其他商品的需求，引发了欧洲殖民地的扩张，以及大西洋奴隶贸易的兴起。

/ 第五章 /

殖民地的瘟疫

> 欧洲帝国主义者对自己、自己的宗教和习俗极端自大，他们脾气暴躁，武力强大，但为什么他们在美洲和太平洋要比在亚洲或非洲更为成功呢？
>
> ——阿尔弗雷德·克罗斯比

病菌，病菌，还是病菌

沃纳·赫尔佐格执导的电影《阿基尔，上帝的愤怒》（*Aguirre, the Wrath of God*）讲述了一群不幸的西班牙殖民主义探险者寻找"黄金国"的故事。一位影评人表示，时长5分钟的开场是赫尔佐格"国家地理与荒诞派戏剧碰撞"风格的极致体现。[1] 由身披甲胄的士兵、穿着长裙的女士、神父、美洲原住民（有些被锁链束缚着）、鸡、猪和大羊驼组成的队伍沿着一条陡峭狭窄的小路蜿蜒前行，从雾霭笼罩的安第斯山脉一路向下延伸至亚马孙雨林。寻宝人很快就深陷茂密而泥泞的丛林中，难以脱身。指挥官命令一支先遣队乘木筏沿着暴涨的河水向下游漂流，去寻找食物和"黄金国"位置的消息。由于先遣队在出发不久就遇到了困难，领队宣布他们将返回与大部队会合。就在此时，队伍里的二把手——由克劳斯·金斯基（Klaus Kinski）饰演的唐·洛普·德·阿基尔（片名中的就是他的名字）发动了哗变，告诉士兵们前方有数不尽的财富，并提醒他们殖民者埃尔南·科尔特斯（Hernan Cortés）正是因为违反命令才征服了伟大的墨西加帝国（或称阿兹特克帝国）[1]。在影片余下的时间里，叛变者们顺流而下，在持久、肆意的暴力中相继死于彼此和看不见的印第安人袭击者之手。最后，幸存下来的只有在幻觉中越陷越深的阿基尔。在最后一幕，他怂恿爬上木筏的几十只猴子与他和他被杀的女儿一起完成西班牙在美洲殖民地的伟大使命，并"像创作戏剧一样去创造历史"。[2]

尽管金斯基饰演的阿基尔显然是个虚构的角色，但他想用猴子军队征服新西班牙殖民地，并让自己死去的女儿当上王后

---

[1] 因为"阿兹特克"是19世纪产生的概念，所以现今的历史学家倾向于回避使用这个词。墨西加帝国由三个军事城邦组成的联盟共同控制，这三个城邦位于如今的墨西哥中部，分别是特斯科科、特拉科潘和特诺奇蒂特兰，其中特诺奇蒂特兰比其他两个城邦强大许多。

[2] 电影的情节和人物均取材于真实的历史事件。现实中的阿基尔于1560年从基多出发寻找"黄金国"，在亚马孙地区的某地发起叛变。他生前已到达加勒比地区。

的愿望，只比现实中的征服者所取得的成就离谱了那么一点儿。以阿基尔的榜样科尔特斯为例。1519 年，科尔特斯率领 500 多人从西班牙殖民下的古巴启航，在未经授权的情况下开启了征服中美洲的远航。在到达后不久，他就凿沉了船只，以防任何怀有二心的人离开。[1] 听闻西班牙人的到来，墨西加帝国的统治者蒙特祖马二世（Monctesuma II）向他们送去了用黄金打造的丰厚礼物。这也许是为了安抚入侵者，却让对方更加坚定了到达岛上城市特诺奇蒂特兰的决心。特诺奇蒂特兰位于现今的墨西哥城，海拔超过 2 000 米，想要从海岸去往那里，需要沿着冰封的火山跋涉约 400 公里。墨西加帝国首都人口达 25 万，比当时欧洲除伊斯坦布尔之外所有城市的人口都多，更是西班牙最大城市塞维利亚人口数的 4 倍。² 它是帝国的心脏，而这个帝国统治着数百个半自治城邦，总共 500 万人口，其领地从大西洋延伸至太平洋，想要到达其南部边境，需在热带雨林中行进一个月。科尔特斯率领的团伙要对抗的是一个强大、富裕，并且充分武装的政权，一些历史学家曾将该政权与古老的斯巴达相提并论。然而，他们登陆中美洲两年多，便杀死了蒙特祖马二世，夷平了他的首都，建立了新西班牙殖民地，这是历史上最不可能实现的征服行动之一。

---

[1] 这简直是哗众取宠。不到一个世纪后，文学作品中的堂吉诃德和桑丘·潘沙在讨论那些因勇敢的行为而闻名的历史人物时，将这一情节与凯撒大帝横渡卢比孔河相提并论。

仅仅 10 年后，在 1532 年，弗朗西斯科·皮萨罗（Francisco Pizarro）就做到了更令人难以置信的事。他率领一支仅有 106 名步兵和 62 名骑兵的队伍发动入侵，最终摧毁了美洲最大、最先进的文明。被西班牙征服之前，印加帝国正处于鼎盛时期，其边境线沿南美洲西部的安第斯山脉和沿海平原绵延约 2 500 公里。在卡哈马卡，西班牙人面对的是一支身经百战，人数多达 8 万的雄兵，但他们毫发无损地俘虏了绝对君主阿塔瓦尔帕（Atahualpa）。皮萨罗囚禁了阿塔瓦尔帕 8 个月，在此期间他的臣民凑齐了历史上数额最大的一笔赎金：足够填满囚禁阿塔瓦尔帕的宽敞房间（高达 2.75 米）的黄金，还有足够填满两间屋子的白银。皮萨罗担心阿塔瓦尔帕密谋反对西班牙人，于是杀了他，但留下了作为赎金的财宝：6 吨黄金和 11 吨白银。几乎所有劫掠得来的财宝都被熔化，每名步兵得到了 20 千克黄金——而骑兵所得的是步兵的双倍。皮萨罗得到了总计约 250 千克的黄金，以及印加人重达 83 千克的 15K 金王座。西班牙征服者们随后向印加帝国的首都库斯科进军，在那里发现了更多财宝，其中包括一座重 26.5 千克的纯金大羊驼。[3]

科尔特斯和皮萨罗以几百名士兵之力迅速征服了强大的高级文明，而这种看似不可能的胜利还只是个开始。西班牙人在接下来的 300 年间继续统治着南美洲和中美洲，残酷地奴役当地居民，并攫取大量财富。这次征服过于惊人，那时的人们如果不诉诸奇迹（基督教上帝至高无上的地位）或种族主义（欧洲人与生俱来的优越性），似乎就很难找到"合理"的解释了。

尽管这两种解释都有明显的缺陷，但它们仍然在有意或无意地影响着许多人对现代拉丁美洲形成的理解。

贾雷德·戴蒙德在获普利策奖的作品《枪炮、病菌与钢铁》（ *Guns, Germs, and Steel: The Fates of Human Societie*，1997 年）中对西班牙人征服美洲一事给出了可能是最知名，也最有影响力的解释。简单来说，他认为新石器时代的亚欧大陆拥有更多可驯化的野生动植物，让亚欧大陆上的人类能够生产更多富余的食物，促使当地出现中央集权、阶层分明、技术创新的社会，而这类社会又能够统治其他社会。因此，尽管戴蒙德认为欧洲社会明显比美洲社会先进，但这种优势实则来源于地理因素。正如你会从他的书名中体会到，他还强调了病原体的重要性：亚欧大陆驯养动物的数量更多，人口也更稠密，这提高了传染病出现和传播的可能性，让欧洲人在遇到还未对这些病原体产生抵抗力的人群时占据了上风。然而，"病菌"在戴蒙德对征服美洲一事的解释之中不过是个小配角。他认为"西班牙人先进的武器无论如何都会确保他们取得最终的胜利"。

过分强调 16 世纪初旧大陆与新大陆之间的差异是错误的。中世纪晚期西班牙的生活水平与前哥伦布时期美洲的相差并不大。在一封写给国王查尔斯五世（Charles V）的信中，科尔特斯以惊奇的口吻描述了特诺奇蒂特兰的建筑、陶器、珠宝、衣物、鞋子、食物、市场和理发店，它们要么与西班牙的类似，要么比西班牙的质量更好。[4] 据估计，1500 年西班牙的人均 GDP 约为中美洲和南美洲的 1.5 倍，与现今美国和英国的差距差不多。[5]

就军事技术（或枪炮和钢铁）而言，西班牙人相比美洲原住民确实更具优势。但是这些差距很难解释，小小的远征军是怎么击败了两个庞大而复杂、足以向战场上投放数以万计训练有素士兵的国家，并令其沦为殖民地的。西班牙征服者的火器有一定的震撼力，同时也是一种负担。原始的火枪装填弹药需要1分钟以上，大炮也很难在崎岖的地形上运输。他们的钢刀和盔甲确实在战斗中带来了优势，但就连这份优势也被夸大了。一些美洲原住民的武器效力非常高，比如能够将棒球大小的石块高速抛出的弹弓。墨西加人使用的缝有软质衬心的棉护甲可不是你在枕头大战时穿着的衣服，这种护甲轻巧，凉爽，而且出奇的坚韧。实际上，很多西班牙征服者也使用了这种护甲。

戴蒙德认为，墨西加人和印加人从未见过的马匹对入侵的结果起到了决定性作用，因为马可以让西班牙人以极快的速度从相当高的地方对敌人发起攻击。[1]他认为，马相当于中世纪晚期的吉普车和谢尔曼坦克。然而，我们并不应该夸大马匹的重要性。西班牙人的马其实非常少，科尔特斯入侵时只带了16匹马，皮萨罗入侵时只带了68匹马，而在征服者最具决定性的战役中，如1521年对特诺奇蒂特兰长达3个月的围攻，或1536年应对印加人反抗的游击战术，这些马都没能带来什么帮助。

---

[1] 北美大陆上曾经存在过马，但在1万到1.5万年前灭绝了，这可能是因狩猎所致。

戴蒙德强调枪炮和钢铁胜过细菌，这一观点是在20世纪90年代提出的，当时阿富汗战争尚未发生。而正是这场战争切实地提醒我们，军事技术在坚决的抵抗面前是何等无力。[1]美国发动入侵时是世界上最富有的国家之一，而阿富汗则是最贫穷的国家之一。根据世界银行的数据，彼时美国的人均GDP为38 000美元，是阿富汗（877美元）的40多倍。[2]美国及其盟友能够支配的火力强大到几乎难以想象。在冲突最激烈的时候，阿富汗境内的北约兵力为13万，装备的是最顶尖的武器。他们有堪称无所不能的21世纪超音速战斗机、喷火战斗机及无人机，在战争期间投下了数以万计的炸弹。

相对地，塔利班只装备了非常基础的武器，这些武器的出厂时间能追溯到20世纪80年代，有些甚至还是二战的遗留物。尽管如此，美国还是发现自己连相对保守的政治和军事目标都无法实现。2021年，在占领阿富汗20年之后，西方势力撤出，塔利班重新掌权。

那么，如果"枪炮"和"钢铁"不能解释为什么西班牙征服者能够彻底征服南美洲和中美洲，那什么又能解释呢？答案很简单：病菌，病菌，还是病菌。

---

[1] 也可以从几十年前美国在越南的下场中吸取到同样的教训。
[2] 这是用阿富汗最宽裕的GDP数据来衡量的。数据来源于世界银行同级的人均GDP（购买力平价，现价美元）。

为奴五百年

1492 年的圣诞节，在哥伦布首次跨大西洋航行的三艘船中，有一艘在后来被称为伊斯帕尼奥拉岛（海地岛）的岛屿北部海岸上搁浅，这座多山的加勒比岛屿现今分别属于海地和多米尼加共和国。在这片出奇肥沃的土地上，生活着原住民泰诺人，哥伦布形容他们"亲切，毫无恶意"。因为两艘幸存的船太小，无法搭载搁浅船只上的船员，所以其中 39 人留在原地建起了一座设防的定居点——圣诞城，而其他成员乘船返回西班牙去宣告他们的"发现"。留下的人得到了补给、武器和寻找黄金的指令。正如赫尔佐格故事中的西班牙征服者那样，这些发现了美洲的西班牙人也为暴富的欲望所驱使。[1]

不到一年后，哥伦布带领 17 艘船返回伊斯帕尼奥拉岛。他发现圣诞城已被烧成灰烬，那些渴望成为征服者的人的尸体已在城边的田野中腐烂。泰诺人受够了西班牙人对女人和黄金的贪婪掠夺，对他们发动了袭击。泰诺人以压倒性的数量和熟悉当地环境的优势，战胜了入侵者的枪炮和钢铁的技术优势。但是，这对于新大陆上的原住民而言其实是一次难得的胜利。

我们尚不知道西班牙人到来之时伊斯帕尼奥拉岛原住民的确切人数。哥伦布声称当时岛上有"几百万人"，但当时的学者

---

[1] 哥伦布生动地解释了黄金对他和同伴的吸引力："拥有黄金的人可以在世界上为所欲为。有了黄金，他就能成功地把灵魂送上天堂。"

认为更切合实际的数字应该是数十万人。[6] 在征服者的计划中，原住民是重要的一环：他们会开采金矿，在种植园里劳作，可以作为奴隶被贩卖到欧洲——用哥伦布自己的话说，"陛下下令从偶像崇拜者中选取奴隶，人数不限"。[7] 在西班牙国内，关于在美洲原住民了解基督教信仰之前奴役他们的做法是否正确，人们的争论十分激烈。尽管如此，这些计划难以为继，因为许多原住民在1492年后的数十年间就死去了。1514年的一次人口普查显示，当时只有2.6万名泰诺人存活；16世纪中叶，泰诺人几乎完全消失了。[8, 9]

原住民人口的减少，部分是征服者蛮横残暴行为的结果。巴托洛梅·德·拉斯·卡萨斯（Bartolomé de las Casas）是一位地主和奴隶主，后来成了多明我会修士，在1552年出版《西印度毁灭述略》（*A Short Account of the Destruction of the Indies*）时他已经在美洲生活了50年。书中，他记述了泰诺人遭受了"任何编年史都无法公正记载的"残暴对待。有人放狗咬他们，有人用剑将他们开膛破肚，还有人将他们关在上了锁的建筑物里活活烧死。但来自旧大陆的病原体对原住民造成的伤害比西班牙人的动物、武器和火把还要大得多。

当欧洲人开始在加勒比地区定居，新石器革命之后在旧大陆演化出的病毒和细菌成功跳跃到大西洋彼岸只是时间问题。泰诺人从未接触过这些病毒，也就没有形成抵抗力，他们在一波又一波处女地流行病的攻势下逐渐消失。[10] 最先袭来的是普通感冒和肠胃炎之类的疾病，这些疾病的症状在欧洲人身上的表现相对较轻，但对于免疫力低下的伊斯帕尼奥拉岛原住民来说却是毁灭性的。后来，1518 年天花袭来，导致当地 1/3 到 1/2 的人口丧命。这些毁灭性的传染病让入侵者征服新大陆成了可能。在接下来的几个世纪里，类似的"疾病、死亡和征服"的故事一次次重演，先是在加勒比地区，然后在美洲大陆，之后又在太平洋岛屿和澳大利亚以及新西兰。达尔文言简意赅地指出："在欧洲人踏足过的任何地方，死亡似乎都在追逐着土著人。"

没有旧大陆病原体相助，早期殖民美洲的进程举步维艰。1517 年，弗朗西斯科·埃尔南德斯·德·科尔多瓦（Francisco Hernández de Córdoba）率领一支远征的队伍登陆尤卡坦半岛，先后两次遭箭雨和石块击退，包括科尔多瓦本人在内的一半以上成员丧生。[11] 在其中一次登陆期间，几名西班牙人从一座神庙中偷走了几件金器。这一发现传到古巴，激起了其他潜在征服者的兴趣，也成为科尔特斯如此热衷于启航前往中美洲的原因所在。但即使是科尔特斯，最初的几次努力也是以失败告终的。

西班牙人在 1519 年 11 月进入了特诺奇蒂特兰，此时距离他们首次踏足这片大陆已经过了将近半年，这一次他们的身份并不是征服者，而是蒙特祖马二世的客人。历史学家并不确定是科尔特斯俘虏了墨西加皇帝，还是后者反过来俘虏了前者，但直到西班牙人在城中停留了 7 个月后，双方才爆发公开冲突。蒙特祖马二世在暴力冲突中丧生，墨西加编年史称，他是被征服者刺死的；西班牙人则描述道，他是被自己的族人用石头砸死的。科尔特斯的军队遭到重重包围，寡不敌众，只得逃离这里。1520 年 6 月 30 日，他们计划沿一条堤道逃离，但墨西加人发现了他们，发起了全方位进攻，两方的战斗激烈异常。最后，2/3 的西班牙入侵者死于这次被称为"悲痛之夜"的冲突事件。[12] 目击者描述道，很多西班牙人因为贪婪，身上带着用掠夺来的财宝熔铸而成的金锭，因为负重太多而溺毙在水中。这个故事听起来可能和赫尔佐格那则讲述狂热贪婪征服者的虚构故事很像，但在 1981 年，墨西哥城市中心的建筑工程（当年西班牙人逃跑路线沿线）中出土了一枚重达 2 千克的金锭，检测结果表明它锻造于 1519 到 1520 年。

科尔特斯和他的部下败给墨西加人不足为奇。他们对上的是一支为保卫首都而战的军队，并且其实力强大得多。真正令人惊奇的是，仅仅一年之后，征服者就成功摧毁了特诺奇蒂特兰，并在墨西加帝国的废墟之上成立了新西班牙殖民地。这次，我们该如何解释如此明显的形势变化？

1520 年春，一支 1 000 人的西班牙队伍从古巴抵达美洲大陆。表面上他们是被派来阻止科尔特斯未经授权的行动的，但其中的许多人决定加入他的战队。这群变节者在"悲痛之夜"前不久进入特诺奇蒂特兰，其中一员似乎得了天花。于是，就在征服者被歼灭之后，病毒席卷了整座城市。这场疾病被当地人称为"大面积皮疹"（*huey ahuizotl*），其受害者包括新皇帝奎特拉瓦克（Cuitláhuac），他在前任皇帝死后领导了对征服者的斗争。天花传遍了整个中美洲，在几个月内就导致 1/3 到一半人口死亡。[13] 一名跟随科尔特斯的方济各会修士描述道，当地人"像臭虫一样成堆地死去"。[14, 15] 当然，西班牙人未被传染。就在科尔特斯陷入低谷，他的远征军被击败并赶出首都之时，来自旧大陆的病原体给了他一次翻盘的机会。命运的逆转来得如此突然而彻底，以至于西班牙人认为这是神的干预。正如另一位西班牙征服者弗朗西斯科·德·阿吉拉尔（Francisco de Aguilar）所说："当基督徒疲于战争时，上帝看准时机向印第安人送去了天花，于是城中发生了一场大瘟疫。"[16]

传染病在新西班牙成立和巩固的过程中所起的作用怎么强调都不为过。[17] "悲痛之夜"后不到一年，西班牙人就对特诺奇蒂特兰发起了围攻。75 天后，墨西加帝国的首都陷落。围攻者摧毁了城市的大部分地区，屠杀了数万居民，其中包括大部分贵族。出于不言而喻的原因，科尔特斯及同伴在书面记录中强调了西班牙人在胜利中起到的作用。事实上，征服者是与几个反叛的朝贡国联合作战的，后者在进攻墨西加军队中的比例占到近 99.5%。[18] 但这些盟友最终也遭到了天花疫情的侵袭，而征服者未受感染。正当中美洲原住民的世界分崩离析之时，征服者却能够毫发无损地直面一切恐怖，然后重整旗鼓。

天花只是开始。在接下来的几十年里，中美洲原住民一次又一次遭到致命瘟疫的侵袭。16 世纪 30 年代初，麻疹袭来。1545 年，一种被墨西加人称为 "*cocoliztli*"（意为腹股沟肿胀，源自纳瓦特尔语"瘟疫"一词）的疾病夺去了当地 80% 的居民的生命，成为有史以来最致命的瘟疫。[19] 这种疾病在 1576 到 1578 年间再次来袭。方济各会修士弗雷·胡安·德托尔克马达（Friar Juan de Torquemada）描述道："在城市和大型城镇里，人们挖出大沟，从日升到日落，神父们除了把尸体抬到沟里扔掉外，什么也不做。"剩余的人口又有半数死亡。[20] 近期，对 16 世纪中叶埋葬于墨西哥南部一处墓地中的 29 名 *cocoliztli* 受害者牙齿中发现的细菌 DNA 的分析表明，它引发的是一种类似于沙门氏菌感染的症状。[21] 当地首次有记载的流感疫情发生于 1558 年，杀死了另外 1/3 的人口。[22] 许多逃过传染病的原住民死于饥荒，因为庄稼在田地里无人收获，只能腐烂。营养不良的幸存者很容易染上下一个来自西班牙的病原体，无论那是什么。这些累积起来的破坏，其规模难以想象。科尔特斯抵达时，中美洲的土著人口约为 2 000 万，一个世纪后减少到 150 万。[23]

正如阿尔弗雷德·克罗斯比所说，天花是"一种穿着七里靴的疾病"。当这种可怖的疾病第一次出现时，很多看起来健康的人被吓得落荒而逃。但因为这种疾病有长达两周的潜伏期，逃难的人往往已经携带了病毒。就这样，天花抢在西班牙人前面摧毁了当地的人群。1524 年，第一场疫情袭击了印加帝国，让这个美洲最大、最复杂的社会猛然陷入混乱。病毒导致 30% 到 50% 的人口丧生，其中包括皇帝瓦伊纳·卡帕克（Huayna Capac）、他指定的继承人和大部分宫廷成员，[24] 也导致瓦伊纳·卡帕克的另外两个儿子之间展开了继承战争。就在西班牙人到来之前，当时的皇帝瓦斯卡尔（Huáscar）在这场战争中被同父异母的兄弟阿塔瓦尔帕（Atahualpa）击败。皮萨罗此前曾两次试图入侵这个庞大而复杂的社会，但直到天花削弱并分裂了它之后，他才带着100多名步兵和几十名骑兵将其征服。在新西班牙也是如此，原住民在接下来的几个世纪中接连遭受传染病的侵袭，进一步削弱了他们抵抗西班牙帝国主义的能力和决心。[25]

从欧洲传入的传染病导致整个美洲的人口减少了90%，从1500年的约6 050万减少到一个世纪后的600万。全球人口减少了大约10%，直接导致大气中的二氧化碳含量降低。这是刀耕火种的农业体量减少，数千万公顷耕地重新被植被覆盖而成为森林的结果——科学家从南极钻探出的冰芯可以证实这一点。人口结构的崩溃使全球地表气温降低了0.15℃，导致16世纪早期进入小冰期。[26]

但为什么美洲的病原体没能在欧洲入侵者身上造成类似的毁灭性结果呢？不管怎样，印加人和墨西加人也生活在领土广袤、联结紧密的城市化帝国中，这些帝国也在4 000多年前经历了新石器革命。[27]然而证据表明，只有一种传染病从美洲原住民身上传染到了欧洲人身上，那就是梅毒。15世纪末和16世纪初，随着梅毒在旧大陆传播开来，它被赋予了各种不同的名字，其神秘的起源可见一斑。[28]英国人称之为"法国痘"，法国人称之为"德国病"，在佛罗伦萨它又被称为"那不勒斯病"。威廉·布莱克（William Blake）认为梅毒是一种瘟疫，是"年轻妓女的诅咒"，能够"用瘟疫使婚车变成灵柩"。梅毒当然给欧洲人带来了巨大的痛苦，让他们愤怒，尴尬，但就造成死亡的规模和毁灭的程度而言，它无法与旧大陆病原体对美洲所造成的伤害相比。[1]

尽管墨西哥和秘鲁的人口密度相对较高，但病原体却近乎只单向地从欧洲传向美洲，我们该如何解释这一点呢？新石器革命之后演化出来的、能够感染人类的病原体起源于被驯化的群居动物。在亚欧大陆，这样的动物有许多种，包括猪、绵羊、奶牛、山羊和马。[29]美洲大陆各地被驯化的动物有豚鼠、狗、火鸡、疣鼻栖鸭、羊驼和大羊驼等。其中，只有羊驼和大羊驼是群居动物，且仅分布在南美洲。与亚欧大陆牲畜的祖先不同，野生羊驼和大羊驼在被驯化前未曾经历大规模的群居生活，它们之中暴发流行性疾病的机会就相对较少。[30]因此，美洲的新石器革命似乎并未伴随一场毁灭性的流行病学革命。

从旧大陆传来的病原体所引起的疾病几乎只杀死了北美原住民，双方都将这一事实解读为上帝或诸神支持西班牙入侵者的明确信号。这让征服者更加坚信，他们血腥而贪婪的行径是正义的。相较之下，墨西加人和印加人却陷入了迷茫和绝望。

---

[1] 不过，梅毒可能以一种迂回的方式对欧洲地缘政治产生了持久的影响。有些历史学家认为，沙皇伊凡雷帝（Ivan the Terrible）之所以表现得如此可怕——甚至一怒之下杀死了自己的儿子和还未出世的孙子，是因为他身上的梅毒已发展至三期。这些谋杀案改变了历史的进程。最终，他无能的儿子"敲钟者"费奥多尔一世（Feodor I）继位，在位期间出现了一段时间的政治危机。1613年，罗曼诺夫家族取代留里克王朝，开启了对沙俄长达三个世纪的统治。

西班牙编年史家记录了原住民自杀、遗弃新生儿和谋杀萨满巫师的情景，他们希望"看看以这种方式能否终止瘟疫"。[31, 32] 根据征服者所掌握的情况来看，令美洲原住民皈依一种"看起来优越很多的"宗教的时机已经成熟。他们带着一种至今仍显而易见的热忱转投了天主教：如今，全世界 40% 的天主教徒生活在拉丁美洲。[1] 然而，他们并未全盘接受西班牙文化。许多征服者都是独自上路的、寻求财富的年轻男性，他们与那些在瘟疫中存活下来的墨西加和印加贵族女性一起定居下来，创造出了一个梅斯蒂索人（Mestizo，原住民血统和欧洲血统的混血儿）的社会。[2]

西班牙人将腐朽的封建制度强加给了殖民地。征服者通常来自没落的贵族家庭，除了寻找黄金，他们的人生目标就是拥有自己的庄园，并对庄园里的劳力严加控制。有名望的人获得了西班牙王室赠与的土地或监护征赋的权利，借此他们有权向生活在"他们的"领地上的原住民索取贡品和劳力。经过深思熟虑，西班牙女王伊莎贝拉一世（Isabel Ⅰ）和夫婿费尔南多二世国王（Fernando Ⅱ）决定将奴役美洲原住民视为不正确的行径。与穆斯林不同，他们并未选择背离唯一的真神，也没有对西班牙人造成伤害。至少在名义上，那些在流行病冲击下存

---

[1] 根据皮尤研究中心的数据得出。

[2] 类似地，很多原住民群体接受了征服者的语言。西班牙语至今仍是世界上适用人群仅次于普通话的第二大语言。但只有10%的西班牙语使用者生活在西班牙，其余的几乎全部生活在拉丁美洲。

活下来的原住民不是奴隶，他们可以继续在自己的村落里生活，且不能被贩卖。与西班牙本土的封建领主一样，美洲的西班牙监护者也有义务在身，他们应当为被监护者提供宗教教育和保护，并象征性地每年支付他们 1 金比索的工资，以支付他们的服装费。然而，这些责任常常被忽视。[33]

西班牙人从未找到传说中的黄金国，但在 1545 年他们找到了仅次于此的好东西：一座银山。它位于现今玻利维亚南部安第斯山脉海拔 4 000 米处，从秘鲁利马驾着驮运动物出发，需要两个半月才能到达。玻利维亚波托西的赛罗里科山有大量高品质银矿石，在此后的 250 年间，从这里开采的银矿石约占全球开采量的 80%。[34] 尽管地处偏远，但在发现矿藏的 50 年后，波托西已经成了一个拥有 16 万人口的矿业城镇——比西班牙当时任何一座城市的规模都要大。在这里的商店，人们能够买到来自全世界的奢侈品，包括丝绸、亚麻布、越南的玻璃制品和中国的瓷器。[35]

这令人称奇的繁荣建立在名为米塔制的强制劳役制度之上。米塔制源自印加帝国的一种传统制度，也得名于这种制度。该制度规定，自 16 世纪 70 年代起，生活在波托西附近的原住民社区必须将 1/7 的成年男性送往矿场工作。他们的工作是踩着摇摇欲坠的梯子，沿着陡峭而狭窄的矿井将沉重的矿石送上地面，既辛苦又危险。米塔制直到 1812 年才被废除，彼时赛罗里科山的银矿已经被采空了。哈佛大学经济学家梅丽莎·戴尔（Melissa Dell）表示，这项制度造成的恶果至今还能够在玻利维亚看到：如今，生活在曾实行米塔制地区的家庭比生活在附近未实行该制度的地区的家庭更加贫困，人们的健康状况更差，受教育程度也更低。[36]

来自波托西的收益一度让西班牙非常富裕，但新近的繁荣并未开启一个可以自我持续的经济增长过程。相反，封建制度下的西班牙将这笔通过殖民拉丁美洲得来的巨额收益用来资助一系列代价高昂的、旷日持久的战争。西班牙与荷兰的起义军战斗了整整80年，直到1648年信奉新教的北部省份宣布独立；1571年为争夺地中海支配权，西班牙又与奥斯曼帝国打了一场海战；此外，他们与信奉新教的英国之间也时断时续地爆发战争，因为英国在荷兰的独立战争中出手干涉，劫掠了从美洲返回的西班牙船只。西班牙还参与了三十年战争，站在天主教的阵营对抗北欧的新教徒，战火蔓延，最终又引发了一场与法国的冲突。波托西被发现后的150年间，欧洲大陆上几乎所有国家都直接或间接地卷入了与西班牙的战争。[37, 38]

最终，事实证明，对波托西银矿的过度依赖带来了灾难性的后果。随着越来越多的白银被运出赛罗里科山，银价逐渐下跌，很快，西班牙王室无力再负担对外战争的开销。西班牙无法再跟上英国等国家的发展步伐，在那些国家里，富有活力的资本主义已经取代了停滞不前的封建主义。19世纪初，西班牙失去了美洲大部分殖民地，而英国正建立起一个帝国。西班牙再也不可能成为欧洲强国，遑论世界强国。它与葡萄牙一样，都是西欧人均收入最低的国家。

从波托西开采的白银大多数都没有被运到欧洲，而是经由菲律宾运往了中国。白银是 16 世纪全球首选的通用货币，16 世纪 70 年代，明朝统治者规定所有税收都必须用白银支付。[39] 这一点意义重大，因为当时中国的人口约占全世界的 1/4，远东地区对白银的需求将银价抬升到了欧洲银价的 2 倍之多。在菲律宾，欧洲商人用南美的白银换取香料、丝绸和瓷器，然后带回欧洲贩卖。于是，真正意义上的全球经济拉开了序幕，旧大陆与新大陆错综复杂地联系在了一起。[40] 但随着西班牙出口白银数量的增加，中国的银价也出现下跌。16 世纪的最后几十年间，当波托西开始大量产出白银时，1 盎司（约 28.35 克）黄金的价值与 6 盎司（约 170 克）白银的价值相当。5 年后，这一比例变成了 1 ∶ 13。[41] 因为中国的所有税收都使用白银支付，银价的下跌引发了财政危机，随之而来的动乱导致明朝的统一政权于 1644 年被军事政变推翻。几个星期后，来自北方的满族人攻破了北京城，建立了清朝，其统治一直持续到 1912 年。[42]

小英国

西班牙征服者并非第一批踏足美洲的欧洲人。几个世纪前，斯堪的纳维亚的航海家就已经向西航行，横跨了大西洋。与西班牙人不同，他们并不是为寻求黄金和奴隶而来的。这一被称作维京人的族群寻找的是可供放牧的土地、建造房屋的木材，以及能够在欧洲出售的海象牙等资源。[43] 根据 13 世纪冰岛学者撰写的两部长篇传奇故事，人们第一次看见新大陆是在公元元年之时。当时有一艘船在从冰岛向格陵兰岛航行的途中因为大风而偏离了航线（这两座岛都是大西洋西北部的新近定居的挪威殖民地）。在随后的几年里，几支队伍开始从格陵兰出发探索海岸线。

维京人都说，这个被他们称为"文兰"的新大陆是个宜居的好地方。某次航行的领队托尔瓦尔德·埃里克森（Thorvald Eriksson）说道："这里很美……我想在这里安家。"但在他的队伍遭到 Skrælings[1] 袭击时，这位抱有殖民野心的领队很快便中箭身亡。不久之后，托尔芬·卡尔塞夫尼（Thorfinn Karlsefni）率领另一支由 60 名男子（又说 160 名，取决于读的是哪一部传奇）、5 名女性和各类牲畜组成的队伍来到此地。考古学证据表明他们定居在纽芬兰最北端的兰塞奥兹牧草地。44 但维京人遭到了当地居民的激烈反抗，数年之后他们放弃了殖民计划，返回了相对安全的格陵兰岛。

Skrælings 小范围群居，以狩猎海洋哺乳动物为生，他们组建有力防线的能力远不如墨西加帝国或印加帝国。那么，为什么科尔特斯和皮萨罗能够征服中美洲和南美洲的大片土地，而500 年前的卡尔塞夫尼和埃里克森却无法殖民北美呢？答案不在于军事能力或国家建设能力如何。从许多方面来看，中世纪斯堪的纳维亚的航海民族——在不同的语言里他们有不同的名字，比如诺曼人、诺斯人、罗斯人、瓦良格人和维京人——似乎比

---

[1] 编者注：Skrælings 源自古挪威语 Skræingjar，字面意思为"野蛮人""小的人"，用来指代早期维京人在北美遇到的因纽特人和美洲原住民。

16 世纪的西班牙人更适合在美洲建立殖民地。当然，时至今日，他们仍然有着令人胆寒的名声。例如，在漫画故事《阿斯特里克斯和诺曼人》(*Asterix and the Normans*，1967 年）中，一个诺曼人杀死了 24 名敌人，只因为他想"送给朋友一套头骨当作结婚礼物……可是他对此很不高兴……因为其他人都和他想的一样"。和他们的对手 Skrælings 不同，诺曼人有钢制的武器，是技艺高超的战士，是欧洲各地价值极高的雇佣兵，也是拜占廷皇帝的精锐部队瓦良格卫队的成员。[45] 而且事实证明，诺曼人是非常成功的国家建设者，一度在法国西北部定居，并从那里出发征服了不列颠群岛和西西里王国（含整个意大利南部和北非部分地区）。公元 9 世纪，基辅周边的交战部落邀请罗斯人（Rus，*Роусь*）的首领留里克（Rurik）来统治他们，标志着延续了 700 多年的留里克王朝的肇始，俄罗斯（Russia，Россия）也由此而得名。

西班牙人和维京人之间最大的区别在于，西班牙征服者有细菌和病毒的相助，而维京人没有。这背后有一个简单的流行病学原因。由于北大西洋岛屿、冰岛和格陵兰岛的人口规模过小，并且与世隔绝，无法像欧洲大陆的居民一样承受传染病的侵袭。诸如天花之类的许多旧大陆病原体曾在中世纪晚期的西班牙流行，并在亚欧大陆和非洲的广大人群中持续传播，所以大多数儿童都会接触到它们，他们要么死去，要么产生免疫力。这些疾病也在北大西洋岛屿上的殖民地流行过。它们随着从丹麦和挪威驶来的船舶登岛，感染了所有没有免疫力的人，当再也没有人可以被感染时，它们又自行消失了。因此，少数试图在文兰定居的维京人身上很有可能携带着致命的病毒。[46]

对这个光是适应小冰期就已经十分困难的群体来说，反复发生的瘟疫对他们造成了重大打击。1241 年，天花首次侵袭冰岛，夺去了大约 1/3 人口的生命。[47] 然后，在黑死病袭击欧洲大陆的 50 年后，15 世纪初的这里也发生了瘟疫，造成 2/3 的人口死亡。[48] 这一极高的死亡率是极北地区农业生产遭遇重创的结果。人们必须在短暂的夏季收集饲料，才能在寒冷阴暗的冬季饲喂牲畜。但黑死病来袭时他们不可能做到这一点，所以疾病之后就是接踵而来的饥荒。冰岛有部分人还是活了下来的，但格陵兰那些规模小得多、定居得更加偏远的群体在 15 世纪中叶前后就不复存在了。[1] 尽管相关证据并不充分，但传染病很可能是维京定居者消失的原因之一。1430 年左右，天花袭击了格陵兰岛。[49] 尽管并没有记录表明那里暴发过瘟疫，但也不难想象被感染的老鼠可能搭上过运输谷物的顺风车。阿尔弗雷德·克罗斯比指出，如果确有其事，"那我们就不必再深究"殖民地消亡的原因了。[50] 格陵兰岛无可挽回地走向衰落，冰岛苟延残喘，在这种境地下，再也没有维京人愿意尝试殖民文兰。

在维京人试图定居北美的 500 多年之后，欧洲人再次开始了探索。1539 年，皮萨罗的一名副官埃尔南多·德·索托

---

[1] 维京人在格陵兰岛成功生存了 4 个半世纪之久，比欧洲人在北美生活的时间还要长。

（Hernando de Soto）出发寻找更多的宝物。他利用在秘鲁攫取的巨额财富豢养了一支由 600 名士兵、200 匹马和 300 头猪组成的私人军队，并在佛罗里达州坦帕湾附近登陆。[51] 在接下来的几年里，他们踏遍了现今的美国东南部全境，在内陆地区的足迹最远到达了田纳西州，或许还有阿肯色州。德·索托一行人遇到了密西西比文化下的印第安部落，密西西比文化社会是前哥伦布时期北美洲人口最多、组织化程度最高的社会。阿尔弗雷德·克罗斯比描述称，这里的人是"令人印象深刻的墨西加人的农村表亲"。征服者发现这里人口稠密，有大片的农田，其间分布着大型定居点，这些定居点建在土堆上，顶部建有寺庙。当地人告诉他们，这里以前的人更多，直到一两年前一场瘟疫来袭。在跋涉途中，德·索托一行人路过了几个废弃的村庄，发现村中的房屋里还有死于瘟疫之人的腐烂的尸体。正如入侵印加帝国时一样，旧大陆病原体又跑在了西班牙人前面。传染病可能是从中美洲经陆路传入，也可能是与之前的欧洲访客一同到来的，还有可能是由居住在佛罗里达州西南海岸的美洲原住民卡卢萨人带来的，据说他们曾在 16 世纪乘独木舟前往古巴进行贸易。[52]

1542 年的暮春，德·索托因热病死于密西西比河畔，关于其死亡的确切地点是在阿肯色州还是路易斯安那州，各信息来源之间尚有分歧。由于未能找到巨额财富，队伍中剩余的成员回到了新西班牙。当法国人在 17 世纪末前来探索密西西比河周边地区时，德·索托所描述的大型定居点和农田大都消失不见了。野生水牛在曾经被精心照料的玉米地里游荡，大多数部落回归半耕种半采集的生活形态。[53] 密西西比文化社会曾是美洲最先进的社会，持续了 500 年的繁荣，然而它就这么消失了。到目前为止最合理的解释是，欧洲人带来的传染病接二连三地侵袭此地，导致人口灭绝。德·索托带领的准征服者们可能也带来了旧大陆病原体，但考虑到当地遭受破坏的规模之大，这些流行病可能有多处来源。其中一个可能是设立于 1607 年的英属弗吉尼亚省，这是北美大陆上的第一个殖民地。

北美各地发生的情况大都类似：旧大陆病原体使欧洲人得以在此定居。[54] 同在 1607 年，设立了波帕姆殖民地的英国贸易公司试图在现今的缅因州南部建立其总部，但 14 个月后就放弃了这个计划，这在很大程度上是因为遭到了大批全副武装的美洲原住民的抵抗。大约在同一时期，法国人也曾意图在科德角的查塔姆建立定居点，但因为相似的原因终告失败。然后，不可思议的是，曾在莱顿流亡的一小群组织散乱的英国分离主义者[1] 于 17 世纪 20 年代末在此地登陆，并在新英格兰设法建立了第一个永久定居点。为什么这些朝圣者能够在其他人都失败了的地方取得成功？这并非因为他们准备得更充分或他们的人数更多。真正的原因是，1616 到 1619 年间，一场烈性传染病席卷

---

[1] 编者注：这些清教徒自称"朝圣者"，他们对英国国教的仪式和教义感到不满，希望建立更加纯净的教会。但因为宗教信仰的差异在英国面临着宗教迫害，为了逃避迫害，他们首先逃到了荷兰的莱顿，希望在那里找到宗教自由。

了马萨诸塞湾地区，据推测很有可能是在那里经营的欧洲渔民或商人带来的。一些学者认为那场传染病是天花，另一些则认为是病毒性肝炎。无论是哪一种疾病，都导致了多达90%的人口丧生。[55] 如果现今的美国人想要准确地描述历史，那么他们在感恩节时需要感激的对象应当是旧大陆的病原体，因为有了它们，普利茅斯殖民地才得以建立。

前人试图殖民新英格兰时曾遭到当地居民的激烈抵抗，但朝圣者只发现了废弃的村庄和房屋里的骸骨。事实上，这些朝圣者正是在荒废的美洲原住民村庄中建立了第一个定居点。他们从原住民的房屋中拿来谷物和豆子来过冬，甚至从原住民的坟墓里挖出陪葬物。这群人的首领之一爱德华·温斯洛（Edward Winslow）曾写道："我很确信是上帝的旨意让我们找到了这些玉米，否则我们都不知道该怎么办。"这句话将他的傲慢暴露无遗，但也反映出朝圣者们最初几个月的处境岌岌可危。这场瘟疫还给殖民者带来了另一项重要的益处：它打破了该地互相敌对的美洲原住民部落之间的力量平衡。受疫情影响严重的万帕诺亚格部落人愿意与英国人结盟，以提高他们对抗未感染疾病的其他原住民部落的胜算。另一位著名的朝圣者威廉·布拉德福德（William Bradford）认为，教导定居者在新环境中生存的著名美洲原住民斯匡托（Squanto）是"上帝派来的特别工具"。事实上，斯匡托之所以如此乐意合作，是因为他所在的部落已在数年前被疾病彻底抹去。[56]

朝圣者掀起了清教徒从英格兰本土向新英格兰移民的浪潮。

在接下来的 20 年间，大批清教徒逃离查理一世（Charles I）的宗教迫害，其中有 2.1 万人在北美落脚。[57] 这些新来者又在 1630 年得到另一场天花疫情相助，这一几乎肯定是他们带来的疫情又将马萨诸塞湾剩余的原住民人口消灭了 1/2。[58] 此后几十年，瘟疫一次又一次来袭，使北美定居点的建立成为可能。正如在他们之前到来的西班牙征服者一样，清教徒将美洲原住民的毁灭解读为神的护佑。第一任马萨诸塞湾殖民地总督约翰·温斯罗普（John Winthrop）在 1634 年写道："至于当地人，他们几乎全部死于天花，这样一来，主就授予了我们对这一切的所有权。"[59, 60]

曾在 19 世纪 30 年代访问美国的法国政治理论家亚力克西·德·托克维尔（Alexis de Tocqueville）写道："我想我能从第一个登陆美洲海岸的清教徒身上看见美国的命运。"普利茅斯殖民地建立后的 20 年间，有 2.1 万名定居者来到新英格兰，这是在 19 世纪 40 年代爱尔兰天主教移民开始之前，新英格兰地区唯一的一次大规模人口流入。他们成了"美国扬基人的育种亲本"，时至 20 世纪末，该人群已经增员到 1 600 万人。[61] 这些定居者的影响力不止体现在数量上，他们带来了鼓励资本主义发展的制度，其中最重要的是强调财产权和防止滥用政府权力的法律制度。与一心追求财富的西班牙征服者不同，清教徒来到新大陆是为了建立一个虔敬上帝的新社会，让自己得以养家糊口，免遭迫害。[62, 63] 北美殖民地之所以比家乡好，是因为这里没有强大的土地贵族——很多土地贵族从 1066 年诺曼人入侵英格兰以来就掌控着大片的私有土地。北美的东北海岸定居者创建的政治和经济制度在美国独立后依然持续存在着，这也是美国发展为世界上个人主义价值文化最强，也最富裕的国家之一的原因所在。[64]

欧洲殖民对非洲也产生了长久的影响，但与北美不同的是，非洲的前殖民地如今是世界上最贫穷的几个国家。这两个大洲之所以走上不同的发展道路，传染病的作用不可小觑。

白人的坟墓

在 20 世纪 80 年代的英国长大的人，很难摆脱"整个非洲（或者至少是撒哈拉以南非洲）都贫穷而无助"的观念。正如 1984 年乐队援助计划（Band Aid）推出的圣诞歌曲所唱的[1]，那里是一片"寸草不生，没有雨水也没有河流"的土地。[65]然而，欧洲人对非洲的看法并非一贯如此。中世纪的世界地图曾将非洲描绘为一个极度富饶的地区。实际上，这些地图中的非洲大陆不仅有河流，而且河流中还流淌着黄金。以《加泰罗尼亚地图集》（*Catalan Atlas*）为例。这是一套巨大的彩绘地图，由马略卡岛的犹太裔制图师亚伯拉罕·克雷斯克斯（Abraham Cresques）于 1375 年左右绘制。地图上，西非海岸附近绘有一艘船，一旁附有文字："1350 年 8 月 10 日，航海家若姆·费雷

---

［1］编者注：音乐人鲍勃·吉尔多夫（Bob Geldof）和米兹·尤瑞（Midge Ure）希望通过创作圣诞歌曲《他们知道现在是圣诞节吗？》（*Do They Know It's Christmas?*）来为当年的埃塞俄比亚饥荒难民募款。此举吸引了众多艺术家参与录制。此后乐队援助计划便与类似的慈善音乐项目联系到一起。

尔（Jaume Ferrer）的船出发前往黄金河。"地图集中还有其他迹象也表明，欧洲人认为非洲是一个拥有巨大财富的地区。另一边，萨赫勒地区的中心处有一幅14世纪马里帝国统治者曼萨·穆萨（Mansa Musa）的画像。他坐在王座上，头戴金王冠，伸出右手将一个金盘赠给一个骑在骆驼上的柏柏尔人。穆萨旁边题字道："这位国王是整个地区最富有、最杰出的统治者，因为在他的土地上发现了大量黄金。"

诸如《加泰罗尼亚地图集》之类的地图都是根据路过马略卡岛的旅行者和商人提供的最新见闻绘制的。尽管这些地图的地理细节并不一定准确，但它们还是在很大程度上反映出当时的欧洲人对世界其他地区的认知。欧洲人会把西非地区与黄金联系在一起，是因为中世纪的这里正是基督教和伊斯兰世界最为珍贵的金属的主要产地。而且，尽管"黄金河"只是传说，但穆萨确有其人，他掌控着西非地区的金矿，富可敌国。[1] 人们对穆萨财富的了解大多来自对他在1324至1325年间前往麦加朝圣的壮观场面的描述。据说他携带了18吨黄金，这一慷慨的供奉甚至使地中海沿岸的金价在此后的几年里一路走低。[66] 不到10年，制图师们就开始将他画进自己的作品中。这次朝圣确实将曼萨·穆萨和他的巨额财富载入了世界地图。

---

[1] 曼萨·穆萨通常被认为是有史以来最富有的人——也就是说，他不仅比当今的比尔·盖茨、杰夫·贝索斯和埃隆·马斯克更有钱，还比洛克菲勒家族、罗斯柴尔德家族和富格尔家族更富有。尽管从方法论的角度来看，不能进行这样的比较，但阿拉伯历史学家让我们毫不怀疑他曾拥有无穷的财富。

《加泰罗尼亚地图集》等地图——或者更准确地说，是这些地图所代表的理念——吸引着伊比利亚的财富追求者。15世纪初，葡萄牙航海家恩里克王子（Prince Henry）召集了一队水手和制图师，前去探索西非海岸并绘制地图。在此之前，所有进口到欧洲的黄金都是由骆驼队穿过撒哈拉沙漠运到地中海南岸的。15世纪中叶，葡萄牙船只打破了沙漠陆路对黄金的垄断。15世纪90年代，当时的意大利人因为葡萄牙国王若昂二世（João II）而接触到了西非的黄金市场，故称他为"黄金之王"。葡萄牙人能做到这一点，靠的是商业头脑而不是军事胜利。他们在西非海岸建立了一系列贸易站，其中最著名的是1482年在黄金海岸建立的埃尔米纳堡。欧洲的货物能够在这里被换成黄金、香料和奴隶。但在这些贸易活动中，连葡萄牙人都占不到便宜。因为大多数时候，东道主都规定了寻求财富的欧洲人在此逗留的条件，任何违反规定的人都将面临包括死刑在内的严酷刑罚。[67, 68]

中世纪晚期葡萄牙人的行为动机与西班牙征服者非常相似。奥斯曼帝国的扩张断绝了地中海的一切商机，于是葡萄牙人转而涌入大西洋，狂热地寻求财富，尤其是黄金。与西班牙征服者一样，他们也被强大的国家拦住了脚步。但葡萄牙探险家的经历与同时代的西班牙征服者形成了鲜明的对比。墨西加帝国和印加帝国陷落了，但西非的政治实体仍然屹立不倒。葡萄牙在这一地区只能算是小有进展。他们从未发现过挖出穆萨黄金的矿场，也从未掌控过海岸上那几个孤立的贸易站之外的领土。

这两种截然不同的结果正与传染病有关。西班牙征服者能够在美洲实现殖民化，完全是因为旧大陆病原体的助力。葡萄牙人就没有这么好的运气了。西非海岸通过跨撒哈拉贸易路线与欧洲和亚洲其他地区相连。人类走到哪里，细菌和病毒就跟到哪里。但当时的非洲与欧洲有一点关键的差异：非洲人口相对稀少，许多部落仍然与世隔绝。[69] 因此，许多非洲人，尤其是居住在港口和陆上贸易路线附近的非洲人，能对欧洲常见的传染病产生免疫力。但还有很多人，尤其是居住在非洲内陆地区的人，他们没有接触过病原体，也没有产生抵抗力。[70] 如果欧洲人能够走遍非洲大陆全境，天花、麻疹和流感等疾病就可能对后者产生威胁。不过，由于蚊媒传染病的存在，这一切近乎绝无可能。

西非曾经是，也一直都是两种蚊媒传染病的极佳传播环境。[71] 恶性疟原虫会引发最致命的恶性疟疾，它只能在温度高于20℃且持续三周的条件下在雌性蚊子的体内繁殖。气温升高，其繁殖周期就会加速。恶性疟疾在热带气候下更为盛行。冈比亚按蚊在不流动的积水中产卵，而潮湿的西非就有大量这样的积水。因此，疟疾在西非极为普遍，人们几乎不可能免遭感染疟原虫的疟蚊叮咬。[72] 仅靠先天免疫无法提供完全的保护。[73] 即便在现今，疟疾每年还会夺走撒哈拉以南非洲数十万人的生命，其中大多数是首次接触这种疾病的幼童。童年感染过疟疾但未死亡的人还会再次感染并携带疟原虫，但一旦人体产生了抵抗力，就只会出现温和的症状，极少有更严重的症状。因此，对于终身居住在西非地区的成年人而言，疟疾是一种相对无害的疾病。但对于不是在疫区长大的成年人则恰恰相反，恶性疟原虫对他们是致命的，相当一部分有定居意愿的欧洲人在到达这里不久后就死于疟疾。

黄热病在西非也很常见，但其传染病学动态与疟疾的有所不同。感染黄热病毒的儿童通常不会死亡，并且感染一次后就会获得终身免疫力，不会再次成为这种病原体的宿主。但对成年患者而言，黄热病是一种非常严重的疾病，有的会出现体内大出血，有的血液在胃部积聚凝结成黑色的黏液，然后被呕吐出来。这种疾病之所以被称为黄热病，是因为其病征之一是黄疸，顾名思义，皮肤会变黄。近1/3出现病症的患者会死亡。[74]与疟疾不同，当某一区域不再有足够的未免疫个体能够被感染时，黄热病毒就可能在这里完全消失。不过，只要出现足够的新生儿或外来者，足以维持下一轮疾病的流行，黄热病毒就会再来一次。尽管疟疾与黄热病不甚相同，但在欧洲人看来，这两种疾病造成的结果是一样的：自己这边的死亡人数高得吓人，但西非本地的成年人似乎却安然无恙。

没有传染病从旁相助，欧洲人想要在美洲定居会变得举步维艰，这意味着即使没有疟疾和黄热病帮助本地人抵挡外来者，葡萄牙人对西非的殖民也会困难重重。因为蚊媒传染病创造了一道防御力场，断绝了一切军事征服的可能。有"葡萄牙的李维"之称的历史学家若昂·德·巴罗斯（João de Barros）在写于16世纪的著作中清晰地描述了那些意图成为殖民者的人内心的挫折感："但似乎，因为我们的罪，抑或上帝高深莫测的审判，在我们航线上埃塞俄比亚的所有入口处，祂都安排了一名死亡天使，手持致命热病的火焰之剑，阻止我们深入内陆去接近花园中的泉水，在我们征服过的许多地方，那些奔向大海的黄金河都发源自这眼清泉。"[75]

在 18 世纪末和 19 世纪初，英国即将成为世界上最主要的殖民势力，而疟疾和黄热病这把"致命热病的火焰之剑"仍在阻止任何人殖民非洲。美国历史学家菲利普·柯廷（Philip Curtin）估计，在这段时间，30%~70% 到达西非海岸的欧洲人在第一年就死亡了，无怪乎英国人将这片地区称为"白人的坟墓"。[76] 这些死者中有 80% 死于疟疾和黄热病。[77] 早期的统计数据并没有区分这两种疾病，但后来的数据表明，疟疾造成的死亡人数是黄热病的 5 到 10 倍。[78] 至于那些在殖民地活过了头一年的欧洲人，在经过感染疾病，存活下来并获得免疫力后，死亡率有所下降，但他们每年仍有 1/10 的死亡概率。

非洲的内陆地区更加致命。殖民时期的探险者往往经通航的河流进入内陆。中世纪世界地图之上的"黄金河"的真面目却是"死亡河"。[79] 15 世纪末，若昂二世派遣了一支 8 人小队沿冈比亚河而上，去寻找曼萨·穆萨的后裔，[80] 最后只有一人活了下来。如果科尔特斯、皮萨罗或阿基尔不是去美洲，而是去非洲寻觅黄金国，几乎可以肯定他们也会死于传染病。19 世纪上半叶，敢于深入非洲内陆的欧洲人的死亡率仍然高得惊人。柯廷的数据表明，马里地区的欧洲人平均只能活 4 个月——年死亡率高达 300%！

1805 年，苏格兰医生、探险家蒙戈·帕克（Mungo Park）率领一支由殖民地部（Colonial Office）资助的探险队出发，他的目标是绘制西非内陆地图。这支由 40 名欧洲人组成的队伍花了 11 个星期才走完第一段旅程，从雨季的冈比亚启程，由陆路长途跋涉，到达尼日尔河。当他们到达巴马科时，整支队伍只剩 10 人活了下来，但幸存者也因为疾病而虚弱不堪。帕克和另外 4 名幸存者乘独木舟沿尼日尔河前行，但他们在下游 1 600 公里处的布萨急流附近溺水而亡。[81] 1827 年，帕克的儿子托马斯（Thomas Park）前去寻找父亲的下落，但进入内陆后还没走多远就死于热病。1841 到 1842 年，英国海军派遣了 3 艘铁壳蒸汽船沿尼日尔河而上。当时的人们认为热带地区致命的热病是由"瘴气"引发的，所以这 3 艘船配备了最先进的化学过滤器，以保护船员免受"瘴气"侵害。不幸的是，过滤器并没有把蚊虫过滤出去——当时距离科学家搞清楚疟疾和黄热病的传播途径还有将近半个世纪的时间——这支远征队的结局只比帕克队伍的稍好一些，152 名欧洲人中有 55 名死亡。[82]

　　因为传染病的威胁，欧洲人在撒哈拉以南非洲的大部分地区都无法殖民。1870 年，非洲大陆只有 1/10 的土地处在欧洲人的掌控之下。相比之下，美洲的墨西加帝国和印加帝国早在 3 个半世纪之前就已被征服，而美洲大陆的各地区要么正被欧洲人占领，要么曾经被欧洲人占领。19 世纪晚期以前，欧洲人在非洲建立的主要殖民地都位于气候较温和、疾病较少的地区，最北部的阿尔及利亚被法国占据，最南部的开普和纳塔尔则归英国所有，此后大量欧洲人移居至此。但有定居意图的人不可能在热带地区夺取并守住领地。欧洲人被限制在海岸边的几个定居点之内，专注于垄断人口、黄金、象牙和其他贵重商品的贸易，这一点从他们给西非国家取的地名中就能明显看出来，例如，"黄金海岸"和"象牙海岸"。[83]

黑暗的心

如果将《加泰罗尼亚地图集》与近 500 年后绘制的地图进行比较，就算你会错误地认为中世纪马略卡岛的制图师比维多利亚时代的帝国主义者更了解撒哈拉以南非洲，那也是情有可原的。前者在非洲内陆地区绘制了一些不甚准确但至少有一点点真实感的场景，而后者除了海岸线，其他地方几乎全都留白。但在 19 世纪最后三十几年的时间里，这一切都变了。19 世纪 90 年代初，当约瑟夫·康拉德（Joseph Conrad）船长指挥蒸汽船在刚果河上航行时，欧洲人对非洲的了解几乎已经不再有阙漏了。根据马洛 [康拉德的小说《黑暗的心》（*Heart of Darkness*，1902 年）中的叙述者，也是康拉德的另一个自我] 所言，几十年前在地图上还是留白的地区，"从我的童年时代起，就已经被河流、湖泊和地名填满了。它已不再是一片令人愉悦的神秘空白——一小片让男孩憧憬光辉梦想的空白"。20 世纪后，超过九成的非洲土地都被欧洲国家占领了，只有当时属于美国殖民协会的阿比西尼亚（即埃塞俄比亚帝国）和利比里亚除外。马洛说，非洲大陆"已成为黑暗之地"，他的意思似乎是说，欧洲人的剥削和压迫已经把非洲大陆变成了几乎难以想象的不再令人愉快的地方。[1]

历史学家通常将"瓜分非洲"事件解释为欧洲工业家渴望攫取新的原材料并撬开销售市场所导致的结果。诚然，工业革命确实刺激了制造活动激增，工厂主醉心于物色廉价的自然资源和购买其产品的人群。但欧洲人的野心自中世纪晚期那批葡萄牙人开始就没有改变过，他们的主要区别只在于，从 19 世纪 80 年代起，殖民主义者终于能够在非洲建立殖民地，并维持其运转了。那是什么变了呢？

诸如蒸汽船和马克沁重机枪（第一种全自动式火器）之类的技术进步的确发挥了重要的作用，[84] 但这只是部分原因。要想驾着蒸汽船深入非洲内陆，并在 1 秒之内将 10 颗子弹打进当地人的身体里，欧洲人必须得活到那个时候才行。运输方式和武器装备的革新唯有与疟疾预防和治疗技术的进步联合起来，才能够推动"瓜分非洲"的进程。奎宁这一药物在这方面的作用至关重要。

天然奎宁存在于安第斯山脉东麓的金鸡纳树的树皮中。16 世纪末，西班牙耶稣会士发现南美原住民使用一种由磨碎的树皮和加糖的水混合而成的原始汤力水治疗发热。17 世纪中叶，

---

[1] 尼日利亚小说家钦努阿·阿契贝（Chinua Achebe）曾在 20 世纪 70 年代斥责康拉德是"血腥的种族主义者"。显然这是因为《黑暗的心》中的马洛对旅途中遇到的非洲人都无甚兴趣，这一点很令人恐慌。也正是这种短视使《黑暗的心》成为一部令人不寒而栗的殖民主义作品。

欧洲已经广泛使用"耶稣会士药粉"治疗流行于欧洲大陆大部分地区的疟疾——主要驱除较温和、能够在较低的温度下繁殖的间日疟原虫。1649 年，查理一世被处死后，严苛的新教独裁政权的领导人奥利弗·克伦威尔（Oliver Cromwell）患上了疟疾，但他顽固地拒绝服用这一与教皇密切相关的药物。[85] 没多久，他就去世了。取代克伦威尔的查理二世（Charles II）就没有这样的顾虑，他从一场当时被称为"ague"[1] 的疾病中存活了下来。

1677 年，磨碎的金鸡纳树皮作为治疗发烧的药物被列入当时最新版的《伦敦药典》（*Pharmacopoeia Londinensis*），即英国皇家内科学院的药物清单。但是，奎宁在 18 世纪不再受到青睐，部分原因在于热带地区的医生发现奎宁并不能预防或治疗周期性的破坏性黄热病疫情，而早期的现代医学并没有将黄热病与疟疾区分开。取而代之的是，医生们使用放血等新疗法，即在静脉上做切口，让病人大量失血——有时失血量高达 3 升，超过体内血液总量的一半。这当然并不是有效的疗法，事实上，疟疾经常会引发贫血，放血比什么都不做还要糟糕。[86]

人们是在 1841 到 1842 年那场损失惨重的尼日尔河探险途中重新开始使用金鸡纳树树皮的。托马斯·汤姆森（Thomas

---

[1] 编者注：ague 是一个古老的医学术语，用来描述一种以间歇性发热和寒战为特征的疾病。这种病状通常与疟疾有关，但也可能与其他类型的发热性疾病相关。

Thomson）是执行那次任务的英国海军军医之一，他尝试使用少量金鸡纳树皮治疗伤员，发现了这种药物发挥的积极作用。在接下来的几年里，他尝试加大剂量。1846 年，他在伦敦著名医学杂志《柳叶刀》上发表了自己的研究成果。不久之后，英国陆军医疗部负责人向西非殖民地总督发出通知，建议他们使用金鸡纳树皮来治疗当地病。这一消息很快在那里的欧洲人中传开。1854 年，一艘名为"昴宿星团号"（Pleiad）的铁壳蒸汽船沿尼日尔河航行，去执行另外一次由海军资助的探险任务。这次任务与 1841 到 1842 年间的那次唯一的重要区别在于，船上的每个人都定期服用奎宁。这次任务取得了空前的成功，参与该任务的人员比以往任何欧洲人对非洲的探索都更加深入，并且直到返回海岸时也没有损失一名船员。[87] 它拉开了"瓜分非洲"事件的序幕。

苏格兰传教士、内科医生、探险家戴维·利文斯敦（David Livingstone）在英国伟人的"万神殿"中占据着显赫的地位，尽管这个地位的存在伴随着很多争议。他终身致力于将"基督教、商业和文明"带给非洲大陆上的人们，还宣称："我将开辟一条通往内陆的道路，否则宁愿死去。"19 世纪 50 年代，他成为横跨中非地区的第一人，填补了地图上的许多空白，并证明了深入非洲大陆的中心地带已成为可能。利文斯敦的旅行经历令他声名鹊起，并激发了人们对非洲的极大兴趣。他鼓舞了其他传教士、探险家、商人前来，最终也促使殖民国家跟上了他的脚步。

多亏了奎宁，利文斯敦成功地完成了蒙戈·帕克父子等探险家未竟的事业。越来越多的证据表明奎宁能够预防致命的热带疾病，作为一名医生，利文斯敦对奎宁的疗效深信不疑。在前往非洲之前，利文斯敦在伦敦药剂师协会购买了大量奎宁。在试验了不同的剂量之后，他认为有必要服用足以导致耳鸣的剂量。他用奎宁和药喇叭根、大黄以及甘汞调制的药剂后来还被伯勒斯·惠康制药公司（Burroughs Wellcome & Co.）以"利文斯敦提神剂"的品名销售。[88]但药剂并没有让利文斯敦免患重病——他的日记显示他患过多次疟疾，不过没有因此而丧命。利文斯敦深入非洲内陆的经历也提醒了人们，在无法获得奎宁的情况下，欧洲人的遭遇有多么悲惨。1862年，利文斯敦的妻子玛丽因病无法再服用奎宁，不久就去世了。1870年，利文斯敦装有奎宁的箱子丢失了，他在日记中这样写道："我感觉自己仿佛收到了死刑判决。"利文斯敦的身体开始出现不适，但他没有死——最有可能的原因是他在之前的多次疟疾感染中形成了一定的免疫力。最终，另一位依靠奎宁才得以上路旅行的探险家亨利·莫顿·斯坦利（Henry Morton Stanley）找到了他，并为他补充了奎宁。[89, 90]

菲利普·柯廷估计，随着19世纪下半叶奎宁用量的增加，以及放血等危险疗法的减少，欧洲人在热带非洲的死亡率下降了"至少一半，甚至更多"。[91]对欧洲人来说这里仍是一个非常危险的地方，因为奎宁并没有完全消除疟疾的风险，并且对于另一种致命的蚊媒传染病——黄热病，还是没有预防或治疗的手段。耶稣会士药粉并没有杀死守卫非洲大陆上手持致命热病火焰之剑的天使，但也确实削弱了她的实力。在觊觎非洲丰富的自然资源的葡萄牙探险家首次启航的 500 年后，定居者的死亡率终于下降到了有可能推行殖民主义的水平。[92] 此时，利文斯敦和斯坦利等探险家可以绘制该地区的主要地理特征，填补康拉德所说的"空白"了。当欧洲国家在针对非洲的这场争夺战中宣称对领土的主权时，这些土地便第一次成了殖民地管理者和士兵的居住地。

非洲热带地区的传染病的持续威胁对殖民主义形式产生了巨大影响。这里吸引了野心勃勃、不择手段的欧洲人，他们的动机是在尽可能短的时间内，以尽可能少的资本支出，赚取尽可能多的钱，然后在被疾病击垮之前逃之夭夭。他们并不算殖民地的定居者。所以，他们并不像新英格兰的殖民者那样携家带口前来，像兔子一样繁殖后代，并以自己的祖国为蓝本修建各种设施。相反，在 19 世纪的最后几十年里，非洲的欧洲殖民者设立了"攫取性制度"，利用暴力以及暴力威胁逼迫当地人采掘自然资源并将其送往海湾，最后将资源运回欧洲。这种野蛮行为的最终目的并不是建立一个更新、更好的社会，而是通过压榨当地的财富来养肥一小撮欧洲人。[93]

比利时国王利奥波德二世（Leopold II）建立殖民地大概是最惊世骇俗的一则实例。[94] 身为一个没有海外领地的欧洲小国国王，他深感受挫，于是雇用了亨利·莫顿·斯坦利帮助他在非洲建立一个帝国。19 世纪 70 年代末和 80 年代初，这位以奎宁为前进"燃料"的探险家为他的赞助人在大西洋和非洲三大湖之间开辟了一片广阔的领地，它的面积是比利时的 76 倍，占非洲总面积的 1/13。成立于 1885 年的刚果自由邦是利奥波德二世的私有财产，尽管他从未曾亲临那里，因为他担心传染病会影响他的健康。比利时国王向其他欧洲国家元首介绍了他的冒险计划，称这是一个慈善项目，可以阻止阿拉伯奴隶贩子的行径，促进自由贸易，传播和平。殖民地的旗帜反映了这些崇高的目标，深蓝色背景上的黄色星星本应象征比利时人给非洲最黑暗的角落带来的耀眼光芒。但事实上，殖民地不过是利奥波德二世个人敛财的手段，至于当地居民会蒙受多大的损失，根本无人在意。

比利时人建造的第一个大型基建项目是一条长达 400 公里的铁路，从海岸一路通往斯坦利湖，到达刚果河能够通航的地方。康拉德于 1890 年抵达刚果，当时这条铁路正在修建中，他目睹了非洲工人艰苦的工作条件。他描述道，因犯脖子上套着铁做的项圈，筋疲力尽的人坐在树下等死。蒸汽船从斯坦利湖出发，航行数百公里来到内陆。《黑暗的心》一书中可能最令人不适的一幕，就发生在最偏远的河上的一座贸易站里：马洛通过望远镜看到，那个他寻找的贸易公司代表库尔兹，在花园周围的栅栏上钉上被斩下的非洲人的头颅。这件事并不是作者凭空想象出来的。在康拉德离开刚果几年后，欧洲就报道过一则非常相似的事件，似乎正是这个报道促使他以小说的形式写下了关于欧洲殖民非洲的第一手资料。康拉德将他亲眼所见的一切描述为"人类良知史上最卑鄙的掠夺"。但更糟糕的还在后面。[95]

在康拉德作为船长驾驶蒸汽船穿行于刚果河上的时期,他们的主要掠夺目标是象牙。而到了 19 世纪 90 年代末,欧洲对橡胶的需求剧增。人们要用它制作电线的绝缘层、自行车以及后来的汽车轮胎。非洲刚果的赤道雨林与美洲的巴西并列为天然橡胶的最主要产地。其他欧洲殖民国家顺应橡胶热潮的经济机遇,在亚洲的热带地区种植了大量橡胶树,但这些橡胶树至少需要 10 年才能有像样的收成。而此时的利奥波德二世渴望尽可能多地从中获利。20 世纪初,比利时殖民地半数的预算都花在了"公共部队"上。这支职业军人兼私人警察的部队扫过一个又一个村庄,他们绑架女人和儿童,迫使男人深入雨林去采集橡胶。如果男人们没有带回足够的份额,士兵们就会肆意施暴——杀死、强奸和残害他们被作为俘虏的家人。在当时的一张臭名昭著的照片上,一位父亲绝望地凝视着他面前地上被砍下的小手和小脚,而它们属于他的女儿。悲哀的是,这样的事件并非孤例。比利时人砍掉了许多人的身体,以至于刚果人中流传着这样一则传闻:被肢解的躯体被用来制作罐头牛肉,而罐头牛肉是欧洲人在热带地区饮食的重要组成部分。[96]

根据美国作家亚当·霍赫希尔德(Adam Hochschild)的说法,1885 年刚果自由邦建立时有近 2 500 万居民;1923 年橡胶热潮结束之时,就只剩下 770 万。每出口 10 千克橡胶,人口就会减少一人。刚果人的死亡并不完全是公共部队的暴行所导致的，比利时的统治极大地破坏了非洲中部人民的生活，造成饥荒和生育率骤降。随着士兵、满载搬运工的大篷车、蒸汽船船员和流离失所者在全国各地迁移，疾病从沿海地区被传播到内陆地区，而在比利时人到来之前，许多内陆地区部落过的是与世隔绝的生活。仅在1901年，当地就有50万人死于睡眠病。天花是另一个置人于死地的杀手。一名目击者称，他去过一个被天花侵袭的村庄，那里的秃鹫吃了太多死人的肉，长得太胖，以至于飞不起来了。[97]

殖民主义对刚果人是场灾难，却养肥了利奥波德二世。他把大部分的钱都花在了建造上，被人称为"建造大王"。在他的祖国，他出资建造了布鲁塞尔的纪念碑和博物馆、安特卫普的火车站，以及奥斯坦德海滨度假胜地的高尔夫球场、赛马场、海滨长廊和公园。在法国南部，他为自己排水量1.5万吨的游艇建造了一个码头，并在圣让卡普费拉购买了一座庄园——塞德雷斯别墅。2017年，该别墅在市场上的售价超过4.1亿美元，成为当时世界上最昂贵的住宅。他还在情妇卡罗琳·拉克鲁瓦（Caroline Lacroix）身上一掷千金。拉克鲁瓦在遇到65岁的利奥波德二世时只有16岁，以卖淫为生。利奥波德二世去世的前十年里，他在拉克鲁瓦身上挥霍了大量金钱，其中包括在巴黎的时装工坊Callot Soeurs购买了共计300万法郎的礼服。[98]

即便在刚果1960年获得独立之时，利奥波德二世已经死了半个世纪之久，殖民主义的影响仍旧挥之不去。北美洲殖民者留下的"遗产"是民主和法制，而在刚果，殖民者留下的则是专制和掠夺。在帕特里斯·卢蒙巴（Patrice Lumumba）成为第一位民选总理仅仅几个月后，比利时政府就与前殖民地军方和中央情报局合谋杀死了他。1965年，在经历了种种兵变、叛乱和分裂之后，曾在公共部队担任上士、当时任刚果国民军总司令的蒙博托·塞塞·塞科（Mobutu Sese Seko）夺取了政权。在接下来的32年里，他成为这个国家的独裁者。蒙博托的残暴和卑鄙丝毫不亚于利奥波德二世，他攫取了数十亿美元的财富——比那位国王的财富还要多。他的品位也与那位国王类似，并因为包租协和式飞机飞往巴黎购物而臭名昭著。此外，他还在欧洲购买了一艘游艇和几处豪宅，其中一处位于法国的罗克布吕讷－卡普马丹，距离比利时国王在圣让卡普费拉的故居仅有20公里。[99]

1997年，蒙博托倒台。尽管刚果民主共和国刚果（金）拥有丰富的自然资源，包括钻石、黄金、木材、铜、钴和钶钽铁矿，但它仍然是当今世界上最贫穷的国家之一。根据世界银行的数据，刚果3/4的人口生活在极端贫困中，即每天的生活费不足1.90美元，人均GDP仅为1 200多美元，在世界上排名倒数第三。尽管刚果民主共和国的故事比较极端，但它反映了那些在19世纪末瓜分非洲过程中创立，并在20世纪下半叶赢得独立的国家的基本状况。世界上最贫穷的10个国家都位于撒哈拉以南非洲的前殖民地。我们可以合理地得出这样的结论：如果欧洲人从来没有发现治疗疟疾的有效方法，如果非洲仍然是白人的坟墓，那么这里的人们会过得更好。

/ 第六章 /

革命性的瘟疫

> 我们并不是为了某种特定的文化才反抗。我们反抗只是因为，出于种种原因，我们再也无法呼吸。
>
> ——弗朗茨·法农（Frantz Fanon）

"我不能呼吸了"

2020 年 5 月 25 日，美国明尼阿波利斯一家便利店的收银员在一名顾客用一张 20 美元的假钞支付一包香烟的费用后报警。一段手机视频记录了接下来发生的事。一名接警的警员在店外的街道上制服了嫌疑人。这名白人警察跪压在一个非裔美国人的颈部，将他的头按在柏油路面上，压迫了他的呼吸道。"我不能呼吸了，"嫌疑人反复求饶道，"求求你，求求你，求求你，我不能呼吸了。求你了，伙计。"市民们恳求警官住手。

他的三位同事袖手旁观。9分半钟后，这名被指控用假钞买烟的男子死亡。

乔治·弗洛伊德（George Floyd）遇害案引发了人们针对警察残暴对待非裔美国人的空前悲愤。那年夏天，多达2 600万人参加了支持"黑人的命也是命"（Black Lives Matter）的示威活动，成为美国历史上规模最大的抗议活动。[1] 然而，在非裔美国人面临的种种歧视中，死于执法人员之手只是其中最令人震惊和最暴力的表现。非裔美国人家庭的财富中位数为1.76万美元，而白人家庭的财富中位数为17.1万美元。[2] 非裔美国人被监禁的可能性几乎是白人的6倍。[3] 2020年夏天震撼美国的示威活动不仅仅是由一起残忍的谋杀，而是由更根本的担忧所引发的：尽管美国在南北战争结束时废除了奴隶制，但它从未摆脱白人至上主义和非裔美国人被奴役的局面。因此，南方各州首府为南方邦联的政治家和将军们树立的雕像成了抗议者聚集的地点。

但新大陆奴隶制及其历史遗留问题并不只是北美洲特有的。在跨越大西洋被贩运的1 250万人口中，只有约3%最终抵达了后来的美国。[1] 这些贩奴船最常到达的目的地是加勒比海的欧洲殖民地，早在1619年贩奴船被运往英国的北美领土之前的一个多世纪，那里就已经开始使用非洲奴工了。许多加勒比地区的非洲奴工的后代移居欧洲，"黑人的命也是命"运动所表达的情感在那里也找到了受众。乔治·弗洛伊德遇害后不久，英格

---

[1] 数据来源于Slave Voyages网站。

兰西南部布里斯托尔的居民拆掉了在市中心矗立了一个多世纪的 17 世纪商人和奴隶贩子爱德华·科尔斯顿（Edward Colston）的雕像。这座雕像似乎是为了纪念他和他的家乡在跨大西洋贩卖非洲人过程中所发挥的作用，⁴ 雕像基座上的一块牌匾还称他为布里斯托尔"最贤明的儿子"之一。多年来，当地居民坚持向市议会请愿将其拆除，但一直没有结果。最后，在 2020 年 6 月，抗议者将科尔斯顿雕像拖过街道，扔进了浑浊的埃文河。[1]

为了理解当代世界人们的情绪从何而来，我们必须了解像美国奴隶制这样可怕且不公正的制度是如何形成的。对于生活在现今的大多数人来说，反对奴隶制的主要理由是，把一个人当作另一个人的财产从根本上讲是不人道的。也有一些与这一原则不太相关的反对理由。经济学的创始人亚当·斯密不仅认为新大陆奴隶制在道德上令人厌恶，还指出它在经济上也是低效的。在《国富论》中，亚当·斯密提出"自由人所做的工作最终会比奴隶所做的工作更便宜"。这是因为被奴役的工人没有获得自由的希望，奴隶主只能通过暴力和威胁来促使他们从事生产。与此同时，奴隶们试图破坏工作场所、攻击主管、从"活生生的地狱"中逃离的动机非常强烈。亚当·斯密认为，为了让被奴役的劳动力服从命令，就必须支付暴力监督的成本，其成本之高令人望而却步。如果欧洲定居者在经济上是理性的，

---

[1] 2020 年夏季的抗议活动为人们更普遍地去表达对殖民主义历史遗留问题的愤怒提供了机会。在比利时安特卫普，利奥波德二世的雕像上也被泼洒了红漆。

他们就会雇用来自本国的自由劳工，因为他们的威胁较小，更容易管理，而且最终成本更低。

亚当·斯密认为奴隶制是人类统治他人意志的体现。但这就是全部了吗？很显然，新大陆奴隶种植园的经营者为了最大限度地获取利润会非常残酷地对待劳工。但种植园主如此丧心病狂地采用这种骇人听闻的方式获利又似乎是不可能的，因为这么做基本上就是在浪费金钱。他们残暴行径的背后是否另有逻辑？我们即将看到，美国奴隶制的出现以及为其辩护的种族主义意识形态，都与传染病有着莫大的关联——也与哪些人能在传染病中活下来有很大的关系。

奴隶制与瘟疫

奴隶制的历史可以追溯到欧洲人殖民加勒比海的很久很久之前。在人类开始定居农业生活后不久，奴隶制就诞生了，它最初的构想是将驯化动物的逻辑延伸到人类物种之中某些不幸的成员身上。[5] 无论男女，当成为奴隶时，他们就不再被视作和其他人一样的人类，而是被当作役畜对待。他们需要劳作到精疲力竭，可以被关押、被囚禁、被殴打直到屈服，还能被用于换取其他物品。但美国奴隶制也有其新奇之处：这是非洲裔人第一次与劳役联系在一起。数千年以来，皮肤的颜色与谁会被视作合适的奴隶人选无关。

在公元前5世纪的雅典，多达8万人——占总人口数量的1/4——都是奴隶，被这座城邦的民主活动排除在外。[6] 他们中既有希腊人，也有在战争期间或海盗劫掠时被俘的外邦人。古罗马也有大量奴隶，他们大多数是在罗马军队横跨地中海及其腹地的扩张战争中被抓来的俘虏。在公元前167年征服伊庇鲁斯后，尽管罗马人对希腊文化推崇备至，但仍有15万希腊人被他们奴役。[7]希腊－罗马世界的奴隶中可能有一些非洲裔人，但他们只是少数，而且肤色并不是与奴役直接相关的特征。事实上，罗马皇帝和其他高级官员来自帝国各地，包括非洲和阿拉伯地区的各个行省，尽管我们并不清楚他们的肤色有多深，但可以肯定他们并非浅肤色的欧洲人。

中世纪地中海地区的人口贸易一度十分繁荣。奴隶制的基本原则是，可以接受任何不皈依自己信奉的宗教的人被奴役。信奉天主教的意大利奴隶贩子有时也会把东正教信徒纳入贩卖的人口。[8]地中海西部的主要奴工是在伊比利亚半岛收复失地运动期间被俘虏来的穆斯林。1492年格拉纳达王国被击败后，收复失地运动宣告终结。热那亚和威尼斯商人在黑海奴隶市场上购买年轻男子及更多的年轻女子，然后将他们卖到东部各地区。这些人中包括格鲁吉亚人、亚美尼亚人、切尔克斯人以及其他高加索人。[9]这一时期的大多数奴隶都从事家仆的工作，但也有例外。在阿拉伯世界，来自黑海地区的年轻男子会被买来充当精英士兵，或称马穆鲁克。他们在1250年夺取了政权，直到1517年为止，一直以开罗为都城统治着中东大部分地区。

13世纪期间，维京征服者在塞浦路斯建立了甘蔗种植园，开始将产品出口到西欧。[10]最初在种植园里干活的是封建农奴，但随着蔗糖需求的增加和种植规模的扩大，种植园开始越来越多地使用在黑海奴隶市场购买的，或者从与希腊人、保加利亚人和突厥人的战争中抓来的奴工。[11] 这种模式后来传播到了克里特岛、西西里岛，然后向西传播到巴利阿里群岛。[12] 13 世纪和 14 世纪建立的甘蔗种植园与 16 世纪和 17 世纪在美洲出现的奴隶社会有很多相同的主要特征：都使用奴工在西欧人名下的庄园里种植和加工经济作物，然后用船将产品运回欧洲出售。但直到 15 世纪，非洲裔人和奴隶制之间才开始产生联系。

黑死病后，奥斯曼人的扩张破坏了地中海的经济生态，导致欧洲探险家、士兵和实业家涌入大西洋。西班牙人征服了加那利群岛，葡萄牙人则在马德拉群岛、亚速尔群岛、佛得角，以及圣多美和普林西比等先前无人居住的群岛上定居了下来。[1] 温暖潮湿的气候、火山的土壤和充足的水源是种植甘蔗的理想条件，于是，富有企业家精神的贵族在这里建立了种植园，以满足欧洲日益增长的农作物产品需求。他们面临的主要难题是如何找到工人来清理森林，在山边开垦梯田，修建灌溉系统，以及在此后耕种、收获和加工作物。收复失地运动宣告落幕后，通往黑海奴隶市场的道路被奥斯曼人封锁，除了加那利群岛，其他岛屿都无人居住，欧洲人找到了各种可供替代的

---

[1] 马德拉群岛是 1419 年由里斯本的热那亚航海家巴尔托洛梅乌·佩雷斯特雷洛（Bartolomeu Perestrello）等人发现的，佩雷斯特雷洛后来成为该群岛的甘蔗种植园主。他也是哥伦布的岳父。

强制性劳动来源，[13] 其中包括非洲西北部的柏柏尔人，以及"皈依者"——改宗基督教[1] 却被怀疑的伊比利亚犹太人和穆斯林。但随着西班牙和葡萄牙商人与西非建立起更紧密的联系，西非成了最可靠的奴隶来源。事实上，越来越多的非洲裔人被运往欧洲。16 世纪中叶，非裔人口已经占到塞维利亚人口的 7% 以上，以及里斯本人口的 10%。[14]

当哥伦布踏足伊斯帕尼奥拉岛时，他无意间发现了地球上最肥沃的土地，以及温暖、湿润，非常适宜种植甘蔗的气候。他在 1493 年的第二次航行中将甘蔗植株带到了加勒比地区。起初西班牙征服者试图役使美洲原住民在土地上劳作，但正如我们在第五章中了解到的那样，原住民人口遭到了旧大陆病原体的极大冲击。[15] 1498 年，哥伦布第三次航行到加勒比地区。他主张引进大西洋前哨马德拉和加那利群岛等地的甘蔗种植园的非洲奴工。不久之后，跨大西洋奴隶贸易就开始了。在 25 年之内，伊斯帕尼奥拉岛上的非洲奴隶数量就超过了泰诺人。16 世纪中叶，原住民人口已经消失。[16] 因为西非通过陆路和现在的海路与欧洲和亚洲联系，当地居民接触过旧大陆的病原体，所以受到的冲击情况要好得多。1550 至 1650 年间，有 65 万非洲人被贩卖到西班牙和葡萄牙的美洲殖民地，是同期跨越大西洋的欧洲人的 2 倍多。[17]

---

[1] 编者注：改宗基督教通常指的是一个人从信仰其他宗教（或无宗教信仰）转变为信仰基督教或其分支。

早期征服者决定在他们的甘蔗种植园中使用非洲奴隶，由此产生了令人始料未及的重大影响：这一举措无意间让整个美洲热带地区不可避免地走上了种族化奴隶制的道路。因为新生的跨大西洋奴隶贸易不仅运载人口，还带来了一些蚊虫和微生物，而正是因为它们，西非才成了欧洲人的丧命之地。[18]

作为西非最为致命的恶性疟原虫传播媒介的冈比亚按蚊没能跨越大西洋，但疟原虫藏在了被贩卖的西非人血液中，从而跨越大西洋而来——其中的许多西非人最近感染了恶性疟原虫，于是携带了病原体。加勒比地区是另外一些按蚊物种的栖息地，这些按蚊也能够传播恶性疟原虫，但它们传播疾病的效率并没有它们的非洲近亲那么高，因为它们不怎么会被人类的血液吸引。于是，西非的头号杀手——疟疾，在伊斯帕尼奥拉岛等地并没有带来很致命的后果。[19]

与其他大多数蚊子不同，在人与人之间传播黄热病毒的埃及伊蚊更喜欢在装有水的容器而不是在沼泽或池塘里产卵，因此它十分适应贩奴船的环境。在加勒比地区成功落脚之后，埃及伊蚊发现甘蔗种植园的生态系统是理想的繁殖环境：种植园中放满了用于结晶蔗糖的陶罐，在潮湿的夏季，这些陶罐会积满水，成为蚊子繁殖的温床。[20]

来自西非的病原体将加勒比地区变成了一座新的白人坟墓。这一次是黄热病取代疟疾成了欧洲人的头号杀手，但结果基本是一样的：几乎所有在西非长大的人都接触过黄热病，获得了终身免疫力，但来自欧洲的新移民却没有任何耐受力，因此成批地死亡。[21] 于是，从经济上讲，非洲奴工成了种植园主的"理性"选择。

得益于英国军方委托进行的研究，我们对 19 世纪上半叶加勒比地区新抵达的非洲人和欧洲人之间的死亡率差异有了清晰的了解。[22] 在和平年代，驻扎在英国的士兵每年的死亡率为 1.5%，地中海、北美洲或非洲南部等其他温带地区的环境对死亡率的影响不大，但他们一旦被派往热带地区，死亡的概率就会显著上升。在美洲热带地区，每年有超过 1/8 的士兵死亡，死亡率大约是温带地区士兵的 10 倍。[1] 19 世纪初的医学水平还无法区分黄热病和疟疾，但数据显示加勒比地区的欧洲人主要死于"发热"：牙买加英国士兵的死亡有 84% 是因为发热；在包括巴巴多斯在内的小安的列斯群岛，死去的士兵中将近一半死于发热。[23]

鉴于在种植园工作的人比驻扎在港口和城镇的士兵更容易接触到蚊虫（且每有一人死亡就有另外两人重病），从英国引入的农业劳工在加勒比地区的处境显然更加糟糕。被贩运来的西非人对黄热病和疟疾已经有免疫力，死亡率要低得多，这一点从英国军队中的非洲士兵与白人士兵的死亡率差异上可见一斑——这些非洲士兵是英国皇家海军在执行 1807 年的奴隶贸易禁令时从跨大西洋的船只中救出来的。军队驻扎在西非的塞拉利昂时，每年约有 3% 的非洲士兵死亡；在加勒比地区，非洲

---

[1] 你可能还记得第五章中提到的"白人的坟墓"——西非。那里的情况更糟，欧洲士兵一年中的存活率仅有 50%。

士兵的死亡概率略有升高，为 4%，但这也只有英国白人士兵死亡率的 1/3。[24]

　　17 世纪末，苏格兰人试图在现今的巴拿马建立贸易定居点，但损失惨重。这则案例可以让人们清晰地认识到，欧洲定居者在没有非洲奴工的情况下尝试在美洲建立殖民地会遭遇什么。苏格兰达里恩公司（Scottish Darien Company）[1]向公众筹款，凑出了远征队所需的资金。成千上万人将毕生积蓄投入这家公司，筹金总计相当于苏格兰全部财富的 1/4 到 1/2。[25] 1698年，1 200 人启程前往"新爱丁堡"。他们带去了足够吃一年的食物和"全国最好的羊毛紧身裤袜、格子呢毛毯、装饰假发和皮鞋——2.5 万双"，用来与当地人交易。[26] 到达"新爱丁堡"不到 8 个月，超过 3/4 的人丧命，剩下的人逃回了苏格兰。不幸的是，还没等这支队伍返回苏格兰告诉故里的同胞发生的这场灾难，达里恩公司又派出了一支由 1 300 人组成的队伍前往"新爱丁堡"。9 个月之内，第二支队伍就只剩下了 100 人，其余的全部死亡。传染病并不是苏格兰殖民者面临的唯一问题——可以想见，殖民地的人们对让人发痒的袜子或温暖的毛毯并没有多大需求——但它是导致失败的最主要原因。[27, 28]

---

[1] 编者注：全称为"苏格兰对非洲和印度群岛贸易公司"，它是在 1695 年由苏格兰议会法案创建的海外贸易公司，拥有对印度、非洲和美洲的苏格兰贸易垄断权。公司的主要任务是鼓励公众认购公司股份，筹措资金出征海外。在获得美洲特许经营权后，公司将目光聚焦在位于巴拿马地峡的达里恩地区，希望在这里开垦苏格兰的殖民地。

令人难以置信的是，在中美洲的不幸遭遇给苏格兰带来的影响持续至今。17世纪末，尽管英格兰和苏格兰是彼此独立的国家，但自1603年以来它们的君主就是同一人。英格兰非常希望两国合二为一，但很多苏格兰人希望保持国家的独立，因为他们害怕被比自己强大得多的邻国压垮。殖民"新爱丁堡"的失败不仅夺去了2 000余人的生命，更让所有投注在这个注定失败的项目上的资金都打了水漂。英格兰人不失时机地许诺，如果投资人同意两国建立更密切的关系，就给予他们补偿。面临财政破产的可能性，即便是坚定的苏格兰民族主义者，也只得支持1707年的《联合法令》。历史学家约翰·麦克尼尔写道："于是，在巴拿马热病的协助之下，大不列颠诞生了。"300多年后的今天，联盟已成为英国的重大政治问题，支持独立的政党目前在苏格兰议会中仍占多数。"新爱丁堡"殖民的失败是传染病攻击美洲热带地区白人殖民者的一个特别突出的例子。殖民地之所以能存续下去，是因为种植园主迅速意识到，被贩卖来的西非人是比欧洲人更可靠的劳动力来源。

西班牙在加勒比地区的种植园取得了引人注目的成功，随后其他国家也开始建立自己的殖民地，以满足日益增长的蔗糖需求。[29]英国人于1627年在巴巴多斯落脚，着手建造甘蔗种植园。和伊斯帕尼奥拉岛及其他岛屿的情况一样，当地原住民很快就被传染病消灭，但种植园主们并没有立刻利用被奴役的非洲人来解决"谁来替他们工作"这个长期存在的问题。与南欧不同的是，不列颠群岛在那之前并没有奴役劳工的传统。当时英国人提到奴隶制，并不会联想到非洲裔人，而是会想到那些被巴巴里海盗从沿海定居点或船上掳掠到北非的同胞。[30] 英国人并没采用奴隶制，而是改进了传统的学徒制度，即学徒为工匠师父无偿工作一段时间以学习其手艺。[31] 而在美洲的契约劳工制度下，一名签下合约的劳工通常要在种植园无偿工作 3 到 7 年。雇主将支付其跨大西洋的路费，并提供雇佣期间的食物和住宿。当合同到期后，曾经的仆人会得到土地、货物或金钱，在新大陆开启新生活。[32]

从表面上看，巴巴多斯的土地所有者雇用来自家乡的契约劳工是合情合理的。这并不只是因为亚当·斯密所说的"自由劳工更易于掌控，因此最终成本更低"，雇用契约劳工还有助于解决英国本土的难题。农业革命让英国多出大量失去土地、无所事事，正寻找新工作的劳动力，直到 19 世纪，工业革命才为他们提供了大量新的工作岗位。在英格兰内战结束后，种植园主甚至都不需要去那么远的地方寻找工人了。奥利弗·克伦威尔将几千名政治反对派（其中很多是爱尔兰人）运到了巴巴多斯，[33] 意为"被流放到巴巴多斯的人"的"barbadoesed"一词在 17 世纪中叶也被广泛使用。许多被流放者在异国他乡无法谋生，只得成为契约劳工。

巴巴多斯殖民地建立的 10 年后，有约 2 000 名契约劳工以及 200 名非洲奴隶。[34] 前者被后者蔑称为"穷白佬"（buckra），可能是因为他们只能坐在教堂的后排。[35] 这些贫困的白人定居者在美洲的热带地区艰难求生。17 世纪中叶，黄热病杀死了岛上半数的白人，约 6 000 人。[36] 它对种植园劳工的影响远比对从事其他职业的人的影响更严重，因为田间的劳作会让劳工更频繁地接触携带病原体的蚊子——加勒比种植园里的非洲奴隶还传唱过这么一首歌："新来的穷白佬，他病倒，他发起了烧，他会死掉，他会死掉。"[37] 面对大量工人的流失，英国种植园主开始复制西班牙人的劳动力模式，使用来自非洲的奴工。时至 17世纪 80 年代，非裔奴隶几乎已经取代了加勒比地区的所有欧洲契约劳工。[38]

加勒比地区的气候和土壤对美洲热带的蔗糖生产者极为有利，以至于 17 世纪末欧洲市场上绝大多数的蔗糖都是由他们供应的。西班牙、葡萄牙、英国、法国和荷兰的海外殖民地都建立了甘蔗种植园。来自西非热带地区的奴工在欧洲人的种植园里辛苦耕作，生产用于出口的蔗糖。随着蔗糖产量剧增，其价格随之下跌。一度是稀有奢侈品的蔗糖成了日常用品，人们用它给茶、咖啡、巧克力和朗姆潘趣酒等饮料增加甜味。从 18 世纪初到 18 世纪末，英国的人均蔗糖年消耗量从 1 800 克上升到了 8 000 克。[39] 正因为有大量非洲奴工在黄热病肆虐的种植园里种植，加工甘蔗，加勒比地区的蔗糖生产规模才能够大大扩张。

跨大西洋奴隶贸易造成了无法想象的苦难。从 16 世纪初到 19 世纪中叶，总共有 1 250 万非洲人被运到美洲——这是人类历史上最大规模的非自愿移民。[40] 在身披枷锁挤在甲板下穿过大西洋的途中，有将近 200 万人死去。那些在旅途中幸存下来的被卖给出价最高的人，成为他们的私有财产。父母被迫离开孩子，丈夫被迫离开妻子。一旦来到种植园，他们便被迫从事极其艰苦的劳作，收割并加工甘蔗和其他作物，时时刻刻因主人的暴力而担惊受怕。女性普遍遭到强奸和性胁迫。托马斯·西斯尔伍德（Thomas Thistlewood）可能是最臭名昭著的性侵犯。他是牙买加的一名英国种植园主，曾在日记里记录下 17 世纪中叶的 37 年间，自己与 138 名被奴役的女性进行了 3 852 次性交。[41] 近期一项基于提供给 23andMe 生物科技公司的 5 万人 DNA 样本的研究表明，托马斯·西斯尔伍德绝非个例。[42] 被贩运到大西洋彼岸的男性人数几乎是女性的 2 倍，然而非洲女性为加勒比地区前英国殖民地现今的人口提供的 DNA 却是男性的 2 倍。

对奴隶的贬义性刻板印象并没有什么新鲜之处，但在新大陆，非洲裔人第一次被完全与奴役联系在一起。[43] 美国的现代奴隶制正是因为带有种族主义色彩才有别于前现代形式的强迫劳动。而一旦非洲裔人在欧洲人的脑海中与奴隶制密不可分，现代种族观念便会应运而生，为这种不公正的状况辩护。

17 世纪和 18 世纪的跨大西洋奴隶贸易和美国奴隶制的大规模扩张恰好与欧洲启蒙运动发生的时间相吻合。启蒙运动关注的重点之一就是将自然世界划分为不同的类别，其中也包括人类。人们被划分为不同的种族，每个种族都有自己所谓的体格、智力和道德特征。基于种族主义的人类分类法有着明确的等级制度，本质上是伪科学的。提出这一分类模式的欧洲白人被置于最高等级。例如，康德（Immanuel Kant）说过"白种人本就拥有所有天赋和上进心"，相比之下，非洲裔人"可以接受教育，但只能接受仆人的教育"，或者换句话说，"他们可以接受训练"。康德还认为，美洲原住民"无法教化"而且"懒惰"。他这么说可能是为了减轻欧洲人对殖民美洲大陆并导致原住民灭绝的负罪感。

种族主义者并不知道这个理论，对传染病的免疫力是无意间产生这些刻板印象的一个主要因素。柯廷认为，非洲移民在美洲热带地区的种植园中显然具备独特的生存能力，这一点直接影响并派生出"黑人非常适合艰苦的劳动和生活"的观点。与之形成对比的是，美洲原住民被看作"孱弱的种族"，经常在第一次接触"白人"后不久就会死亡。[44]

自由与革命

2019 年 8 月，《纽约时报》策划了一期特刊——"1619 项目"，旨在"将奴隶制的影响和非裔美国人的贡献置于美国历史叙事的正中心"。这期特刊十分畅销，其中刊载的一系列文章强调了种族化奴隶制对当代美国社会从交通到医疗保健等所有方面造成的深远影响。该项目的标题指的是，400 年前（1619 年），第一批被贩运的非洲人到达英国的北美殖民地。这 20 多名男女被葡萄牙奴隶贩子运过大西洋，但在墨西哥海岸被英国海盗劫持，并被带到位于后来的弗吉尼亚州的老波因特康弗特角。非洲人早在 1619 年就已经出现在美洲大陆上，这个事实引人注目：就连在美国的建国神话中占据重要地位的"清教徒祖先"

也是在此后一年才到达美国的。

然而，1619 年并不是北美成为奴隶社会的时间点。和在巴巴多斯时一样，起初英属北美殖民地更青睐的劳动力还是契约劳工。在 17 世纪来到新大陆的 25 万名欧洲人中，有 2/3 是这些工人。[45] 相比之下，同一时期抵达的非洲裔人很少：1680 年，整个殖民地的非洲裔人只有不足 7 000 人，只占总人口数的不到 5%。[46] 非洲裔人受到的待遇更像是契约劳工而不是奴隶，"他们被派去与英国和爱尔兰劳工一起工作，除了肤色，几乎没有区别"。[47] 在为雇主工作一段时间后，很多非洲裔人得到了自由，其中一些人甚至设法攒下了大片土地，并买下被贩运来的奴隶为自己工作。

直到 1640 年，3 名来自弗吉尼亚殖民地的契约劳工——2 名欧洲白人和 1 名非洲裔人——逃离了他们的工作场所，这才出现了第一项可被认定为种族化奴隶制的记录。他们被抓获后，殖民地最高法院判决两名欧洲人额外服劳役 4 年，而那位不幸的非洲裔人约翰·庞奇（John Punch）则被判处"在他有生之年，在这里或其他地方为他的主人或其受让人服务"。但在那个时候，约翰·庞奇还只是一个特例。[48]

直到 17 世纪末，北美洲的非洲裔人数量才开始飞速增长——无论是绝对数量，还是相对数量。他们的人数从 1680 年的不足 7 000 人（占总人口的不到 5%），增加到 1690 年的近 1.7 万人（占总人口的 8%），再到 1700 年的 2.8 万人（占总人口的 13%），然后持续增长。[49] 时至 1750 年，已经有将近 25 万非洲裔人居住在北美殖民地，约占总人口的20%。从殖民地一级的统计数据来看，北部殖民地的非洲裔人比例没有明显变化，人数的增加几乎完全是由南部殖民地造成的。例如，到1700年，非洲裔人已占到南卡罗来纳殖民地总人口的43%，以及弗吉尼亚殖民地总人口的28%。50年后，这两个数字分别变成了61%和44%。

随着人数增长，非洲裔人的地位开始下降。1690年后，新的规定将非洲裔人从劳工变成了奴隶。[50, 51]数年后，南卡罗来纳殖民地成了第一个通过所谓"奴隶法规"的殖民地，这套法规对奴隶制进行了规范，并将被奴役的非洲裔人定义为其主人的个人财产。这项法规在很大程度上借鉴了巴巴多斯1688年设立的法规，其他各殖民地纷纷效仿。独立战争爆发时，十三个殖民地都已将奴隶制合法化。18世纪末，北部各州开始废除奴隶制。1780年，宾夕法尼亚州通过了一项逐步解放奴隶的法案，3年后马萨诸塞州结束了奴隶制。[52, 53]19世纪初，北方各州都通过了废除奴隶制的法案。当然，南方各州仍坚定地维护奴隶制，直到1863年在南北战争中落败，他们才不情愿地解放了非洲裔奴工。

自17世纪末起，南方殖民地就出现了奴隶制，而北方却没有，我们该如何解释这一点呢？对于这个问题，最常见的答案是，要在种植园里种植适合当地气候和土壤的作物，劳动密集程度之高是令人难以想象的。根据这一点，烟草、甘蔗、水稻和之后的棉花种植都刺激了南方殖民地对劳动力的大量需求，而唯一能够满足需求的方式就是贩运非洲人。但这一论点与证据并不甚相符。北方的农场主和企业家也需要工人，但他们一直雇用来自欧洲的自由劳工和契约劳工——正如亚当·斯密期望的那样。[54]

事实上，17世纪最后20年和18世纪上半叶，南方殖民地（而不是北方）被奴役的非洲裔人的数量突然显著增长，其背后最大的原因就是传染病。加勒比地区最主要的危害是黄热病，而北美殖民地最大的危害是疟疾。最致命的疟原虫——恶性疟原虫——来自西非，可能是经加勒比海传来的。我们已经知道，恶性疟原虫疟疾是藏在感染者体内被带来的，因为它的传播媒介冈比亚按蚊没能穿越大西洋。在美国本土，疟疾由四斑按蚊传播，这是一种在美国东海岸的低洼地带常见的蚊子。它传播疟原虫的效率并没有它的西非"表亲"那么高，但因为更嗜好人血，它传播疟疾的能力还是比加勒比地区的按蚊更强。[55]因此，美洲大陆上的疟疾破坏力虽然没有西非地区那么强，但造成的后果却比加勒比地区严重得多。

恶性疟原虫引发的疟疾于17世纪80年代中期——在北美殖民地开始流行奴役非洲裔人之前——首次出现在如今的弗吉尼亚州和南卡罗来纳州。[56]这一时间并非巧合。就像我们在本书中看到的许多其他疫情暴发的情况一样，这个时间正好与气候变化的时期相吻合。17世纪80年代的厄尔尼诺现象相较于前20年要频繁得多，这可能造成了疟蚊繁殖所需的积水增多，从而助长了疟疾的传播。[57]气候对疟疾在北美的分布还有另一个重要的影响：因为恶性疟原虫需要在长期相对温暖的气温下才能繁殖，所以它们在南方殖民地能够生存下来，在北方殖民地却不行。实际上，决定这种寄生虫能否繁殖的地理分界线，恰好位于将马里兰州与宾夕法尼亚州和特拉华州分开的梅森－迪克逊线上。[58]

在南方，尚未对恶性疟原虫产生免疫力的务农人员很可能会感染重病。因此，欧洲契约劳工不再受南方雇主的欢迎，他们自己也不想在南方定居。[59]抛开道德问题不谈，如果只从经济角度看，对于种植园主来说，西非劳工突然成了更具吸引力的选择。意大利经济学家埃琳娜·埃斯波西托（Elena Esposito）估计，17世纪80年代恶性疟疾的到来足以解释南方殖民地非洲裔人数量的剧增——即便考虑到奴隶制扩张的其他可能原因，比如某个郡的土壤是否适合种植烟草和棉花等作物，这个结论依然成立。[60]事实上，疟疾对种植劳动密集型作物的郡在奴隶制扩张方面的影响最大，这可能是因为健康的工人在那里能产生最大的经济利益。

据埃斯波西托说，种植园主不仅知道从西非贩卖来的人远比那些自愿从西欧来的人更不易感染疟疾，他们还知道在非洲某些特定地区长大的人比其他人更不容易患疟疾。在出售奴隶的广告海报上，对这些非洲人来自何处的描述具体得令人惊讶：海报会提到塞拉利昂，或者向风群岛和大米海岸。埃斯波西托对1719至1820年间路易斯安那的奴隶市场上出售的3 000名非洲人的数据库进行了分析，结果表明，那些来自西非疟疾肆虐最严重地区的非洲人——他们的免疫力因此最高——的价格明显高于那些没有免疫力的非洲人。[61]

佐治亚殖民地的情况很古怪，但它凸显了疟疾在奴隶制泛化过程中起到的关键作用。在 18 世纪 30 年代建立该殖民地之初时，其受托人决定建立一个由来自英国的小农户组成的社会。非裔奴隶最初被禁止进入这里，作出这一决定是出于军事考虑。佐治亚殖民地的领导人担心西班牙人会对邻近的佛罗里达构成威胁，他们认为保卫佐治亚的最佳方式是将此事交给一支英国殖民者组成的军队，因为他们会拼尽全力保护自己的土地。而几个种植园主和大量非裔奴隶没有获得激励，也就不会这么做。也许从军事角度看这么做确有道理，但在短短几年内，因为疟疾对新移民造成的影响，这一策略被证实在经济上并不可行。

1740 年，后来的商人、政治家詹姆斯·哈伯沙姆（James Habersham）作为传教士来到佐治亚殖民地，他曾抱怨工人稀缺："我不知道能去哪里可以以合理的价格购买或雇用一名仆人。"当时的佐治亚人敏锐地意识到，劳动力稀缺是欧洲人易患疟疾的结果。一人指出，欧洲人"一旦染上瘟疫，一年中就有近乎一半的时间是毫无用处的"；另一人则抱怨说，由于欧洲人极易感染疟疾，"雇用一个白人的成本是他产出的利润的 3 倍"。由于排斥非洲裔人的政策对新设立的殖民地构成了威胁，佐治亚殖民地于 1751 年推翻了种族奴隶制禁令，4 年后通过了与南卡罗来纳殖民地非常相似的奴隶法规。时至 1760 年，非洲裔人已经占到该地总人口的 37%。[62]

尽管南方殖民地的非裔奴隶的数量急剧上升，但白皮肤的欧洲定居者仍占人口的大部分。为了在奴隶经济中占据相对有利可图的高级地位，他们忍下了最初那令人痛苦不堪的发热。那些没有死于疟疾的欧洲人对恶性疟疾产生了免疫力，他们幸存下来的孩子也一样。此时，殖民者的后代已经有能力在土地上劳作而不会得重病。但趋势已经形成，整个意识形态都在为种族化的阶级制度辩护，在这种制度下，非洲裔人在种植园劳作，而白人则攫取利润，这被视为理所当然的事。

　　事实证明，南方白人最终获得了对疟疾的抵抗力，这对新国家的建立非常重要。当1776年大陆会议投票通过《独立宣言》时，他们还完全无法确定起义军能否赢得战争。为了镇压起义，英国人向北美派出了一支庞大的海军舰队和3.4万名士兵。但经过3年的战斗，独立战争陷入了僵局。英国人计划以所谓"南方战略"打破僵局。在此之前，冲突主要发生在北方，尤其是新英格兰地区，当地对起义军的支持最为有力。英国向南方派遣了9 000名士兵，因为他们相信那里的人民忠于国王，会团结起来支持帝国军队。虽然没有得到群众的支持，但查尔斯·康沃利斯（Charles Cornwallis）将军的军队战斗力超群，在与起义军的大部分战斗中取得了胜利。不过，"南方战略"在疟疾季节终告失败。

　　虽然许多英国士兵已经在北美待了一两年，但他们驻扎在纽约和新英格兰，对恶性疟原虫引发的疟疾还没有产生抵抗力。1780年夏末到秋季，康沃利斯手下的大批士兵患上了疟疾。他们在冬天恢复了健康，然后在 1781 年春天向弗吉尼亚的高地进发。康沃利斯希望此举能"使军队免于致命的疾病，因为去年秋天的疾病差点毁了他们"。但随后，康沃利斯接到纽约的上级命令前往地势低洼的沿海平原，此地被他描述为"一个疾病横行的防御哨站"。自抵达北美以来，英军士兵最多只经历过一个疟疾季节，与一辈子都生活在南方的大陆军和民兵相比，他们的免疫系统对即将到来的情况准备不足。

8 月初，英军在约克敦安营扎寨。9 月末，他们被敌人团团包围，其中不仅有美军，还有新近前来帮助的革命伙伴——法国士兵。康沃利斯在被围 21 天之后投降。他别无选择，因为他麾下半数以上的士兵都罹患恶性疟原虫疟疾而无法作战。新来的法军也很容易感染疟疾，但因为从被感染的蚊子叮咬到症状显现有近一个月的时间，所以直到英军投降之后他们才发病。[63] 7 000 名英国士兵在约克敦被俘，占到英军在北美总兵力的 1/4。这改变了战争的走向。

1781 年，革命者着实举步维艰。国会破产，大陆军也在那年的早些时候发生了两次哗变。但是，随着欧洲本土和英国大部分地区战火重燃，约克敦战役的失败向英国人表明重新夺回美洲殖民地机会渺茫。英国的这场战败标志着美国革命主要战斗行动的结束和美国与英国谈判的开始。最终，英国在 1783 年的《巴黎条约》中同意承认美国独立。尽管约翰·麦克尼尔很谨慎，他没有完全忽视乔治·华盛顿（George Washington）等英雄人物的作用，但还是戏谑地提出，雌性按蚊应该被视为

"美国的国母"之一。他指出，死于疟疾的英军人数是死于美军枪下的 8 倍。

几十年后，在加勒比地区，蚊子——这次是埃及伊蚊——再次向一个正在从另一个欧洲大国手中争取独立的殖民地伸出援手。

黑皮肤的雅各宾派与黄热病

18 世纪上半叶，弗朗索瓦·麦坎达（François Makandal）出生在西非一个殷实的穆斯林家庭。[64] 他 12 岁时被俘虏并被送往大西洋彼岸的圣多明各，那是位于伊斯帕尼奥拉岛西部，面积占全岛 1/3 的法属殖民地。对麦坎达生平的记载很少，并且是相互矛盾的，但我们能肯定的是，他曾在甘蔗种植园工作，某个夜晚因碾磨甘蔗时发生工业事故失去了右臂。[1] 之后，他逃到内陆山区，成为岛上逃亡的前奴隶——所谓"马隆人"——的领袖。一些资料显示，他曾是一名伏都教祭司。据特立尼达历史学家、《黑皮肤的雅各宾派》（*The Black Jacobins*，1938 年）的作者 C. L. R. 詹姆斯（C. L. R. James）所说，麦坎达尔自称能预测未来，并说服他忠实的追随者相信他是永生不死的。多年来，他一直领导着一场运动——通过在水源中下毒来摧毁殖

---

[1] 麦坎达的名声经久不衰，他也是阿莱霍·卡彭铁尔（Alejo Carpentier）的魔幻现实主义长篇小说《人间王国》（*The Kingdom of This World*，1949 年）和电子游戏《刺客信条》中的角色。

民地的法国社区。1758 年，法国人逮捕了他，然后在首府法兰西角当着一大群人的面将他烧死在火刑柱上。他的追随者深信，他变成蚊子飞走了，逃脱了死亡。[65] 如果麦坎达真的变成了这种昆虫，那真是一个很有先见之明的选择，因为仅一代人之后，不起眼的埃及伊蚊在海地革命中发挥了关键作用，这是历史上唯一一次被奴役的非洲人成功推翻欧洲压迫者的革命。

如今的海地是新大陆最贫穷的国家，但在 1789 年，圣多明各是世界上最富饶、盈利能力最强的地区之一。尽管它的面积只与马萨诸塞州差不多，但它生产了世界上 2/5 的蔗糖和一半以上的咖啡。[66] 由于欧洲市场需求旺盛，1780 至 1789 年间，这些产品的出口额翻了一番，为法国种植园主、商人和政府创造了巨额财富。[67] 但是，圣多明各的生产力依赖于对近 50 万被奴役的非洲裔人的强制劳动。非洲裔人加上像麦坎达一样逃离奴隶制、在山区勉强度日的 5 万名当地人，几乎占到当地人口的90%，剩下的是或富或穷的白人，以及人数较少的自由黑白混血儿。圣多明各拥有加勒比地区最多的被奴役人口，几乎是第二大被奴役人口大国牙买加的 2 倍。尽管当时美国有 70 万被奴役的非洲裔人，但他们只占总人口的 1/4 左右。[68]

C. L. R. 詹姆斯描述了种植园主及其代理人是何等"憎恨这里的生活，他们只想赚到足够的钱去法国养老，或者至少在巴黎住上几个月"。[69] 法国人急于离开殖民地的主要原因之一是传染病，尤其是黄热病。黄热病的致死率并不高，不足以让贫困的贵族们打消赚快钱的念头，但也没有低到让他们能带着家人永远定居下来。因此，种植园的经营以短期利润最大化为目标。这一点在对待被奴役的非洲人方面体现得最为明显。一半以上的非洲奴隶在抵达圣多明各后的 5 年内死亡。他们不是死于黄热病，而是死于过度劳累、营养不良以及拥挤、不卫生的生存条件，在这样的条件下，他们很容易感染痢疾、伤寒和破伤风。[70] 为了防止奴隶大批死亡——大概也是为了提高奴隶的生产力——巴黎殖民部门在 18 世纪 80 年代中期颁布了一系列法令，要求种植园主及其代理人每周给被奴役的劳工放一天假，提供足够的食物以免他们挨饿，并且不得杀害他们。圣多明各的法国人强烈反对这些法令，法兰西角的法院也拒绝承认这些法令。

残酷地对待被奴役的非洲人的背后有一个简单的经济原因：替换他们很便宜——事实上是过于便宜，以至于每隔几年购买新的劳动力比为他们提供像样的生活水准并鼓励他们生儿育女更划算。18 世纪下半叶，圣多明各进口的非洲奴隶数量明显增加，从 18 世纪 60 年代中期的每年 1 万人增加到 18 世纪 70 年代初的每年 1.5 万人，法国大革命前夕达到了每年 4 万人。[71] 种植园主的短期经济考量忽略了这样一个事实：这种做法破坏了圣多明各社会的稳定，因为这意味着大多数被奴役的工人都出生在非洲，他们还记得被奴役前的生活，渴望重获自由，并认识到如果不奋起反抗，他们很可能在几年内就会死去。[72]

18 世纪 80 年代，敏锐的法国访客意识到局势已经变得非常危险，其中一位访客将圣多明各比作维苏威火山。法国大革命又进一步让圣多明各的局势变得动荡不安。由于政治动荡，所谓"大白人"（保皇党种植园主及其盟友）与"小白人"（支持革命的法国穷人）对立起来。当黑白混血儿和非洲裔人清楚地意识到，就像在美国一样，自由、平等和博爱的革命理想并不适用于他们后，在他们心中便埋下了怨恨的种子。革命很快扫除了法国的封建残余，但在加勒比殖民地，白人至上的奴隶制社会却没有改变，直到圣多明各的非洲裔人自行着手解决问题。

1791 年，奴工用砍刀袭击了他们的法国主人，焚烧了种植园，砸毁了制糖机器。殖民主义者寡不敌众，仓皇出逃。他们乞求巴黎国民议会派兵镇压起义军，恢复奴隶制。但革命政府在激进派日复一日的影响下拒绝出手干预。他们承认了现实，于 1793 年正式废除了圣多明各地区的奴隶制。起义军与曾经的敌人——法国政府站到了同一边，他们的领袖弗朗索瓦－多米尼克·杜桑－卢维杜尔（François-Dominique Toussaint-Louverture）成为殖民地副总督兼总司令。

英国人意图利用这一现状，于 1793 年入侵圣多明各。他们受到法国种植园主的欢迎，法国种植园主希望他们能帮助自己恢复旧秩序。英国占领圣多明各南部和西部地区长达 5 年。在此期间，有 2.5 万名英国士兵参加了殖民地的战争。但是，这些军队中有 60% 的人在抵达后的几个月内就死了，而且其中大部分人死于黄热病，因此没能在打击起义军方面取得多大进展。[73] 1798 年，英军已遭受不小的损失，为了及时止损，他们决定返回欧洲。

1799 年底，拿破仑发动政变夺取了政权。在过去的 10 年中，他作为一名出色的军事指挥官，成功地捍卫了革命，使其免受内外威胁，从而建立了自己的声望。这位第一执政官渴望重新确立法国对圣多明各的控制权，虽然严格来说，圣多明各仍是法国的一部分，但在杜桑－卢维杜尔的领导下，圣多明各已经走上了日益独立的道路。拿破仑希望重新实行奴隶制，恢复奴隶种植园，然后将奴隶分给他忠实的支持者。重新征服圣多明各也是拿破仑战略的一部分，他意图以该殖民地为基地，将法兰西帝国扩张到北美洲。法国名义上拥有地广人稀的路易斯安那地区，从墨西哥湾一直延伸到加拿大边境，从密西西比河一直延伸到落基山脉，但实际上的控制范围并没有超出新奥尔良，当时新奥尔良的人口约为 8 000 人。拿破仑希望开发该地区，不仅是为了种植谷物养活圣多明各的人口，也是为了战胜他的宿敌——早在 20 年前就失去了北美大部分殖民地的英国。

当法国计划入侵圣多明各的消息传出后，巴黎陆军部被大量希望参军的申请人淹没了，他们和拿破仑一样认为胜利是必然的，这会为他们提供积累巨额财富的机会。1801 年 12 月，一支由 3 万名士兵组成的远征军在拿破仑的妹夫查尔斯·勒克莱尔（Charles Leclerc）的指挥下启程前往加勒比海。[74] 拿破仑和勒克莱尔意识到，他们的士兵在圣多明各可能会遭受巨大的痛苦——尽管他们认为造成威胁的是"瘴气"而不是由蚊子传播的病毒。远征队选择在冬天出发，这样他们就有几个月的时间来重新征服殖民地，并在雨季到来之前恢复奴隶制。法军指挥官充满信心，认定能很快取得胜利，因此他们没有准备好应对会一直持续到夏季的战役。事实证明,他们将为这种狂妄自大付出惨重的代价。

1802 年 5 月,法军在杜桑 - 卢维杜尔与一名法国将军进行谈判时俘获了他,初战告捷。这位起义军领袖被押送到法国,囚禁在汝拉山脉的一座城堡里,次年在那里去世。即便抛开这不光彩的一幕不谈,法国为重新征服圣多明各所做的一切本身也是一场灾难。经过 10 年的冲突,起义军已成为一支纪律严明、装备精良的战斗部队,领导人是杰出的军事指挥官,尤其是让 - 雅克·德萨林(Jean-Jacques Dessalines),他在杜桑 - 卢维杜尔被俘后担任了该职务。埃及伊蚊是他们手中的重要武器。起义军从经验中了解到,每年夏天,在蚊子猖獗的雨季,新来的欧洲人都会成批地死亡,因此他们计划充分利用自己对黄热病免疫的优势。1802 年 3 月,德萨林在准备第一次攻打法国时这样提醒自己的军队:"法国那些白人无法在圣多明各抵抗我们。他们一开始会打得很好,但很快就会像苍蝇一样病死。"[75]

起义军想尽一切办法来避免法国人预想中的常规会战。他们利用崎岖的地形发动突袭,然后消失在群山之中。这不仅抵消了殖民军在战术和技术上的优势,还为起义军赢得了时间,拖到黄热病季节到来。[76]事实证明,这一战略极其有效。雨季来临时,法国人病倒了,生病的人多得吓人。在 1802 年夏天写给拿破仑的一封信中,勒克莱尔哀叹道:"殖民地沦陷了……哪个将军能想到他的军队会有 4/5 的人死亡,而剩下的人也毫无用处?"[77]勒克莱尔本人也在 11 月死于黄热病。次年初,1.2 万名援军从法国赶来，但也遭受了同样的命运。根据约翰·麦克尼尔的说法，共有 6.5 万名法国士兵被派去重新征服圣多明各，超过 5 万名士兵死去，绝大多数都死于黄热病。当然，起义军几乎未受疾病影响。仿佛麦坎达真的变成一只蚊子活了下来，并最终实现了他毒杀法国人的计划。

1803 年夏季，欧洲再次爆发战争，一方是法兰西第一帝国及其附庸国，另一方是包括大英帝国、奥地利帝国和俄罗斯帝国在内的第三次反法同盟。英国皇家海军再次封锁了法国港口，使拿破仑无法向加勒比海派遣更多援军。考虑到过去几年中法国军队在加勒比所遭遇的困境，援助可能是多此一举的。不过，此时的拿破仑已意识到对圣多明各的胜利是不可能实现的。他应该会抱怨："该死的糖！该死的咖啡！该死的殖民地！"[78] 他如果更确切地知道军队溃败的根本原因，大概也会同时诅咒埃及伊蚊和 RNA 病毒。

1804 年的元旦当天，起义军宣布新国家海地成立，这个名字来源于伊斯帕尼奥拉岛的泰诺语名称。法国人败给了海地起义军以及岛上的蚊虫，从而帮助塑造了现代世界。没了圣多明各作为基地，拿破仑别无选择，只得放弃在新大陆建立帝国的宏大计划。1803 年 12 月，法国以 1 500 万美元将其位于北美的殖民地卖给了美国。从法国手中购得路易斯安那地区是这个新生国家成长道路上的重要里程碑，此举将美国的面积扩大了一倍，将国家边界从密西西比河一路拓宽到落基山脉。这片购自法国的土地上最终被划分为 15 个州。美利坚合众国的西进运动对于美洲原住民而言是场灾难，却帮助美国在成为 20 世纪超级强国的路上迈出了一大步。

国家分裂

海地革命震动了整个大西洋世界。圣多明各的前奴隶们奋起反抗，战胜了人口有其 40 倍之多的欧洲强国。这充分说明了加勒比地区的白人种植园主是何等不堪一击，他们不仅在愤怒的奴隶面前寡不敌众，还面临着一个无形的敌人，正是这个敌人击溃了从欧洲派来拯救他们的军队。

英国在海地宣布独立后的第三年，也就是 1807 年，禁止了跨大西洋奴隶贸易。此事并非巧合。当时，这一举动并没有被视为废除奴隶制的第一步，而是被视为试图维护奴隶制的举措。[79] 英国人希望，禁止人口贸易可以切断非洲廉价劳动力的供应，迫使种植园主更好地照顾"他们的财产"，从而降低叛乱从海地蔓延到其他殖民地的风险。但这一策略失败了。1816 年的巴巴多斯、1823 年的德梅拉拉（今属圭亚那）、1831 到 1832 年的牙买加先后爆发了起义。尽管加勒比地区的奴隶种植园仍然利润丰厚，而且在大英帝国的经济中扮演着越来越重要的角色，但伦敦政府还是在 1833 年决定彻底废除奴隶制。[80] 我在学校受到的教育过度强调了开明的白人救世主威廉·威尔伯福斯（William Wilberforce）的作用，但上述事实对这种自鸣得意的叙事作出了重要更正。被奴役的非洲人在为自己赢得自由的过程中发挥了至关重要的作用，他们让政府无法承担另一个海地诞生可能带来的风险。[81]

在美国，国会也于 1807 年禁止了奴隶进口，但直到第二年才生效，而且走私活动仍在继续。海地革命加剧了北美种植园主的恐惧，他们担心自己的地盘也会像法国革命政府在 1793 年所做的那样不再受用于奴隶制。[82] 受这种焦虑的影响，他们对北方反奴隶制运动所构成的威胁反应过度，这又助长了已经使国家走向分裂的两极分化。17 世纪末恶性疟原虫疟疾的到来使南方和北方的殖民地走上了不同的发展道路。18 世纪初，两个地区之间的差异已十分明显。非洲奴工是南方种植园经济中的重要部分，而北方不断发展的制造业则依赖于来自欧洲的自由劳工，这导致双方对自由的理解截然不同。[83] 在北方各州，自由意味着对南方蓄奴州的反抗，而自革命以来，南方蓄奴州一直把持着国家的政治命脉。对南方白人来说，自由意味着联邦不干涉各州事务，尤其是在奴隶制问题上。

1860 年，亚伯拉罕·林肯（Abraham Lincoln）当选美国总统，这位新成立的共和党的领袖坚决反对奴隶制向西扩张，他的当选使南北之间脆弱的联盟陷入危机。他当选总统时没有获得哪怕一张南方选举团选票。埃琳娜·埃斯波西托的统计分析表明，疟疾在这一时期美国政治的两极分化中发挥了重要作用。在 1860 年的总统大选中，当时支持奴隶制的民主党在疟疾发病率最高的县获得的支持率最高，这大概是因为非裔美籍奴工以及为其辩护的种族主义意识形态在这些疾病肆虐的种植园中最为根深蒂固。南方各州感到他们的生活方式受到威胁，又无法通过民主程序来解决这一担忧，于是便脱离了美国。

　　北方要赢得南北战争的胜利，不仅要在战场上击败南方邦联军队，还要迫使南方继续作为美国的一部分留下来。要做到这一点，很可能需要控制大片敌方领土，并对蓄奴州实施所谓"政权更迭"。[84] 因此，战争的大部分时间都是在国内恶性疟原虫疟疾流行的地区进行的。北方联邦军队的规模更大，补给更充足，但打胜仗却很艰难。原因包括将领无能、对手勇武，以及后勤出现问题。另一个重要因素是，大多数北方士兵还没有对疟疾产生免疫力，而大多数南方士兵已经有了。据估计，每年有 40% 的联邦士兵患上这种疾病。高烧让病人极度虚弱，严重影响了战争的进行。即使疟疾没导致患者死亡，也会使他们更易感染痢疾和麻疹等其他传染病。在整个南北战争期间，死于疾病的北军人数是死于南军枪炮人数的 2 倍。[85]

　　疟疾并没有改变南北战争的结果。尽管恶性疟原虫给联邦军造成了巨大损失，但北方还是取得了胜利。不过，这场疾病可能将胜利推迟了数月甚至数年，对战后安置产生了重大影响。1861 年春季冲突伊始，林肯还在试图维持一个脆弱的战争联盟，这个联盟除了共和党人，还包括北方民主党人和未脱离联邦的边境蓄奴州联邦党人。因此，他的目标相对温和：让南方继续留在联邦内，并限制奴隶制的扩张。他意识到，承诺废除奴隶制的举措将会使联盟分崩离析。但到了 1862 年夏季，随着北军战事持续陷入困境，林肯开始考虑更激进的手段。他改变主意，认为废除奴隶制能够打破僵局。非裔美国奴工毕竟是南方经济的重要组成部分，在为南方邦联军队提供后勤支持方面也发挥了重要作用。林肯认为，"不可否认，他们是那些他们所服务的人的力量来源，我们必须决定这个力量来源是支持我们的还是反对我们的"。[86] 9 月 22 日，他得出结论：废除奴隶制已成为"军事需要，对维护联邦绝对必要"。然后，在 100 天后的 1863 年元旦，《解放奴隶宣言》宣布"所有奴隶……现在和将来都是自由的"。

1865 年，北方赢得南北战争后不久，《美国宪法》第十三修正案获得批准。根据该修正案，在《独立宣言》宣布人人自由平等近 90 年后，奴隶制终于被宣告为非法。北方在南北战争中的胜利并没有在顷刻间就结束白人至上和非洲裔人受人奴役的局面。许多非裔美国人作为负债累累的佃农继续在以前的种植园工作，生活条件与奴隶无异。《吉姆·克劳法》又进一步维持了种族隔离的现状，并限制非洲裔人投票。近 50 年前，詹姆斯·鲍德温（James Baldwin）指出，在过去的一整个世纪里几乎没有发生变化，"对于这个国家的非裔人群来说，根本没有什么法典。要我说，我们仍然被奴隶法规所统治着"。乔治·弗洛伊德遇害案和 2020 年夏天在美国各地爆发的大规模"黑人的命也是命"抗议活动表明，在废除奴隶制的一个半世纪之后，非裔美国人要想享有与白人同胞同等的生命权、自由权和追求幸福的权利，还有很长的路要走。

/ 第七章 /

工业时代的瘟疫

> 抽水马桶的发明给人类带来了比哥白尼、达尔文和弗洛伊德的理论加在一起还要更伟大的革命。
>
> ——高锡·斯米莱夫斯基（Gorce Smilevski）

我们升空了

英国历史学家艾瑞克·霍布斯鲍姆（Eric Hobsbawm）将从 1789 年法国大革命到 125 年后第一次世界大战开始的时间称为"漫长的 19 世纪"。在此期间，英国经历了非凡的变革。在漫长的 19 世纪之初，绝大多数人都生活在与约翰·康斯特布尔（John Constable）的风景画或托马斯·哈代（Thomas Hardy）的小说相似的环境中，当时的社会形式以农村为主，大多数人都务农。虽然人们用风力和水力来碾磨谷物，但主要的动力来源还是人力和役畜，与农业刚出现时别无二致。将近 1/3 的人口受雇于纺织业，但他们往往是在自己家中使用手摇纺织机，将纺织当作副业来做。然后，在短短几十年间，一切都变了。

18 世纪蒸汽机的发明和逐步改进，使得人类有史以来第一次以工业规模使用化石燃料作为动力。变化始于纺织业，有了蒸汽驱动的机器，英国人就能生产出极大量的布匹。原棉的进口量（主要从美国南方进口）从 1785 年的 1 100 万磅（近 5 000 吨）增加到 1850 年的 5.88 亿磅（近 27 万吨），同一时期纺织厂的布匹产量从 4 000 万码（近 3 700 万米）增加到超 20 亿码（近 19 亿米）。[1] 制造业的增强和扩张永远地改变了社会。新机器需要被放置在靠近煤矿和港口的专用厂房里。随着手摇纺织机被淘汰，数百万家庭被迫从农村迁往繁荣的工业城镇，到威廉·布莱克的诗歌《耶路撒冷》中所传唱的那"魔鬼一般的黑暗工厂"中寻找工作。时至 20 世纪初，大多数英国人生活的世界已经变得更像 L. S. 洛瑞（L. S. Lowry）的画作或者查尔斯·狄更斯（Charles Dickens）的小说中的景象，而不再是康斯特布尔或者哈代笔下的田园牧歌风光。新的城市工人阶级居住在拥挤的大城市里，在庞大的工厂中工作，燃煤的机器喷吐着刺鼻的浓烟，货物由蒸汽动力的火车和船只运往世界各地。

对很多英国人来说，"自己的国家是工业革命的发源地"这一事实是一种民族自豪感的来源，他们将工业化，尤其是在科学和工程学方面的卓越地位视为其与生俱来的优势。然而，这种带有狭隘民族主义色彩的解释并无道理，因为英国纺织业实现创新所必备的技术知识在整个欧洲都已存在，并且已经存在了几代人的时间。[2] 那么，为什么英国成了全世界第一个完成工业化进程的国家呢？当然，此事确实得益于英国拥有大量易于开采的煤矿，而且这些煤矿已经被用作家用燃料。在过去的几个世纪里，英国人已经砍掉了大部分的树木和森林，为农业用地和船舶制造业让路。另一个关键原因是，英国的工资明显高于欧洲其他国家——这是黑死病后从封建主义向农业资本主义过渡的结果。因此，与煤炭稀缺且昂贵、劳动力丰富且廉价的欧洲其他国家相比，投资蒸汽驱动的机械以减少对劳动力的依赖，在英国具有更大的经济意义。

先前的传染病所遗留的后果也在一些其他方面催化了工业革命。英国北部工厂用于生产纺织品的大部分原棉都是由美国南方种植园中对疟疾有抵抗力的非洲奴隶种植的。而用于制作果酱、蛋糕和饼干等食物，为英国日益壮大的城市工人阶级提供廉价热量的糖，则是由加勒比地区的非洲奴隶生产的。[3-5] 此外，殖民主义和奴隶制带来的巨额利润有很大一部分被重新投入英国。就这样，非洲奴隶和殖民地人民的苦难换来了公路、运河、码头和铁路等重要基础设施的建设，工业革命由此才成为可能。[6]

然而，将在殖民地掠夺到的物品送回国内并不会自动带来经济增长和社会变革。大家应该还记得，在16世纪和17世纪，当西班牙被来自美洲的黄金和白银淹没时，并没有开启一个可以自我持续的经济增长过程。相反，它导致了难以控制的通货膨胀和一系列不明智的战争，因为西班牙的封建经济无法有效利用它新发现的财富。正因为英国经历了从封建主义向资本主义的过渡，它才有能力将殖民主义的收益投资于创造利润的企业，而这些企业正是漫长的 19 世纪中经济和社会变革的主要推手。英国经济奇迹的出现并不仅仅是因为英国实业家的企业家精神，国家也介入干预，以确保局面对国内经济有利。例如，英国公司出口棉布几乎不缴纳关税，但印度生产商向英国出口印度纺织品却被征收高达 85% 的关税。[7, 8]

正如我们前面所看到的，资本主义并不是在 18 世纪和 19 世纪突然出现在英格兰北部的工业化城镇中的，它是在黑死病之后几百年来农村地区领主与农民的斗争中逐渐萌生的。封建制度容易使经济和社会停滞不前；相比之下，取代它的资本主义制度则充满活力，因为具有商业头脑的新的佃农阶层会运用最新的技术，在其日益扩大的土地上实现利润最大化。

农业资本主义在多方面为工业革命提供了助力。具有创业精神的农民挤走了效率低下的同胞，绝大多数人口失去了土地，而随着技术的日益普及，农村对劳动力的需求也相应减少了。越来越多的余粮为被迫迁移到城镇寻找工作的家庭提供了生存保障。19 世纪 30 年代，英国生产者种植的谷物占到了英国谷物消费量的 98%，尽管英国人口自 18 世纪中叶以来已经增长了 2 倍。[9] 因此，尽管用于制作蛋糕和饼干的糖是从加勒比地区进口的，但面粉却来自离家更近的地方。

这种重视持续创新、提高生产力和利润最大化的新思路改变了农业的现状。但直到人们将这些原则应用于制造业，经济才真正得以起飞。市场这只"看不见的手"将个体商人自私自利的贪婪转化为经济的繁荣，使世界发生了翻天覆地的变化。正如约翰·梅纳德·凯恩斯所说："从我们有记载的最早时代——例如，公元前2000年——到18世纪初，生活在地球文明中心的普通人的生活水平并没有发生很大的变化。当然，有起也有落。瘟疫、饥荒和战争接踵而至。也有黄金年代，但并没有发生渐进式的剧烈改变。"[10]

　　而后，一切都变了。在18世纪的大部分时间里，英国经济的年增长率一直都略低于1%。[11]按照现代标准，这个数字还很低，但即使按照这个速度，经济规模也在不到70年的时间里翻了一番。随着工业化在18世纪最后20年启动，英国的经济增长有所加快。19世纪中叶，英国经济年增长率达到2.5%，之后回落到2%。与当代中国过去几十年的增长率相比，这些数字并不算高，但在一个自采用农业生活方式以来，经济增长一直接近于零的世界里，这是前所未有的增长。英国经济史学家西蒙·什雷特尔（Simon Szreter）认为，这一增长率相当于在现代几十年间每年增长15%到20%，即使是中国也没有达到这个水平。正如霍布斯鲍姆指出的那样，"人类历史上第一次摆脱了社会生产力的束缚，人类社会从此有能力不断地、迅速地，直至现在无限地繁殖人口，增加货物和服务"。马克思和恩格斯对工业革命的生产力感到震惊，两人在19世纪中叶撰写著述时指出"工业革命创造了远远超过埃及金字塔、罗马引水渠和哥特式大教堂的奇迹"。[12]

1650 至 1750 年间，英格兰和威尔士的人口一直保持在 500 万到 600 万之间。后来，由于农业革命和工业革命的双重影响，它冲破了马尔萨斯天花板。18 世纪下半叶，人口增长速度加快。从 1811 年到 19 世纪中叶，当地的总人口从约 900 万翻倍到约 1 800 万，到第一次世界大战开始时几乎又翻了一番。[13, 14] 没有土地的贫困群众从农村涌入城镇，他们被持续走高的工资所吸引，尽管实际工资并不会一直增长，但总体仍呈上升趋势。19 世纪初时，拥有约 100 万人口的伦敦是英国唯一人口超过 10 万的城市，而英国 2/3 的人口还都居住在农村。[15] 到了 1871 年，情况已经发生巨大的变化：除首都伦敦外，17 个城市的人口超过了 10 万，格拉斯哥和利物浦的人口达到了 50 万，而伦敦已经膨胀为一个拥有 300 万人口的大都市。尽管城市人口的增长与总人口的增长有关，但此时英国已有 2/3 的人生活在城市地区。[16]

工业革命带来了生产力、财富创造、人口增长和城市化程度的巨大提升。它对创造我们今天生活的世界至关重要。许多人认为，工业化也促进了人类的健康。1700 年，英格兰和威尔士人出生时的人均预期寿命约为 36 岁；[17] 19 世纪初达到 40 岁；第一次世界大战开始时则约为 55 岁。由于财富和健康的显著增长大致发生在同一时间，人们普遍认为经济增长会自然而然地带来人类福祉的增进。这一理论的核心在于，随着国家的日渐富裕，人们会经历"流行病学转型"，年轻时死于传染病的人越来越少，人均预期寿命得以提高，而死于心血管疾病和癌症等慢性病的老年人逐渐增多。[18]

事实上，现实情况要复杂得多。从 19 世纪 20 年代到 19 世纪 60 年代末，技术和财富都得到空前的提升，但英国人的人均预期寿命一直停滞在 41 岁左右。[19] 直到 19 世纪的最后 30 年，人们的健康状况才开始得到改善。然而，这些国家层面的数字掩盖了地方层面更为复杂的情况。农村地区的人均预期寿命往往高于全国平均水平。在伦敦南部萨里郡的农村，19 世纪中期的人均预期寿命为 45 岁。在此期间，人们的健康状况得到了缓慢但稳定的改善。值得注意的是，尽管技术的发展减少了对劳动力的需求，大多数农村人口都面临着巨大的经济困难，但他们的健康状况却依然在改善。[20] 在伦敦，人均预期寿命为 37 岁。这一数字比全国平均水平低 4 岁，掩盖了伦敦西部富裕地区和东部贫困地区之间的严重不平等。

新城镇确实拖了全国数据的后腿。这些地区的人均预期寿命不仅大大低于英格兰和威尔士，而且在 1825 年到 1850 年间下降明显。[21] 数据会出现偏差是因为婴儿的死亡率非常高，每 5 个婴儿中就有 1 个在满 1 岁前夭折。[22] 在曼彻斯特和利物浦的中心地区，人均预期寿命约为 25 岁，这是黑死病疫情以来最短的人均预期寿命。[23] 如果我们统计穷人的数据，那么情况看起来还会更糟。曼彻斯特工人的人均预期寿命为 17 岁，利物浦工人的为 15 岁。[24] 城市中工人阶级的死亡率如此之高，以至于只能靠周边农村，以及越来越多从爱尔兰流入的人口来维持城市的人口水平。由于北方城镇是工业革命的中心，这一数据清楚地表明，经济增长和实际工资的增加并不会通过市场这只"看不见的手"自然而然地带来健康状况的改善。相反，19世纪末迅速增长的城市人口正在经历西蒙·什雷特尔所说的"4D"：混乱（disruption）、贫困（deprivation）、疾病（disease）和死亡（death）。

人间地狱

在巨蟒剧团表演的一则幽默短剧中，[1] 身着白色晚礼服的四人围坐在一张桌子旁，抽着雪茄，喝着红酒，用浓重的北方口音讨论着他们卑微的出身。约翰·克里斯饰演的以西结感叹道："30年前，谁能想到我们会坐在这里喝夏索拉酒庄的酒。"然后，这些人开始互相攀比，讲述自己童年的悲惨遭遇，一个比一个荒诞：

> 希西家："就是啊，在那些日子里，我们能付得起一杯茶钱就不错啦。"
>
> 俄巴底亚："还是一杯冷茶。"
>
> 以西结："没有奶也没有糖。"
>
> 约西亚："连茶都没有！"
>
> 希西家："装在脏兮兮的破杯子里。"

---

[1] 该短剧由蒂姆·布鲁克-泰勒（Tim Brooke-Taylor）、马蒂·费德曼（Marty Feldman）、约翰·克里斯和格雷厄姆·查普曼（Graham Chapman）创作，并在他们的电视节目《1948年的最后演出》（*At Last the 1948 Show*）中首次表演。作为巨蟒剧团的成员，克里斯和查普曼后来现场表演了这出短剧。

以西结："我们连杯子都没有。以前我们只能卷起报纸盛茶喝。"

然后，他们越发离谱地声称自己的住房、工作条件和家庭生活何等不堪，直到以西结发出了致命一击："我每天晚上 10 点钟就得起床，在睡前半小时喝一杯硫酸，每天在磨坊里工作 29 个小时，还得付钱给磨坊主才能获得这份工作。回到家时，爸妈就会杀掉我们，在我们的坟头跳着舞，高唱着'哈利路亚'。"希西家接茬道："但如果你试图把这些告诉现在的年轻人，他们是不会相信的。"

尽管这些听起来难以置信，但在工业革命时代，城市中的贫民不得不忍受的生活条件与以西结和他的伙伴们所经历的相差无几。数百万赤贫家庭从农村迁移到城镇寻找工作。他们在工厂找到了工作，但工作冗长、乏味且危险。就连未成年人也无法幸免。通过 1833 年《工厂法》的法条内容，我们可以一窥当时的工作条件。其中最引人注目的一条是，限制 9 岁至 12 岁的儿童每周最多工作 48 个小时。即使是这样的限制也会受到经济自由主义者的质疑，他们认为与童工相关的法条是国家对自由市场运作的不合理干预。[25] 为了在悲惨的境地中获得些许慰藉，人们开始酗酒。城市贫民酗酒的现象十分普遍。当时流传着这样一种说法：离开曼彻斯特最快的方法就是喝酒。霍布斯鲍姆所说的"烈酒的痼疾"的其中一项后果就是普遍存在的家庭暴力。[26]

在巨蟒剧团的剧本里，当以西结声称自己"曾经住在一座狭小的旧房子里，房顶上还有巨大的破洞"时，格雷厄姆·查普曼饰演的俄巴底亚嗤之以鼻："我们曾经26个人住在一个房间里，连家具都没有。地板缺了一半，所有人挤在一个角落里，生怕掉下去！"同样，这也只是比实际情况稍微夸张了一点而已。全家挤在简陋的贫民区公寓大楼中的一个房间里，没有家具，这种情况在当时并不罕见，因为人们被迫典当或者卖掉了所有财产来换取食物。在城市工人的生活条件中，最让人震惊的一点可能是没有排污设施。英国的城镇发展迅速且杂乱无章，缺乏下水道和提供安全饮用水的基础设施。人类排泄物被泼洒到未铺设路面的街道上，或储存在地窖里，或堆在满溢的粪坑里。排泄物从那些地方落入作为主要用水来源的溪流与河流。恩格斯在19世纪中叶曾居住在曼彻斯特，他形容那里"肮脏，破败，无法居住"，就像"人间地狱"一般。任何付得起钱的人都会住在贫民窟以外的地方，通常在工业中心的西面，也就是上风处。这种城市格局如今在包括伦敦和巴黎在内的许多欧洲城市仍然很突出。

城市工人的居住区既拥挤又不卫生，为以前并不常见的病原体创造了新的栖息地，它们在这里大肆滋生。传染病在这里并未销声匿迹。事实上，在19世纪中叶，英格兰和威尔士约有40%的人死于传染病，城市地区的数据更高。[27]在伦敦，死于传染病的人数占到了全部死亡人数的55%，而在利物浦和曼彻斯特的部分地区，这一数据约为60%。恩格斯在《英国工人阶级状况》（*The Condition of the Working Class in England*，1845 年）中计算出，在曼彻斯特和利物浦等大型工业城市，居民死于传染病的风险是周边农村居民的 4 倍。罪魁祸首之一是肺结核。肺结核通过空气传播，当一个人咳嗽或打喷嚏时，其他人吸入了含有结核分枝杆菌的飞沫，疾病就得到了传播。拥挤的生活环境也助长了病菌的传播。

在 19 世纪的英国，另一种夺去许多人生命的疾病是霍乱，英国历史学家理查德·埃文斯（Richard Evans）将其描述为"工业化时代欧洲的典型流行病"。[28] 尽管霍乱在 19 世纪造成的死亡人数不及肺结核和水传播腹泻病等地方性疾病，但其发病速度之快、来势之猛，让人们对它的恐惧不亚于前几个世纪的黑死病。[29] 霍乱弧菌通过被感染者的粪便污染的水来传播。当其到达人体肠道时，免疫系统会开始发动攻击。但在此之后，情况就会发生反转：病原体死亡时会释放出一种极强的毒素，导致血浆（血液中的透明液体成分）排入肠道，并因暴发性腹泻和喷射性呕吐被排到人体外。在严重的情况下，受害者会在几小时内丧失 1/4 的体液，严重脱水会使患者外表干枯皱缩。因为毛细血管破裂，皮肤还会呈现青紫色。在出现症状后的几天内，就会有略多于一半的患者死亡。霍乱甚至在致人死命后仍然令人恐惧：在某些情况下，因为死后肌肉收缩现象，尸体的四肢会剧烈抽搐，给人造成一种运尸车上生机勃勃的印象。[30]

几个世纪以来，霍乱一直是恒河三角洲的地方病。1817 年，东印度公司部队携带霍乱弧菌横跨南亚次大陆，将其第一次带出了原生环境，使其他地区相继暴发霍乱：在与马拉地帝国作战时，黑斯廷斯侯爵的 1 万名士兵中有 1/3 死于霍乱。[31] 随着越来越多的人乘坐越来越快的轮船来往于印度和其他地区，霍乱也传播到了南亚以外。霍乱弧菌藏在旅行者的肠道、脏衣服和床单中"搭便车"，足以存活数周之久。

霍乱于 1831 年首次传入英国，当时工业革命正在改变英国的经济和社会。由于生活环境和水源卫生极差，城镇中的工人阶级聚居区为霍乱弧菌的传播提供了绝佳的环境。正如埃文斯所指出的那样，"这些条件几乎就是为霍乱弧菌量身设计的"。[32] 中产阶级和上层阶级居住在更广阔、更干净的地区，当疫情暴发时，他们往往可以选择逃到乡下的住所，因此受到的影响要小得多。从 1848 到 1849 年，以及 1854 年伦敦暴发霍乱期间的数据中能够看出，霍乱对不同人群造成的影响是不同的。伦敦东部工人阶级聚居区的居民死亡率是绿树成荫的肯辛顿、圣詹姆斯和威斯敏斯特居民死亡率的 12 倍。[33]

19 世纪 30 年代，当霍乱第一次出现在欧洲时，医生们完全不知道它是什么，也不知道该如何治疗。他们想出了各种稀奇古怪的"疗法"，包括将滚烫的水倒在病人的肚子上，以及将松节油和炖羊肉从患者的肛门注入肠道。当局采取了与阻止鼠疫传播时相同的公共卫生措施：军方实施隔离和卫生警戒以限制旅行者的活动，医生强迫病人在医院隔离。这些措施对控制疫情暴发的作用是有限的，因为携带病菌的粪便仍可能流入水道。而且，这些措施还引发了当地居民的怀疑。每当疫情暴发，医生、士兵和官员就会出现在贫民窟中，限制人员的流动并带走病人，但这些外来者似乎并未受到这种可怕疾病的影响。我们现在知道，这是因为霍乱是通过携带病菌的水传播的，而外来者往往不会饮用这种水。当时人们普遍认为萦绕在拥挤的城市贫民窟周围的恶臭是传染病的罪魁祸首，而同样暴露在这种瘴气中的来访者却基本不受影响，这一点对于他们来说很难解释。

病症、外来者的突然到访、下层阶级过重的负担，许多人在见证了这些事实后便猜测霍乱根本不是一种从前不为人知的疾病，而是当局毒害城市贫民的阴谋。[34] 这一次，即便是在封建制度仍然存在的东欧和中欧，犹太人也不再是被责难的对象了，民众把怀疑的目光转向了领导公共卫生应对疫情的当局。国家政府的权力已大大扩张，但在改善大多数人的生活方面却收效甚微。

在整个欧洲，霍乱的蔓延伴随着内乱和暴动。在德国和俄罗斯，执行封锁任务的军官会被袭击，有的甚至被杀害。在匈牙利，群众进攻城堡，屠杀贵族，指责他们毒害民众。在英国，公众将愤怒的矛头指向了将患者送往医院隔离治疗的医生。这不仅仅是因为英国的医生在公共卫生中的作用比东欧和中欧的医生更突出。霍乱首次大暴发时，民众对医生的不信任达到顶峰。1829年，威廉·伯克（William Burke）因谋杀 16 人并将尸体卖给爱丁堡大学医学院用于解剖而被定罪并处以绞刑，共同被告人威廉·海尔（William Hare）为了换取豁免权还检举了他。

此案引起了公众的极大兴趣，有 2.5 万人观看了对伯克的处决。在爱丁堡医学院公开解剖伯克尸体时，现场还发生了小骚乱，因为当时聚集的医学生发现自己没有地方可站了。这些谋杀案让公众意识到，医学研究是需要尸体的。正如埃文斯所指出的，这"重新点燃了民众长期以来对解剖学家的怨恨，霍乱疫情被普遍认为是同一事件的又一例证"。因此，当医生试图将疑似霍乱的患者送往医院隔离时，人群攻击了医生，因为他们真的担心病人会被杀害，而尸体会被用于医学研究。[35, 36]

面对这种激烈的反对，欧洲各国政府放弃了旨在阻止霍乱蔓延的公共卫生干预措施。[37] 英国对公共卫生采取的自由放任政策的态度与当时对经济政策的态度相当一致，这意味着当霍乱再次袭来时，英国不可能有充分的准备。

全世界的"商店店主"联合起来

在幽默短剧中，四个北方新贵一边喝着夏索拉酒庄的酒，一边回忆他们的卑微出身，这反映的是工业革命的一个重要结果：工业革命为俄巴底亚和他的朋友提供了机会，让他们这样的人在一代人的时间里从赤贫变为富裕，打破了长期以来的权力结构。19 世纪初，大多数人被排除在国家和地方政治决策之外。英国被几千个家族所支配，他们拥有大部分土地，垄断了重要的政治职位。其中的许多人是 1066 年跟随征服者威廉从法国来到这里的诺曼人后裔。尽管议员是通过选举产生的，但该体制下还是乱象丛生。例如，英格兰南部的小村庄老萨勒姆只有三座房子，却向威斯敏斯特派出了两名议员，而伦敦只有四名议员，包括曼彻斯特在内的许多北部工业城市甚至没有任何代表。

虽然工业革命前的英国社会并不民主，但也不悭吝。在城市，由富有的地主、商人和专业人士组成的统治寡头对他们眼中"自己的"城镇引以为豪。他们组织并资助了各种改善城市环境（尤其是街道）的活动，包括铺路、完善照明和定期清洁。在农村，家长式的地主阶级推行慷慨的福利制度。[38] 根据旧济贫法，任何有需要的人都有权从他们出生的教区——英格兰和威尔士大约有 1 万个教区——领取救济，通常领到的是食物或金钱。教区通过对土地所有权价值征收累进税来支付这笔费用，这种税被称为"济贫税"。该制度在 17 世纪初正式确立，用于应对封建制度崩溃和修道院的解散，而修道院在中世纪时原本承担提供社会安全保障的职责。该制度受到了受助者的欢迎，他们认为"在困难时期接受社会上更幸运的人的帮助是与生俱来的权利"；不仅如此，它还得到了地主精英阶级的支持，他们承担了大部分成本，并将其视为在要求平等的呼声日益高涨和法国陷入革命混乱之际维持现状的一种方式。[39] 但随着农业商业化和机械化的发展，农村就业机会减少，旧济贫法的成本越来越高。从 18 世纪中叶到 19 世纪初，全国用于救济穷人的开支增长了 10 倍。[40] 而后，随着人口从农村涌入城镇，由教区一级管理的福利制度也开始疲于应对。

工业革命给政治改革带来了巨大压力。这种压力不仅在于俄巴底亚和他的朋友们这样的商人本身，还在于这些商人与日益政治化的城市工人阶级联合起来了。19世纪30年代初，政府再也无法推拒民众扩大政治参与的要求。[41]一些历史学家认为，这是英国现代史上唯一有可能爆发革命的时刻。作为对民众呼声的回应，政府通过了一系列改革措施，打破了雇主与工人之间的联盟，赋予了前者选举权，却将后者拒之门外。首先，1832年的《大改革法案》为任何拥有10英镑以上财产的成年男性赋予了投票权，从而将可以投票的选民比例从大约每40名成年男性中有1人提高到每7名成年男性中有1人。随后，在1835年，《市议会组织法案》建立了由城镇纳税人投票选出的代议制地方政府。

这项法案结束了相对单一的、以英国圣公会为主的地主精英阶层对英国政治的控制。国家的一部分权力被移交给商人，其中的许多人是不从国教者，即拒绝接受国教会权威的新教徒，包括卫理公会教徒、一神论派教徒和贵格会教徒，他们以节制、勤劳、节俭而著称。巨蟒剧团短剧中的"俄巴底亚""以西结""约西亚"和"希西家"都是出自《旧约》的名字，暗指工业革命中涌现出的许多成功商人是非教会人士。尽管有一些新选民是雇用了大量工人的富裕工厂主，但大多数是小企业主，他们的处境虽然比城市工人阶级的好得多，但也必须一直艰难地维持偿付能力，避免再次陷入刚刚摆脱的贫困。[42]然而，西蒙·什雷特尔所说的新近被赋予公民权的"商店贵族"是坚决反对国家征税和地方征收的地产税的，尤其是当这些资金被用于资助对他们来说毫无用处的穷人时。由于旧政治精英和各色各样的新选民几乎没有共同点，他们发现，除了不应该为对方花钱，很难在其他事情上达成一致。因此，在 19 世纪 30 年代改革后一两代人的时间里，只有那些奉行自由放任主义，坚持最低税收和有限国家干预的政府才能当选。

1834 年通过的新济贫法摒弃了地主精英慷慨的家长式做法，取而代之的是一种代表新选民价值观的制度。这项法案是由大律师埃德温·查德威克（Edwin Chadwick）和经济学家纳索·威廉·西尼尔（Nassau William Senior）起草的，两人都不同情穷人的困境。[1] 他们认为，旧的福利救济制度助长了依赖性和惰性，反而造成了更多的贫困。穷人救济金只能在原籍教区领取的规定被他们看作对劳动力自由流动的不必要限制。新济贫法旨在将“应当得到救助的”穷人——病人和老人——与制定者眼中蹭吃蹭喝的人群区分开来，让身体健康的人不再乐于接受福利，以至于这些人只有在最绝望的情况下才能去寻求帮助。

很明显，查德威克和西尼尔成功地设计了一种让想申请贫困救济的人感到十分难受的制度。想要获得扶助的家庭必须进入济贫院。这一令人生畏的机构的基本原则是，机构内的生活必须比外面最糟糕的生活还要糟糕——这在 19 世纪上半叶几乎是不可能的——然而，机构的管理者接受了挑战。在这里，

---

[1] 在 1845 年爱尔兰大饥荒期间，西尼尔曾说过，“死亡人数不会超过 100 万，就这点儿人数几乎不足以带来任何好处”。

夫妻、父母和子女都被分开；工作艰苦而乏味，包括将大石头碎成小块，将骨头压碎制成肥料；食物供应极度短缺——1845年，政府调查发现安多弗济贫院的人们会为了争夺本应被碾碎的骨头而大打出手，只因想要吸里面的骨髓。查尔斯·狄更斯在《雾都孤儿》（Oliver Twist，1838年）中写道，济贫院给了穷人两个选项，"在济贫院里慢慢地饿死"或者"在家里很快地饿死"。

新济贫法的问题不仅仅在于它的残酷。它强调惩罚所谓"不配接受援助"的穷人，但忽视了一个现实，那就是贫困往往是由人们无法控制的因素造成的。19世纪中叶，资本主义制度的周期性导致经济衰退和大规模（尽管是暂时的）裁员，使很多人失去了谋生的手段。例如，1842年布匹需求下滑时，曼彻斯特附近普雷斯顿镇2/3的纺织工人失业了。[43] 尽管如此，济贫院还是受到了纳税人的欢迎，因为为病人、老人和穷人提供的福利支出从占国民生产总值的2%（这可能还是全欧洲最高的数字）下降到了1%。[44] 这就是维多利亚时代早期的紧缩政策或结构调整，尽管其起点本来就很低。

查德威克在改革福利制度时，对工人阶级卫生条件极差的生活环境及其对他们健康的影响感到震惊。要说清楚的是，他的政治立场并不是突然改变的。他似乎并不关心城市无产阶级的苦难，而且仍然支持以自由放任的方式来管理工厂。例如，他仍然反对对童工和工作日的限制。恰恰相反，查德威克意识到，劳动人口的健康状况不佳会削弱工厂的生产力，并拖累经济的发展。[45] 1834 年后，查德威克成为公共卫生运动的领军人物。他认为，只有通过清理城镇，修建下水道和供水基础设施，才能改善城市贫民的健康状况。这一想法让位于政治光谱各处的人联合了起来。狄更斯曾猛烈抨击查德威克的新济贫法，但狄更斯也是卫生改革的坚定支持者，因为他意识到卫生改革对于改善他在小说中生动描述的城市贫民的悲惨生活条件有多么重要。威廉·法尔（William Farr）是另一位有影响力的倡导者，他曾在登记总处负责监督英国的人口普查和生命登记系统。从 1840 年起，他定期公布英格兰和威尔士死亡率最高的地区名单，羞辱并震慑地方政府，促使其进行卫生改革。

公共卫生运动受到了所谓"污秽致病理论"的影响，该理论认为，是污水和其他垃圾散发的恶臭引发了疾病。鉴于城镇和城市的贫困地区既是气味最臭的地方，也是疾病最猖獗的地方，也就不难理解为什么那么多人认为污秽致病理论可信了。[46, 47] 为了改善健康状况，公共卫生运动认为有必要建立一个综合的供水和排污系统，将清洁的水输送到居民家中，并将脏水排出城市。查德威克提到，要创建一个有"动脉－静脉"系统的城市。

然而，当时恰逢小资产阶级选民最有话语权的时期，查德威克未能说服政治家们相信如此庞大的基础设施项目是可行的。19 世纪 40 年代初，伦敦当局采取了一种更加琐碎的做法，即清除粪坑，将人们的排泄物引入排水沟，而排水沟本是为了将雨水引入泰晤士河而修建的。这一改进措施消除了当地居民区的粪便臭味，但每天将数百吨未经处理的污水直接泵入河中，让河水变成了下议院保守党领袖、财政大臣本杰明·迪斯雷利（Benjamin Disraeli）所说的"散发着难以言喻、难以忍受的恐怖气息的冥河"。狄更斯在《小杜丽》(*Little Dorrit*，1855—1857年）中描述了这一影响："一条致命的下水道蜿蜒流淌，穿过小镇的中心地带，取代了清澈的河流。"更糟糕的是，供水问题并没有得到解决。一些不受监管的私营公司继续从被污染的泰晤士河中取水。1848 年，霍乱不可避免地再度降临伦敦，造成超过 1.4 万人死亡——相当于第一次暴发时的 2 倍。[48]

政府最终于 1848 年通过了英国第一部《公共卫生法》。这一时间绝非巧合，当时正值第二次霍乱大暴发，疾病肆虐英国各大城市。这场恐慌让整个国家震惊，迫使当局采取了行动。《泰晤士报》的一篇文章指出，霍乱是"所有卫生改革者中最好的一位"。[49] 查德威克成为卫生总署的三名委员之一，负责监督地方政府的供水和排污系统的建设。该法案允许市政当局以补贴利率向中央政府借款，为供水和卫生基础设施的建设提供资金，这笔钱将由当地纳税人长期偿还。[50] 但小资产阶级选民的主要关注点是要保持低税收，他们对中央政府向市政当局施压以提高地方税率感到非常震惊，并导致查德威克在 1854 年被迫退休。

许多城镇委员会确实利用低利率贷款改善了供水，但他们的努力并非出于改善城市贫民健康的愿望。相反，由于水是生产过程中十分有用的投入，这些项目为企业主带来了直接利益。很多时候，工厂使用的水量占到通过管道输送到城镇的新增水量的一半。[51, 52] 市政当局借钱修建下水道的意愿则低得多。事实上，在

1848 年《公共卫生法》通过的 20 年后，还没有一个城市或城镇建成查德威克所倡导的那种综合供水和污水处理网络。[53]

维多利亚时代早期，人们已经拥有建造综合供水和排污系统的技术和工程的专业知识。[54, 55] 19 世纪上半叶，为有能力负担水费的工厂和住宅供水的私营公司数量激增，[56] 许多富人也在家中安装抽水马桶。但是，如果没有规模大到足以覆盖全市或全镇范围的解决方案，这些杂乱无章的私人举措往往会对公众健康产生负面影响，因为废物往往会排入溪水和河流，而那里还是饮用水的来源。[57, 58]

虽然建造供水和排污基础设施的费用不菲，但对于 19 世纪中叶的英国来说，这并不是一笔负担不起的费用。在 19 世纪 30 和 40 年代的"铁路狂热"时期，中产阶级和上层阶级赚到了大笔金钱，用以投资（或者说投机）购买建设英国蒸汽火车网络的公司的股票。地方政府也参与其中。市政当局的政客们认为蒸汽火车对城镇的繁荣和声誉至关重要，因此不遗余力地帮助铁路公司。整个市中心都被重建，以容纳铁轨、车站和货场。

社会上，无人着手解决城镇工人阶级社区那糟糕到足以致命的卫生条件，这并不是因为缺乏技术或金钱，而是因为缺乏政治意愿。为大众提供卫生设施和洁净的水是耗资巨大的工程，能带来巨大的长期经济效益和非经济效益。但这样的项目对于追求短期投资回报的私营公司而言是没有可行性的，因此卫生问题无法由市场这只"看不见的手"来解决，必须由国家介入，至少由国家出手协调。不幸的是，19 世纪中叶的地方和国家政府受制于小企业主的狭隘利益。小企业主们投票支持承诺保持低税收的政客，因此尽管霍乱一再暴发，地方领导人仍拒绝投资建设预防性的卫生基础设施。19 世纪下半叶，政治环境再次发生变化，卫生改革不仅成为可能，而且成为值得追求的目标。

从自由市场经济到"煤气与水社会主义"

在 1854 年霍乱疫情第三次袭击英国期间，一位名叫约翰·斯诺（John Snow）的医生进行了一项最著名的流行病学研究。他并不相信当时主流的污秽致病理论，直觉告诉他霍乱是一种由水传播的疾病。伦敦市中心暴发了疫情，一周内有 500 人丧生，这次疫情给了斯诺一次机会来验证他的假设。他走访了该地区的居民，发现所有霍乱患者都有一个共同点：他们都喝过从苏豪区宽街的一个抽水机里取来的水。[59] 他发现，疫情暴发中心附近的一家啤酒厂的工人没有受到影响，因为啤酒的制造过程中有烧开水这一步，而且员工在工作时只喝啤酒。最无可辩驳的证据是，他说服当地政府拆除了抽水机的手柄，令其无法使用，疫情几乎立即得到缓解。

细菌理论——"特定疾病是由侵入人体的特定微生物引起的"——经过很长时间才成为主流。列文虎克，这位好奇的荷兰服装店店主、制镜师，在 17 世纪中叶第一次发现了微观世界。18 世纪末，医生爱德华·詹纳（Edward Jenner）注意到，挤奶女工很少感染天花，推断这是因为她们在工作中接触到了牛痘，感染牛痘的病症比感染天花轻微得多，但赋予了她们对天花的交叉免疫能力。詹纳利用这一见解研制出一种牛痘疫苗（vaccine）——这个词源自 vacca，也就是拉丁语中的"乳牛"。这是一项了不起的成就，为詹纳赢得了公共卫生神殿中的一席之地，但这只是一次偶然观察的结果，并不是对传染病传播方式的洞察。直到 19 世纪中叶，包括约翰·斯诺在内的医生们才开始搜集证据，证明让列文虎克如此着迷的"微生物"可能才是传播疾病的元凶。

如今，斯诺被视为英国公共卫生界最伟大的英雄之一，你或许会认为他严谨的研究会立即激起改革的呼声。然而在当时，他的发现引起的反响甚微。议会任命了一个委员会来调查 1854 年疫情暴发的原因，其成员包括登记总处的威廉·法尔。委员会认可了污秽致病理论，明确否定了斯诺的研究内容，并声称："经过仔细调查，我们认为没有理由采用这种观点。"1858 年，斯诺去世，刊登于《柳叶刀》杂志上的讣告仅有 33 个词，其中甚至没有提到他对霍乱的研究。

最终，并不是约翰·斯诺，而是伦敦暴发的大恶臭促使政府在伦敦正式安排建设了庞大的地下排水系统。1858 年夏天，在炎热天气的炙烤下，泰晤士河变成了臭气熏天的烂泥坑，首都居民无法忍受在此生活。这个问题不仅困扰着东区的工人阶级，也困扰着伦敦市中心威斯敏斯特新落成的议会大厦。许多政客撤退，回到了他们位于农村的选区，以躲避恶臭；仅剩的少数议会的中坚成员用手帕捂着鼻子苦苦支撑。为了让这种情况不再发生，议会通过法案，迫使伦敦市政当局修建了下水道系统，将人类排泄物远远地输送到城市东部。这项浩大的工程用了 3.18 亿块砖头，建造了约 13 公里的地下隧道。[60] 这是英国第一个大规模的下水道网络，它使伦敦站在了欧洲卫生工程的最前沿。[61] 值得注意的是，尽管自 19 世纪中叶以来伦敦的人口增长了 3 倍，但经过改进和扩建，这些维多利亚时代的下水道仍然是城市卫生系统的支柱。1866 年，英国再次暴发霍乱疫情，伦敦基本上逃过此劫，只有一处例外——东区，那里是伦敦少数没有与下水道连接的地区之一。4 000 名东区的居民在疫情中死亡。[62] 此事终于说服了登记总处的威廉·法尔——他曾在 10 年前否决了约翰·斯诺的观点——霍乱事实上就是一种由水传播的疾病。

即使是在当时，英国首都以外的城镇和城市还是对改善卫生和供水基础设施持抗拒态度。[63] 1867 年的第二次议会改革法案推动了变革，将可在城市地方选举中投票的男性人数增加到了原先的 4 倍。突然之间，60% 以上的工人阶级男性获得了选举权，他们的支持对于任何想当选的人来说都至关重要。[64, 65] 法案改变了城市政治的性质。地方政府不再受制于商店贵族，即自 19 世纪 30 年代以来一直主导选举政治的小企业主，这些人主要关心的是能否尽可能地降低税收。新选民更容易接受城市领导者的那些雄心勃勃的计划，建设庞大而昂贵的供水和污水处理基础设施，因为他们不缴纳地方税，不必直接为这些项目提供资金。

在 19 世纪 70 年代中期，伯明翰市长的约瑟夫·张伯伦

（Joseph Chamberlain）连续三届当选，正是这种政治风气的体现。他是一位富有的实业家，和许多新经济精英一样都是不从国教者。张伯伦深受伯明翰非国教牧师最早宣扬的市政行动主义哲学的影响。"公民福音"的倡导者认为，令工业城镇凋敝的贫困、疾病和死亡是在道德上令人憎恶的现象，城镇中富裕的会众有责任改善城市工人阶级的生活。[66] 在张伯伦的领导下，伯明翰市开创了一种在政治和经济上都可行的策略，将"公民福音"付诸实践。市政府从中央国有银行和商业银行获得低息长期贷款，并将这笔钱用于建设卫生和供水基础设施，以及其他增进人民福祉的项目。与此同时，伯明翰市还在供水、供气、供电和公共交通领域建立了市属垄断企业。这些企业以盈利为目的，所获资金用于偿还贷款。

事实证明，张伯伦的策略在新近获得选举权的工人阶级中非常受欢迎，因为工人阶级获益最多，还不用纳税。张伯伦在改善基础设施上的观点得到了许多有影响力的人的尊重，若不是他成功商人的身份，后者应该只会持怀疑态度。虽然有别于查德威克之流，张伯伦和他的同僚在很大程度上是出于利他主义而采取这些行动的，但他们也没有忽略策略所带来的经济效益。他们明白，忽视健康的最终后果只会是事与愿违。工人阶级虚弱多病，甚至死亡，这不仅对城市贫民不利，对富裕的企业主也不利，因为企业主需要这些工人为自己的工厂工作。诋毁者将这次改革蔑称为"煤气与水的社会主义"。但是，城市贫民阶级和城市的经济精英阶级形成了一个新的跨阶级联盟，削弱了小资产阶级商店贵族及其自由放任的意识形态，正是这种意识形态破坏了改善环境卫生和公共健康的努力。[67]

随着"公民福音"理念的传播，新一代的市政政治家们已经不局限于希望自己的城镇富裕起来了。他们从对古希腊和文艺复兴时期意大利伟大城邦的理想化憧憬中汲取灵感，意图利用繁荣的景象鼓励居民发展起来。[68] 从 19 世纪 70 年代中期起，公共卫生运动在过去 40 年中所做的一切努力开始凝聚。[69] 登记总处的官员继续定期公布各地的死亡率。正如法尔所希望的那样，这些数字成了市政当局的骄傲或耻辱，工厂主们开始寻找死亡率最低的城镇进行投资。[70]

到 20 世纪初，全国大多数地方政府都已经效仿张伯伦和伯明翰市的做法，掌管了本镇的公用事业。1905 年，英国地方政府为改善公共卫生投入的资金总额在现代历史上第一次，也是唯一一次超过了国家政府。[71] 因此，在 19 世纪的最后 25 年里，城市死亡率急速下降，其中主要下降的是由水传播的传染病死亡率，而不是由空气传播的疾病（如肺结核）死亡率。[72-74] 1866 年后，英国没有暴发过大规模的霍乱，更为常见但不那么严重的腹泻疾病造成的死亡人数也急剧减少。19 世纪 70 年代，英国城镇的人均预期寿命终于超过了 19 世纪 20 年代的水平。自此以后，这个数字一直在上升。以及，毫不让人意外的是，由于此时英国的社会已经以城市为主，全国人均预期寿命在停滞了半个世纪后也开始上升了。

汉堡市之死

在 19 世纪的最后几十年里，几乎所有欧洲大城市的卫生条件都得到了极大的改善，但有一个扎眼的例外。汉堡是德国的一个州级市，位于易北河沿岸，靠近北海入海口，是世界最大的港口之一。随着人们从农村迁往城市，在码头和工厂寻找工作，1892 年，汉堡人口已达到 80 万。19 世纪末，汉堡仍由市议会管理。市议会由 18 名该市最有权势的商人组成，他们终身任职。寡头垄断以家族和社会关系为纽带，它只关心一件事：促进和保护其财富所依赖的贸易。

汉堡的政治结构无法应对工业化和城市化带来的社会问题。随着经济的蓬勃发展，当局斥巨资修建了港口设施和新市政厅。但当时甚至没有一支专业的公务员队伍来管理城市的日常事务。尽管未处理的污水直接流入了为居民提供饮用水的易北河，但卫生和供水仍被忽视。一位医生在 19 世纪 60 年代写下这些文字痛斥城市领导者："对于大概应该被称为公共医疗保健的领域，他们的无知和冷漠令人难以置信。"[75] 这与 19 世纪 60 年代到 70 年代英国投票改革中出现的"煤气与水的社会主义"相去甚远。

作为北欧最大的港口之一，汉堡也是移民美国的主要出发地。在 19 世纪的最后几十年和 20 世纪的头几十年里，成千上万的俄罗斯犹太人为躲避迫害和逃离贫困，途经汉堡西迁。1891 年和 1892 年，罗曼诺夫王朝将犹太人赶出帝国，致使来到汉堡的犹太人特别多。在汉堡，难民们被安置在码头边非常简陋的营房里，厕所里的污物被直接倒入易北河。1892年8月，汉堡暴发了一次霍乱疫情，也是欧洲大陆上的最后一次霍乱疫情。由于当时流行病在俄罗斯肆虐，汉堡的人们普遍认为是犹太人在穿越欧洲时携带了引发霍乱的细菌。霍乱对该市工人阶级居住地区的影响尤为严重，因为与一些条件较好的郊区不同，这里的水没有经过过滤。6周内有1万人因此死亡。[76]

汉堡市政府对疫情的最初反应是毫无作为和犹豫不决。由于不想影响贸易的流通，他们把暴发霍乱致人死亡的消息掩盖了6天才公之于众。很显然，这一做法让情况大幅恶化，因为人们不了解情况，无法采取预防措施。当疫情已经全面显著暴发时，汉堡市政府请来了德国顶尖科学家罗伯特·科赫（Robert Koch），他在1884年第一个分离出引发霍乱的细菌。当他走在城市的工人区时，对拥挤而不卫生的环境大感震惊。他对同行人说道："先生们，我简直忘了这是在欧洲。"这句话或许反映出他对其他文化缺乏尊重，但也揭示出汉堡与欧洲其他大城市存在的差距。科赫领导建造了清洁的供水系统，并指示公众只能使用该水源，最终遏制了霍乱的蔓延。1892年暴发的疫情使汉堡发生了翻天覆地的变化，它促进了各种改革的实施，改善了公共卫生，同时也让政治变得更具包容性，并最终建立起一支专业的公务员队伍。[77]

在汉堡暴发疫情的同一年，第一种有效的霍乱疫苗诞生了——尽管它在加尔各答又经过了几年的试验才最终被接受。

虽然霍乱疫苗如今仍被使用，但因其开发时间太晚，无法解释霍乱在欧洲退却的原因。霍乱的消失并不是因为医疗技术的革新，而是因为政治改革推动了个人卫生和环境卫生的改善。

汉堡和 50 多年前英国城镇的情况表明，仅靠经济增长并不能保证人民的健康和福祉。显然，利己主义者的联合行动无法实现足以涵盖普罗大众的发展。约翰·梅纳德·凯恩斯曾说过，这种想法假定"最卑鄙的人出于最卑鄙的动机，会以某种方式为所有人谋福利"。在缺乏强有力的国家干预的情况下，经济增长使少数精英阶层富裕了起来，但给大众带来了混乱、贫困、疾病和死亡。几乎所有在 19 世纪实现工业化的国家，包括欧洲的大多数国家、美国和日本，城市工人阶级的健康和人均预期寿命都经历了长达一代人时间的衰退。[78] 最终，国家出手干预，缓解了贫困现象，并确保将目标从经济增长转化为人们福祉和健康的改善。一个值得注意的例外是瑞典，该国政府在 19 世纪 70 年代通过了全面的公共卫生法案，以应对经济增长将要带来的破坏。因此，当瑞典在 19 世纪最后几十年经历工业革命时，在很大程度上避免了"4D"中的"死亡"和"疾病"。[79]

威斯敏斯特政府确实通过提供贷款并分享最佳实践举措，在改善公共卫生方面发挥了作用，但在 19 世纪最后的 30 年里并没有直接参与改善城市工人阶级生活的行动。[80] 包括温斯顿·丘吉尔和大卫·劳埃德·乔治（David Lloyd George）在内的新自由党政府在 1906 年大选中取得了压倒性胜利，此后的情况发生了变化。他们摒弃了 1834 年新济贫法中对社会和经济问题采取的自由放任态度，开创了由中央组织和资助的国家行动主义的新时代。在短短几年内，政府制定了包括养老金、劳工介绍、免费校园食堂以及工人疾病和失业国民保险在内的各项相关举措。[81] 在整个工业化世界中都发生了类似的进步。例如，在德国，奥托·冯·俾斯麦（Otto von Bismarck）于19世纪80年代推出了一项福利计划——自由派和保守派批评者称其为"国家社会主义"，意图削弱民众对社会民主党的支持，却徒劳无功。[1] 在美国，富兰克林·罗斯福在20世纪30年代为应对大萧条造成的破坏而制定了新政。

到了20世纪中叶，现代福利国家已经在很多工业化自由主义民主社会初现雏形，其活动范围扩大到履行一系列由税收资助的职能，包括道路建设、医疗保健、社会保障、住房和教育。政府开始关注的社会问题范畴之广，令其活动成了喜剧演员和自由市场经济学家瞄准的靶子。在巨蟒剧团的另一个著名短剧中，约翰·克里斯饰演了一位戴着圆顶硬礼帽的公务员"茶包先生"，他在"愚蠢行走部"工作，该部门的预算为3.48亿英镑，按今天的汇率计算价值57亿英镑。当然，这一幕之所以有趣，部分原因在于克里斯怪异的步态，以及它与我们对英国官僚的刻板印象相悖的处事方式。但是，成立一个资金雄厚的"愚蠢行走部"的想法也讽刺了政府规模在1950年到1975年间变得多么庞大——用批评者的话说是变得"臃肿"起来。1970

---

[1] 尽管计划的生效范围并不包括作为独立州级市的汉堡。

年，当这个喜剧短剧首次在电视上播出时，人们一定难以想象，上个世纪自由市场经济自由主义的重启版本很快就会再次成为主流。但在下一个 10 年开始时，它确实重新回到了国内外的政策议程上。无论是在美国和英国这样的高收入国家，还是世界上最贫穷的地区，它都将对全人类的健康造成破坏性的影响，并且往往是致命的。

| 第八章 |

经济欠发达地区的瘟疫

　　人民的健康状态，特别是发达国家与发展中国家之间以及国家内部现存的严重不平等，在政治、社会以及经济上是不可接受的。因此，这是所有国家共同关注的问题。

——《阿拉木图宣言》（1978年）

古斯塔夫·克里姆特与史蒂芬·平克之争

　　1894年，奥地利画家古斯塔夫·克里姆特（Gustav Klimt）应邀为维也纳大学新建的大会堂天花板创作一系列画作，以展现该大学传统的4个学院。从校方给定的"光明战胜黑暗"这一主题可以看出，各学院一定是希望这些画作能够赞扬他们的科学成就。[1] 在第二次世界大战结束时，画作被纳粹毁坏，因此我们只能从几张黑白照片上一窥它们的样貌。我们不难看出，

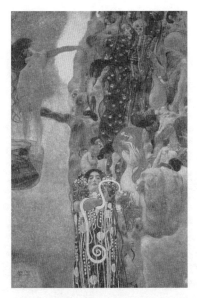

图2：古斯塔夫·克里姆特，《医学》(Carl Schorske, *Fin-De-Siècle Vienna: Politics and Culture.* Vintage Books, 1981)

为什么该大学的许多教职工都对克里姆特的作品感到恐惧，而且该作品从未被展出过。[1] 以《医学》这幅画为例，它将美学与尖锐的讽刺和犀利的社会批判结合在一起。阿波罗的孙女，掌管健康和卫生的女神许癸厄亚威严地站立在这幅画的前景，凝视着所有可能会注视她的凡人。她对她背后的苦难视而不见，无动于衷。那些赤裸的身体纠缠在一起——有些憔悴不堪，有些面露痛苦——代表着生命之河。在这群身体的中央是一具骷髅。

克里姆特传达的信息很明确：生是痛苦的，死是必然的，而现代医学并未改变这一基本现实。这种相当压抑的情绪反映了他的个人经历。他出生于 1862 年，成长于革命性的时代。在那个时期，医生们最终摒弃了那些自古希腊流传下来的观点，

---

[1] 弗洛伊德当时也在维也纳大学工作，不难想象，他可能会赞同克里姆特的观点。

开始用细菌理论等依据来解释疾病的成因，而这些解释奠定了现代医学的基础。尽管医学已经取得了这些进步，但疾病和死亡还是在克里姆特的生活中留下了难以抹去的伤痕。他的妹妹在孩提时代就夭折了。1892 年，他在几个月的时间内相继失去了兄弟和父亲。他的母亲和另一个姐妹罹患精神疾病。克里姆特本人于 1918 年去世，时年 55 岁。他是在西班牙大流感中病死的 5 000 余万人之一。[2]

19 世纪末维也纳的教授们与克里姆特之间的尖锐分歧到今天仍具有现实意义。奥地利的大学教职工们并不是相信学术努力能够改善人类状况的唯一一群人。正如英国哲学家安东尼·肯尼（Anthony Kenny）所指出的，启蒙运动的特点是相信"永恒的进步之路"，相信人类"正迈向一个更加幸福的未来，而这一切都将通过自然科学和社会科学的发展来实现"。[3]这是启蒙运动的显著特征和主要遗产之一。公共知识分子史蒂芬·平克（Steven Pinker）无疑是当代对这种自信的英雄化历史叙事的最著名倡导者。他的畅销书《当下的启蒙：为理性、科学、人文主义和进步辩护》（*Enlightenment Now: The Case for Reason, Science, Humanism, and Progress*，2018 年）提出，在过去的几个世纪里，科学和理性的应用让我们摆脱了过去的无知、迷信和苦难，创造了一个不仅更健康，而且更富裕、更和平、越来越尊重人权的世界。平克的论点中蕴含着这样一种观点，即这些进步从根本上说是当前的经济和政治体制所造就的，人们最多只需要对这个体制进行微调，以优化其运作方式。

但是，气候灾难迫在眉睫；乌克兰、叙利亚、也门等地发生的残酷战争严重威胁着平民的生命安全，并破坏了国际法；令人发指的贫富差距使整个世界布满伤痕；造成约 1 500 万人死亡的大型流行病才刚刚开始得到控制。[4] 在这样的一个世界上，这种过度膨胀的自信明显就是没有认清现状。不过，像平克这样的自由派乐观主义者声称世界正变得越来越健康，从最单一的角度来看他们是对的。根据世界银行的数据，全球人均预期寿命明显提高了，从 20 世纪中叶的 50 岁左右提高到现在的近73 岁。[1]

然而，平克为表明世界正在变得更加健康而引用的综合数据却模糊了人均预期寿命方面的严重不平等，它掩盖了大量的苦难。如果我们真正地纵观全局，就会发现每年仍有数百万人死于可预防和可治疗的传染病，他们大多数是生活在贫穷国家的贫民。因此，即使在克里姆特绘制《医学》之后的一个世纪里很多事情都发生了巨大的变化，但这幅画所传达的关键信息却比以往任何时候都更具现实意义。尽管医学取得了了不起的进步，但人类的生存仍然为疾病和死亡所困扰。

---

[1] 除非另有说明，本章中有关人均预期寿命和贫困现状的所有数据均来自世界银行。你可能还记得，第二章提到根据过去约 50 年里对狩猎采集群落的研究，研究人员估计狩猎采集者的平均预期寿命为 70 岁。因此，尽管最近全球人均预期寿命的提高乍一看令人称奇，但这实际上只能说明人类终于成功修复了新石器时代和随后的工业革命对我们的健康造成的损害。

瘟疫与贫困

如果你是一位日本或者挪威的读者，你应该能够活到 80 多岁。英国人和美国人的人均预期寿命比这稍微低一点，分别为 81 岁和 77 岁。但如果你碰巧出生在撒哈拉以南非洲的十多个贫困国家中的任何一个，那么你很可能活不到 60 岁。在尼日利亚、乍得、塞拉利昂、中非共和国和莱索托，与健康状况最好的国家相比，这些国家居民的人均预期寿命要低上整整 30 岁。这一差距在很大程度上是由传染病造成的，这些疾病对高收入国家几乎没有影响，但在低收入国家会造成每年数百万人死亡。

19 世纪中叶，水媒传染病曾在英国和其他工业化国家盛行。如前面章节提到的，从 19 世纪 70 年代开始，由于卫生和供水基础设施的改善，常见的腹泻疾病急剧减少，霍乱也随之消失。然而，还有约 36 亿人——几乎占世界人口的一半——没有能够安全处理粪便的厕所，20 亿人不得不饮用被人类排泄物污染的水。[1] 由于这些不卫生的条件，每年有 150 万人（主要是低收入国家的幼儿）死于轮状病毒等水媒腹泻疾病。[2] 霍乱仍时有暴发，而且疫情往往在社会秩序被打乱时尤为严重。例如，近期规模最大的霍乱疫情就发生在 2010 年海地地震和 2017

---

[1] 数据见联合国在 2021 年世界厕所日发表的声明。

[2] 除非另有说明，传染病致死人数的所有数据均来自最新的"全球疾病负担"（GBD）研究项目。

年也门内战期间。肺结核是工业化欧洲贫民窟的另一大杀手，但随着生活条件和工作条件的改善、抗生素的开发以及 20 世纪中期国家疫苗接种计划的推行，高收入国家的肺结核发病率有所下降。然而，尽管有廉价且相当有效的疫苗（每剂只需几美元），而且一个疗程的抗生素就能够治愈，肺结核仍然是世界上最致命的传染病。每年约有 120 万人死于这种疾病，这些人几乎都生活在中低收入国家。

疟疾一直是非洲热带地区最致命的疾病，而且直到最近它还在美国南部和欧洲部分地区流行。20 世纪上半叶，人们下定决心排干湿地，并在积水中喷洒化学药剂，以减少蚊子孳生地，疟疾发病率随之急剧下降。20 世纪 50 年代，疟疾在美国已经不再是严重的公共健康问题，而欧洲在 1975 年宣布消灭了疟疾。（然而 2011 年，希腊出现了半个世纪以来首例在本地传播的疟疾病例。当时希腊正处于严重的经济危机之中，由于预算大幅削减，控制蚊虫数量的公共卫生措施受到了影响。）撒哈拉以南非洲的进展也缓慢得多。虽然全球的疟疾病例和死亡人数在过去的几十年里持续下降，但每年仍有 60 多万人死于疟疾。大多数受害者是幼儿，而且几乎都住在非洲。

20 世纪还出现了新的传染病。20 世纪 80 年代初，纽约的医生注意到男同性恋者和静脉注射药物使用者易出现罕见的病毒感染，而这种感染往往只出现在免疫系统严重受损的人身上。在 20 世纪 90 年代中期开发出有效的抗逆转录病毒（ARV）药物之前，人类免疫缺陷病毒（HIV-AIDS）在北美的男同性恋群体和海洛因使用者中广泛传播。ARV 药物不仅能阻断 HIV 病毒的复制，避免其产生症状并最终发展为艾滋病，还能够将患者体内的病毒载量减少到不能再传染给其他人的程度。如今，任何得到及时诊断的人，只需每天服用一片药就能健康长寿——只要你买得起。

在撒哈拉以南非洲，艾滋病的传播范围远远超出了边缘人群。例如，在南非，15 到 49 岁的人中每 5 人就有 1 人患有艾滋病。[1] 在 ARV 药物问世后的近 10 年里，拥有专利的制药公司拒绝降低价格售卖，甚至对低收入国家的患者也是如此。一名艾滋病患者一年的治疗费用约为 1 万美元，与当时撒哈拉以南非洲地区人均不到 600 美元的年收入相比，这是一个天文数字。可悲的是，在制药公司迫于压力，允许生产每年只需 350 美元的非专利药物前的这 10 年间，至少已有 1 000 万人死亡，2 000 多万人感染病毒。[2] 然而，ARV 药物的价格只是其中一个问题。撒哈拉以南非洲地区医疗系统资源严重不足，要为患者提供服务是十分艰难的。尽管 20 年来艾滋病一直可防可治，实惠的非专利药物也越来越多，但每年仍有 150 万人感染这种疾病，近65 万人死于与 HIV 病毒相关的疾病。[3]

撒哈拉以南非洲的传染病发病率居高不下，成为经济增长

---

[1] 根据世界银行的数据得出。
[2] 见迪伦·莫汉·格雷（Dylan Mohan Gray）2013 年导演的纪录片《血域燃烧》（Fire in the Blood）。
[3] 源于联合国艾滋病规划署（UNAIDS）2021 年的数据。

的主要障碍。病人无法上学上班，通常需要家人请假照顾，还需要医疗护理，这可能令一个家庭被迫背上足以令其倾家荡产的债务。针对布隆迪的研究表明，每有一名儿童患腹泻疾病，一个家庭在医疗保健和收入损失两方面的平均成本就有共计109美元，几乎是当地平均月薪的2倍。[5]在乌干达，结核病的治疗是免费的，但相关的非医疗费用，如往返医疗中心的交通费，仍占大多数患者家庭年支出的1/5以上。[6]当成千上万甚至数百万人受到这种传染病的影响时，整个经济的发展就会受到阻碍。同一项对布隆迪的研究计算得出，腹泻疾病每年给该国造成的损失超过5亿美元，相当于国民总收入的6.4%。据估计，2000至2015年间，结核病导致全球经济增长损失约6 667亿美元，而这些损失主要源自中低收入国家。如果不果断采取行动，未来15年内将会发生的损失会变得更大，因为结核病病例没有明显减少，但经济规模在增大。[7]美国经济学家杰弗里·萨克斯（Jeffrey Sachs）及其同事已经证明，疟疾对经济增长会产生负面影响，未受疟疾影响的国家的人均GDP是受疟疾影响国家的5倍。[8]另一群经济学家估计，20世纪90年代，艾滋病导致非洲全境的经济增长每年减少2%到4%。[9]

萨克斯和他的合作者认为，传染病制造了一个几乎无法摆脱的"贫困陷阱"。[10]穷人更容易生病，由此变得更加贫穷，于是更容易感染传染病。低收入国家往往受到更多传染病的困扰，这反过来又破坏了经济增长，很难实现繁荣发展。撒哈拉以南非洲传染病的盛行使经济学家们得以解释为什么该地区不仅是世界上最贫穷的地区，而且在过去的几十年里变得比之前更加贫穷了，因为当地的经济增长未能跟上地球上其他地区的步伐。[11] 那么，是否会有国家成功打破恶性循环，摆脱贫困陷阱呢？

跳出贫困陷阱

中国是 20 世纪下半叶成功地大规模降低传染病传播的最显著例子。它为其他国家——尤其是低收入国家，甚至是英国和美国这样的富裕国家——提供了政策上的借鉴。在中医药中，公共卫生的概念一直都扮演着重要角色。成书于 2 000 余年前的《黄帝内经》记载，"医圣"岐伯曾向黄帝提出建议："夫病已成而后药之……譬犹渴而穿井"，意即"等到疾病已经形成了才去治疗……就像口渴了才去挖井"。[12] 在西方，我们颂扬爱德华·詹纳是疫苗的先驱，但中国人通过接种疫苗对抗天花已有 1 000 多年的历史。[13]

19 世纪的中国陷入了困境，以至于人们通常把从第一次鸦片战争（1839—1842 年）到 1949 年中华人民共和国成立前的这段时间称为"耻辱的世纪"。欧洲人的侵略、清王朝的灭亡、数十年的国内战乱以及日本的侵略等，这一切使中国沦为一个政治动荡和极度贫困的国家。经济和政治上的混乱会招致的一大致命结果就是传染病的破坏。在 20 世纪中期，传染病导致的死亡人数占中国总死亡人数的一半以上。[14] 导致人口减少的疾病包括在工业革命之前以及期间困扰英国的疾病——霍乱等水媒传染病和其他形式的腹泻病，以及肺结核、麻疹、天花和鼠疫等经空气传播的疾病。此外，还包括疟疾和由淡水寄生虫引起的血吸虫病，这些疾病多发于热带地区。[15] 在中国的一些地区，多达 1/3 的婴儿在 1 岁前就夭折了——在全国范围内，这个比例也高达 1/6。[16]

1949 年中华人民共和国成立时，中国的人均预期寿命仅为 32 岁，与工业革命时期最不健康的英国相比，低了近 10 岁。[17] 在新中国成立后的头 30 年里，中国人的健康状况迅速得到改善。到了 1960 年，中国的人均预期寿命上升到 43.7 岁，与撒哈拉以南非洲（40.4 岁）和印度（41.4 岁）相差不多。1980 年，这一数字猛增至 66.8 岁，超过了撒哈拉以南非洲（48.4 岁）和印度（53.8 岁）。

在这段时期，尽管经济增长率不高，但卫生事业却发生了翻天覆地的变化。根据世界银行的数据，1960 年中国的年人均 GDP 仅为 89.5 美元，而撒哈拉以南非洲为 137.2 美元，印度为 82.2 美元。到了 1980 年，中国的数字翻了一番，而撒哈拉以南非洲和印度的数字则增长了 2 倍多。

中国人均寿命的增长几乎全部要归功于传染病的减少。[18] 中国的传染病控制卓有成效，更多的婴儿得以存活，人口开始迅速增长。1949 年，中国有 5.42 亿人口；30 年后，这一数字上升到近 10 亿。人口数量的激增对国家产生了极大的影响。20 世纪 70 年代末开始推行的独生子女政策是对人口快速增长担忧的回应。但在人口控制措施开始生效之前，20 世纪 50 至 70 年代中国出生的数亿婴儿已经长大成人，其中许多人移居城市，在工厂工作，创造了 20 世纪 80 年代后的经济奇迹。

那么，中国是如何实现这一令人瞩目的卫生变革的呢？它始于自上而下的传染病预防工作模式，其中最有效的工作是大规模疫苗接种。[19, 20] 20 世纪 50 年代初，政府几乎为当时全国的 6 亿人口接种了天花疫苗，而天花最后一次暴发是在 1960 年，比全球根除天花早了 20 年；接种鼠疫疫苗后，仅第一年的鼠疫病例就减少了 80%；由于卡介苗的使用增加，20 世纪 50 年代的结核病病例减少了 1/3。中国政府还组织了"爱国卫生运动"，号召人们参与阻断传染病传播的活动，如提供安全饮用水和改善环境卫生，以及努力消灭传播疾病的病媒。民众响应热烈。根据官方数据，爱国的中国人扑杀了超过 10 亿只麻雀、15 亿只老鼠、1 100 万千克的蚊子和 1 亿千克的苍蝇。[21, 22] 但是，对鸟类的扑杀严重破坏了生态平衡，造成了灾难性的后果。麻雀并不只吃谷物和水果，它们还吃昆虫。没有了天敌，蝗虫的数量剧增。它们在成熟的庄稼上大快朵颐，所造成的破坏比麻雀大得多。1960 年，政府意识到错误，将害虫名单上的麻雀换成了臭虫。

20 世纪 60 年代中期，中国政府引入了由"赤脚医生"（因其在南方各省兼顾医疗和水田劳动而得名）主导的，自下而上的公共卫生方法。赤脚医生都是当地人，负责满足自己所在社区的医疗保健需求。赤脚医生接受 3 个月到 1 年的医学和公共卫生基础培训后开始行医，除了当医生，他们还兼任护士和环卫工程师，并且兼顾田间的工作。[23] 他们的职责包括增强群众的卫生意识、提供计划生育建议、组织疫苗接种，以及利用西医和传统医学知识治疗常见疾病。到 20 世纪 70 年代中期，全国已经有 180 万名赤脚医生，并有 2 倍于此的保健助理人员提供协助。[24] 在引入这些医疗合作计划之前，大多数人几乎得不到医疗服务，人们只会零星地参与公共卫生活动。赤脚医生填补了这一巨大的空缺，为传染病发病率的急剧降低作出了重大贡献。

20 世纪 70 年代末，中国开始实施以经济建设为中心的改革。随着中国融入全球经济，数亿人从内陆的农村迁往沿海城市，在制造出口商品的工厂工作。短短几十年间，中国从全球最贫穷的国家之一一跃成为全球经济和政治大国。但中国的工业革命也伴随着健康危机。不过，与 19 世纪的英国不同，中国的健康危机并未发生在蓬勃发展的城市地区，因为中国各地的市政府普遍积极建设供水和卫生系统。

在过去的 20 年里，中国共产党在应对疾病和贫困带来的挑战上再次发挥领导作用。2005 至 2011 年间，中国成功地将医疗卫生服务的覆盖范围从 50% 的人口扩展到 95% 的人口。[25] 在一个拥有 14 亿人口的大国里，这是一项了不起的壮举，而且这一成就只有在国家政治和经济的全面支持下才有可能达成。因此，在过去的 10 年中，传染病的发病率急剧下降，儿童和青少年死于传染病的情况已少有发生。[26] 与此同时，政府还集中力量提高农村地区最贫困人口的福利。在蓬勃发展的经济环境下，国家得以投入超过 2 440 亿美元用于减少绝对贫困人口，同时有

300万党员干部奋战在扶贫一线。[1]2021年，中国已经消除了绝对贫困。尽管这里提及的"绝对贫困"指的是农村贫困人口的收入低于国家贫困线，这仍然是一个相当大的成就。

正如19世纪晚期国家的力量在英国战胜传染病的过程中发挥了关键作用一样，在20世纪晚期中国摆脱贫困陷阱的过程中，国家的力量也发挥了极其重要的作用。

"踢走梯子"

与中国的成功案例不同，撒哈拉以南非洲每年还有上百万人死于可防可治的疾病，这仅仅是因为政客缺乏改变现状的政治意愿。如果政客们——无论在国内还是在国际的舞台上——都能将预防和治疗疾病放在首位，那么传染病造成的影响很快就能像中国一样变得可以忽略不计。撒哈拉以南非洲的政客缺乏政治意愿，至少部分原因在于殖民主义的历史遗留问题。土耳其裔美国经济学家达龙·阿西莫格鲁（Daron Acemoglu）展示了17至19世纪欧洲殖民者的定居模式是如何由传染病决定的。[27]在新英格兰这样死亡率较低的地区，后来者携家带口在此落户，以他们刚刚离开的故乡为蓝本塑造了新的社会。在这一过程中，那些会让原住民人口锐减的传染病帮助了他们。这些殖民地最后发展成了对选民的需求反应相对更灵敏的富裕民主国家。

---

[1] 这一数据来自中华人民共和国国家通讯社新华通讯社。

在那些传染病死亡率较高的地区，结果就迥然不同了。企业主殖民者建立了"榨取式制度"，其设计用意在于，在他们回家与家人团聚之前尽可能快地赚取尽可能多的钱。这种情况在撒哈拉以南非洲尤为明显，因为疟疾和黄热病的缘故，欧洲人几乎无法在这些地区居住。达龙·阿西莫格鲁认为，在前殖民地宣告独立后，殖民地的特征依然存在，并持续地对其发展轨迹产生影响。因此，许多撒哈拉以南非洲国家没有能力或意愿去规划和实施预防传染病传播所需的公共卫生措施，如投资建设基本的供水、卫生和保健系统。它们也无法利用流入该地区的资金——来自销售自然资源、商业银行贷款以及外国为换取政治效忠为条件而提供的资金——来启动自我维持的经济发展进程。

阿西莫格鲁的观点当然有其道理。关于殖民主义的遗留问题影响后殖民政府应对传染病的能力，我们在身边就能找到实例。例如，刚果共和国在 1960 年独立时，只有几十名刚果籍大学毕业生，没有医生也没有工程师，在公务员系统的 5 000 个管理职位中，只有 3 个是由非洲人任职的。[28] 在独立后的几十年里，流入后殖民国家的大部分资金都被腐败的政客和技术专家侵吞——这与欧洲殖民主义者的所作所为完全一致。就算没有被窃取，资金也经常被浪费在考虑不周的基础设施项目上，而这些项目往往是在西方顾问的建议下建造的。不过，我们大可不必用宿命论的眼光看待后殖民时代非洲的命运。尽管许多非洲政治家面临重重困难，但仍在努力改善他们所在国家人民的健康状况，增进人民福祉。实际上，在 20 世纪 70 年代，他们已经近乎成功了。

世界卫生组织于 1948 年成立，最初由 55 个成员国组成，其中大多数是欧洲和美洲相对富裕的国家。30 年后，随着新近独立的前殖民地加入，成员国增加到 146 个。[29] 从世卫组织成立到 20 世纪 70 年代末的这段时期内，仅在非洲，就有近 50 个国家成立。1972 年，该组织恢复了中华人民共和国的合法席位。世卫组织是一个会员制组织，通过世界卫生大会按照一国一票的原则作出决策，而上述的种种大大加速了它的进程。1978 年，世卫组织的理想主义在苏联城市阿拉木图（现哈萨克斯坦阿拉木图）达到了顶峰。134 个国家的卫生部长发起了"人人享有卫生保健"（Health for All）运动，其目的是在 2000 年结束前为世界上最贫穷的居民提供基本医疗服务。会议认为，对卫生设施和药品的投资不足以改善贫穷国家的卫生状况。相反，《阿拉木图宣言》认为，根本性的政治和经济改革——解决前殖民地与殖民者之间不公正的权力关系，动员社群关注医疗保健——对于实现这一目标才是至关重要的。《阿拉木图宣言》灵感的主要来源之一是中国在此前 30 年里在健康方面的显著改善，尤其是赤脚医生在其中所发挥的作用。[30, 31]

如果《阿拉木图宣言》得到落实，它将为低收入国家提供摆脱贫困陷阱所需的设施。不幸的是，阿拉木图会议的乐观情绪很快就被高收入国家破坏——尤其是美国和英国。20 世纪 70 年代末和 80 年代初，里根和撒切尔夫人上台，标志着两国的政治共识从根本上回到了 19 世纪的自由放任主义。在这种新环境下，"人人享有卫生保健"的口号就显得过于激进和政治化了。人们将重点转移到利用药物和技术逐一消灭传染病上，不再为那些贫困而无助的地区解决问题，而贫困和缺乏援助正是那里健康状况不佳的根本原因。美国及其盟国减少了对世卫组织的资助，转而将用于全球卫生项目的资金注入世界银行等组织，这让他们拥有了更大的控制权，因为成员国投票的权重因其支付的金额而异。[32, 33]

结构调整政策破坏低收入国家为应对传染病而付出的努力。20 世纪 70 年代末，利率上升，美元走强，非洲国家出口自然资源的价格下降。这些国家的债务滚雪球般地上涨，一发不可收拾，它们显然无力偿还。从 20 世纪 80 年代初开始，世界银行和国际货币基金组织（IMF）开始救助债务国，使之免于破产。国际金融机构借出资金，但贷款附带了一些条件，目的是确保接受贷款的国家有偿还能力。关于结构调整计划导致经济崩盘的故事已经有其他人讲述过了。[34, 35] 各国被迫降低进口关税，将国家控制的产业私有化，集中精力生产出口商品。然而，这些自由市场改革未能改变重债经济体，使其有能力偿还世界银行和国际货币基金组织的贷款。2000 年，撒哈拉以南非洲的人均 GDP 比 20 年前还低了将近 10%。[1] 相比之下，在中国和东亚的其他地区，政府并未遵循世界银行和国际货币基金组织的自由市场指令，国家在发展中发挥着核心作用，因此经济都在

---

[1] 根据世界银行数据得出。

蓬勃发展。

结构调整对公众健康产生的负面影响是深远的。各国政府被迫削减社会福利预算，包括公共卫生和医疗保健预算。接受援助的国家往往被要求为公共部门的工资总额设定上限，导致大量医生和护士移民到高收入国家。20 世纪 80 年代，加纳的医生人数减少了一半，塞内加尔的护士人数也只剩下 80 年代初的 1/6。[36] 结构调整方案经常模仿美国的模式，对使用医疗保健服务的人征收使用费。因此，穷人甚至无法获得最基本的医疗服务。例如，当世界银行强迫肯尼亚对人民收取 33 美分的看病费用时，前来就诊的病人减少了一半。[37]（当这项收费被废除时，病人的数量又涨了一倍。）事实证明，结构调整导致包括肺结核在内的一些传染病患病率增加了。[38] 从 1980 到 2000 年，撒哈拉以南非洲的人均预期寿命几乎没有任何增长，顽固地停留在 50 岁左右。

正如我们在第七章中看到的那样，从 19 世纪末到 20 世纪初，民主化进程和国家主导的卫生改革使英国和其他高收入国家的传染病发病率明显降低，公共卫生得到了改善。在过去的半个世纪里，中国也经历了类似的过程。但与此同时，以撒哈拉以南非洲为主的低收入国家却被剥夺了采取类似策略的机会。事实上，是高收入国家"踢开了"让这些低收入国家用来摆脱贫困陷阱的"梯子"，并鼓动撒哈拉以南非洲国家采用一种未经检验的、强调医药和技术的公共卫生方法。[1] 低收入国家无法充分地利用医学进步所带来的那些令人兴奋的新机遇。它们先被殖民主义掏空，然后又被结构调整掏空，在这条路上还能怎么走下去呢？

狗屎人生综合征

我骑自行车从伦敦西部到东部上班，途经肯辛顿和切尔西区，那里有戴安娜王妃曾经居住过的肯辛顿宫、世界上最重要的艺术和设计博物馆之一的维多利亚与艾尔伯特博物馆，以及首都精英们购物的哈罗德百货公司和夏菲尼高。这是英国最富有的，也是居民健康状况最好的地区之一，这里的人均预期寿命可达95岁。[39]然而，即便在肯辛顿和切尔西区内部，健康状况也存在着很大的差异。在这里环境最宜人的地区，人们的人均预期寿命比格伦费尔塔附近居民的高出22岁。格伦费尔塔是北肯辛顿的一幢保障福利公寓大楼，在2017年的火灾事故中，大楼中有79人（主要是贫困移民）遇难。[40]如果将肯辛顿和切尔西区与全国其他地区相比，健康方面的不平等就更加明显了。

---

[1] 此处借用了张夏准的力作《富国陷阱：发达国家为何踢开梯子？》的书名。张夏准在书中说明，包括美国和英国在内的大多数高收入国家都是通过关税和补贴保护国内产业而致富的。但是，一旦富裕起来，它们就转而采用自由贸易政策，并通过殖民主义（如有必要）将这些政策强加给其他国家。张夏准认为，这些世界上最富裕国家的做法剥夺了较贫穷国家实现工业化和致富的机会。换句话说，他们是在"踢开梯子"。

如果在伦敦的尤斯顿站跳上一列向北行驶的火车，不到 3 个小时我就能到达海滨城镇布莱克浦。这里的男性人均预期寿命比肯辛顿和切尔西区的整整低了 27 岁，相当于英国或美国与撒哈拉以南非洲最不健康的国家之间的差距。

在新型冠状病毒大流行之前，英国各地人均预期寿命的差异并不能用传染病来解释，因为传染病造成的死亡人数极少，不足以产生影响。健康不平等体现为由非传染性疾病造成的过早死亡的比例失调，这些疾病中最主要的是心血管疾病、癌症和糖尿病，虽然它们显然不是通过病原体在人与人之间传播的，但对比其与传染病在人群中的分布后会发现，二者之间的差异并没有你想象的那么大。正如维多利亚时代贫民窟中的城市工人阶级更容易受到霍乱或肺结核的影响一样，这些现代"瘟疫"对穷人的影响也格外严重。因此，肯辛顿和切尔西区这样的地区与布莱克浦这样的地区存在健康不平等。根据英国国家统计局的数据，与最富裕地区的男性和女性相比，英格兰最贫困地区的男性和女性因可预防病因而早逝的可能性分别高出 4.5 倍和 3.9 倍。[41] 健康与财富和社会地位之间的关联如此密切，以至于颇具影响力的英国流行病学家迈克尔·马默特（Michael Marmot）将当代英国比作阿尔多斯·赫胥黎（Aldous Huxley）笔下的《美丽新世界》（*Brave New World*，1932 年）。[42]

为了强调穷人受非传染性疾病的影响尤为严重，一些流行病学家认为这些疾病是"由社会传播"的。[43] 生活在贫困中的人们承受着相同的压力，并倾向于以相同的方式来应对压力，仿佛某种行为会传染似的。贫困与非传染性疾病之间的一项关联是不健康的饮食。最近的一项研究发现，英国最贫穷的那 10% 人口必须花费其收入的 70% 以上才能按照健康饮食指南来生活。[44] 不健康饮食的结果就是，低收入地区的肥胖率更高。例如，在英国最贫困地区，20% 的 5 岁儿童患有肥胖症，几乎是贫困程度最低地区的 3 倍。[1] 吃高糖、高脂肪食物能够产生多巴胺，这是让人从贫困的痛苦和无助中得到短暂解脱的最实惠的方式。在极端的情况下，贫穷引起的压力和焦虑还会导致严重的心理健康问题，有人会选择自杀，或因酗酒和吸毒过量而在绝望中死去。

看看布莱克浦这样的城镇，贫困与非传染性疾病之间的联系就一目了然了。19 世纪下半叶和 20 世纪上半叶，来自曼彻斯特和利物浦等工业中心的工人会在暑假期间来这里度假。这处度假胜地现在仍有沙滩、步道和一座 158 米高的埃菲尔铁塔复制品，但它最辉煌的时代已经过去了。自 20 世纪 60 年代以来，度假者更倾向于跟着低价团，乘坐廉价航班到阳光更充足的国外旅游。在布莱克浦，许多游客曾经下榻的小旅馆已被改建成狭小的出租公寓——相当于现代的贫民窟。如今，那些囊中羞涩、前途渺茫的人被英国最便宜的房租吸引着来到布莱克浦。这里的男性人均预期寿命排名在全英国垫底，失业率、残疾津

---

[1] 这些数据来自英国国家医疗服务体系的"2020/2021 学年英国国家儿童测量计划——英格兰"报告。

贴申请人数和抗抑郁药物处方量却名列前茅。当地医生创造了"狗屎人生综合征"这个词，用来概括他们看到的大多数疾病的共同特征：贫困和绝望。[45]

我们在布莱克浦看到的苦难是去工业化——或者一些经济学家口中的"去工业化革命"——的后果。[46]工厂、矿山和码头的工作尽管能给人们带来安全感、认同感和集体归属感，但往往又累又脏。在过去的50年里，机器取代了工人，制造业外流到中国等生产成本更低的国家，这些工作岗位大部分都随之消失了。20世纪70年代，英国制造业的从业人数接近800万，而现在这一数字仅为250万，而同期英国的人口已经增长了1/5。[47]

去工业化对伦敦及其周边地区的影响非常有限，那里的居民因金融业的繁荣受益匪浅。但在英格兰北部的前工业中心地带，制造业的工作岗位已被服务业中不稳定且收入微薄的工作岗位所取代，或者根本就没有其他工作来填补空缺。去工业化革命造成的破坏对健康产生了毁灭性影响。当肯辛顿和切尔西区以及英国其他富裕地区（主要是南部地区）的人均预期寿命稳步增长时，布莱克浦、曼彻斯特和利物浦等曾经是工业革命中心的贫困城区的人均预期寿命却在下降，并导致过去10年里英国全国人均预期寿命的数字停滞不前。[48]

英国的健康不平等现象源于政府的政策选择。1979年，撒切尔夫人出任首相，她重新引入了许多19世纪中叶曾经流行的观点：不仅强调自由市场经济，厌恶国家干预，而且认为被那些残酷的宏观经济变革甩在身后的人都是白吃白拿的懒汉，必须羞辱他们，以迫使他们更加努力地工作。一种自我强加的、被意识形态驱动的结构调整全面施行。从2010年起，保守党领导的政府继续推行国家对社会有限干预的政策。家庭福利金被削减，残疾人领取福利金变得更加困难，公共卫生服务资金减少，国民健康服务的资金增长速度跟不上老龄化加快的速度，无法满足越来越不健康的人口结构的需求。最近的一项研究估计，自2010年以来，英国政府对医疗保健开支的削减导致每年新增的死亡人数超过1万。[49]英国的教训表明，即使一个国家已经度过了流行病学转型期，混乱和贫困仍会造成新的非传染性瘟疫，其致命性不亚于传染病。

与英国一样，美国也存在着明显的预期寿命不平等现象，其原因在于不同人群在非传染性疾病和"绝望的死亡"[1]上的差异。在历史上，最令人震惊的是白人和非洲裔人之间的人均预期寿命的差异。尽管近年来这两个群体的人均预期寿命逐渐趋同，但白人仍然能比非洲裔人多活近6年。[50]当然，这也是奴隶制的历史遗留问题。生活在种族主义社会中的压力对有色人种的身心健康造成了毁灭性的影响。不过，非裔美国人并非美

---

[1]编者注："绝望的死亡"（Deaths of Despair）是指由于绝望、失去希望而选择自我毁灭行为后导致的死亡。死亡原因包括自杀、药物过量（尤其是阿片类药物），以及由酒精引起的疾病。

国唯一陷入健康不平等处境的人群。

自 2015 年以来，美国人均预期寿命一直在下降。诺贝尔经济学奖得主安格斯·迪顿（Angus Deaton）和他的合作者安妮·凯斯（Anne Case）指出，造成这一现象的原因是自杀、酗酒和吸毒过量人数的增加，每年约有 19 万人因此丧生，该数字是 20 世纪 90 年代的 3 倍。[51] 绝望的死亡的人数激增几乎完全是由没有大学学历的白人中年男性造成的，自 20 世纪 90 年代初以来，该群体的死亡率上升了 1/4。虽然中年非裔美国人比中年白人的死亡概率更高，但他们的死亡比例同期下降了 1/3。过去，蓝领工人可以实实在在地实现"美国梦"——拥有安稳的工作、医疗保险、养老金、郊区的房子等。而今，对于很多人而言，这些只不过是幻想罢了。1979 年，美国有 1 900 万个待遇优厚的制造业工作岗位，而现在只有约 1 200 万个，而现在的人口已经达到了当时的 1.5 倍。1979 年至今，未受过大学教育的工人工资下降了 15%，拥有学士学位的工人工资增长了 10%，拥有更高学位的工人工资增长了 25%。如今，只受过高中教育的人最多只能得到一份收入微薄的工作，没有保障，没有医疗保险，也没有养老金。[52]

当然，英国和美国之间还是不同的，最主要的就是各自的医疗保健系统。尽管 20 世纪 80 年代经历了撒切尔主义主宰的十年，21 世纪第二个十年又经历了紧缩政策，但作为一个由国家税收资助、为任何有需要的人提供免费医疗服务的系统，英国的国民医疗服务或多或少地被保留了下来。这与美国效率极低的私有化系统形成了鲜明对比。美国在医疗保健方面的支出比任何国家都多，但医疗保健服务的覆盖情况却非常不均衡，人均预期寿命比英国少两年半。那些付得起钱的美国人享受着世界上最好的医疗服务。然而，每年还有成千上万人因为无法获得医疗服务而早逝。[53] 3 000多万人没有保险，即使有保险，人们也面临着极度高昂的费用，以至于1/4的人反映自己曾推迟就医，每年有50万人因无力承担医疗费用而宣告破产。[54] 这一系统的效率非常低，如果美国有一个像英国那样的国家医疗服务系统，国民的健康情况就能得到改善，每年还能节省超过2万亿美元。迪顿和凯斯指出，如果用货币来衡量的话，美国因医疗保健系统失灵而造成的损失比德国在第一次世界大战后必须支付的赔款还要多。

2020年的新型冠状病毒大流行在人们面前无情地揭露了社会上更广泛存在的病态。我们不仅看到了英国和美国贫困人群和边缘人群的窘迫，还有世界对撒哈拉以南非洲数百万人苦难的无动于衷。

新型冠状病毒的"并发流行病"

2021年12月的《时代》杂志封面宣称，研制出新型冠状病毒疫苗的科学家不仅是"年度英雄"，还是"奇迹创造者"。疫情暴发后不到1个月，研究人员就破译了病毒的基因组，并将其公布在网上。不到1年后，多个科学家小组就成功研制出了疫苗，可有效预防新型冠状病毒感染。医疗科学能在几个月内将病毒的危险性从"生存威胁"降低为"疫苗可预防"的程度，这是一项了不起的成就，甚至可以说是奇迹。高收入国家的政府与制药公司达成了购买疫苗的协议，并开始尽快地为本国民众注射疫苗。截至那期《时代》杂志出版时，西欧和北美有意愿接种疫苗的人几乎都已接种完毕。事实上，许多人已经接受了第三次加强免疫的接种。

然而，并非世界上所有人都能从现代医学的奇迹中受益。在撒哈拉以南非洲，截至 2021 年年底，只有不到 5% 的人口接种了疫苗。[55] 疫苗的数量足够多，但高收入国家的自利行为在低收入国家造成了人为的疫苗匮乏现象。高收入国家购买的疫苗远远超过实际需要。某项研究估计，截至 2021 年年底，高收入国家已经储备了 12 亿剂疫苗，尽管这些国家的民众已经基本接种完毕。[56] 这么多剂疫苗足够给撒哈拉以南非洲所有的成年人接种两次。此外，包括英国和德国在内的几个高收入国家一再阻拦新型冠状病毒疫苗知识产权的开放，而这项提议是由 60 多个国家通过世界贸易组织（WTO）提出的，并已得到许多其他国家的支持。这项提议如若通过，将中止与疫苗相关的专利，并允许任何人生产疫苗，而不只是那些几乎只向富国供应疫苗的大型制药公司。往前追溯 20 年，这样的事情就发生过。20 世纪 90 年代末和 21 世纪初，高收入国家支持的制药公司阻止低收入国家生产非专利 ARC 药物，导致 1 000 万人死于艾滋病。难道没有人从中吸取教训吗？

富国和穷国在疫苗供应上的巨大差距被谴责为"疫苗种族

隔离"和"疫苗殖民主义"。这清楚地表明,高收入国家认为其国民的生命比撒哈拉以南非洲人的生命更有价值。悲哀的是,这也不是什么新鲜事了。正如我们所看到的,撒哈拉以南非洲仍有数百万人死于霍乱、肺结核、疟疾和艾滋病等可防可治的疾病,因为疾病治疗和预防不是国际政治家和政策制定者的优先考虑事项。康拉德的《黑暗的心》之所以让人不寒而栗,正是因为它无视马洛在刚果之行中遇到的那些当地人的遭遇。长期以来,在公共卫生领域,非洲裔人的生命显然不如白人重要——或者至少低收入的、几乎全民都是非洲裔人的国家的国民的生命,不如高收入、以白人为主的国家的国民的生命重要。但是,鉴于新型冠状病毒是一种传染性很强的病原体,高收入国家囤积疫苗的行为就不单单是一种冷酷无情的自私行为了,它还可以是一记巨大的乌龙球,很可能会延长疫情,并增加出现新的抗疫苗变种的可能性。[57]

新型冠状病毒大流行不仅凸显了国家之间的严重不平等,还引起了人们对高收入国家内部贫困问题的关注。《柳叶刀》杂志主编理查德·霍顿(Richard Horton)认为,新型冠状病毒在英国和美国造成的破坏应被理解为一种"并发"流行病,或"联合"流行病。换句话说,只有当我们考虑到此前已经在富裕国家部分地区肆虐的贫困和肥胖现象时,才能理解新型冠状病毒大流行的影响。在富裕国家,穷人往往从事无法在家完成的工作。他们乘坐公共交通出行,住在拥挤的住所,往往是几代同堂,因此,他们比富人更有可能接触到病原体。更糟糕的是,穷人身上也更有可能存在一些让他们一旦感染新型冠状病毒就病入膏肓的危险因素。这些危险因素包括肥胖症和非传染性疾病，如糖尿病、哮喘或慢性肺病。在英国，最贫困地区的成年人死于新型冠状病毒的概率几乎是最富裕地区的 4 倍。[58] 在美国，最贫穷人口的死亡率是收入最高人口的 4.5 倍。[1]

显然，各国政府的应对政策并没有考虑贫困和肥胖这两大"流行病"。在疫苗研制成功之前，他们的主要策略与意大利文艺复兴时期城邦应对瘟疫的策略非常相似。这种策略在 19 世纪霍乱肆虐时被半推半就地沿用了下来。国家限制国与国之间，以及国家内部的人员的流动，隔离疑似感染者，以减少病毒传播。这些政策的落实程度在各国之间存在明显差异。一个极端的个例是美国，当时政府采取的是自由放任态度，特朗普总统以担心影响经济、不愿限制个人自由为由，任由病毒在全国蔓延。结果，美国有 100 多万人死亡，占总人口的 0.31%。[2] 在英国，政府实施了数次封锁，目的是减缓而不是阻止病毒的传播。新型冠状病毒导致英国 20 万人死亡，占总人口的 0.27%。

相比之下，中国采取了严格的措施，旨在全面阻止病毒的传播。单纯地从疾病控制的角度来看，这种措施取得了不起的成功。根据官方统计，新型冠状病毒在中国造成的死亡人数不

---

[1] 该统计数据来自美国穷人运动的《穷人新冠疫情报告》。

[2] 新型冠状病毒的相关数据来自约翰霍普金斯大学冠状病毒资源中心。这些数据为截至 2022 年 7 月的数据。

到 1.5 万人，占总人口的 0.001%。中国的例子说明，要阻止新冠这类病毒造成的破坏性影响，社会必须采取多么积极的应对措施。

这场大瘟疫通过刺耳的数字提醒着我们，在克里姆特的《医学》震惊维也纳大学教职工的一个世纪之后，它传达的核心信息仍然具有现实意义。医学知识只是应对传染病所需要的一小部分道具。病原体在不平等和不公正的温床上滋生。即使在那些看似已经经历了流行病革命的社会中，新的传染性和非传染性疾病仍在不断出现，而它们对穷人的打击尤为严重。虽然在过去的 75 年里，全球人均预期寿命有所增长，但仍有大量的痛苦和难题是科学和理性无法——或不愿——解决的。无视这一现实的公共知识分子就像克里姆特笔下的许癸厄亚在 21 世纪的化身，傲然伫立于我们视野的前景之中，却对他们背后的悲惨景象视而不见。启蒙运动让一些幸运儿走上了看似"永无止境的进步之路"，但世界上大部分人仍生活在如同反乌托邦一般的世界中。

/ 结语 /

未来的瘟疫

这一切与英雄主义无关，而是关于诚实的问题。这种理念也许会惹人发笑，但是同鼠疫作斗争的唯一方式就是实事求是。

——阿尔贝·加缪（Albert Camus）

下一个亚历山大大帝

在过去的几年里，新型冠状病毒感染对我们所有人的生活都造成了极大的影响，以至于人们又搬出了"这是一场史无前例、非同寻常的大流行病"这种老生常谈。但如果将新型冠状病毒置于历史和科学背景之下，我们就会清楚地发现，它并无什么新奇或特别之处。传染病的反复暴发是人类生存的常态。和其他诸多要素一样，流行病在以下种种方面发挥了至关重要的作用。流行病让地球从一个有许多人类种群居住的星球变成了智人一家独大的星球，让定居农业生活方式取代了狩猎采集的游牧生活，在古代大帝国的衰退、新大陆宗教的崛起、封建主义向资本主义的转变、欧洲殖民主义，以及农业和工业革命中，人们都能找到它的身影。换言之，细菌和病毒大力促成了现代世界的诞生。

强调流行病的作用，并不代表排除了人类对世界产生影响的可能性。只是在大多数情况下，我们并不是在自己选择的环境下创造了历史，而是在微生物，以及气候等种种非人为力量所创造的环境下创造了历史。[1]本书中出现了托马斯·卡莱尔笔下的诸多"英雄人物"，包括亚历山大大帝、穆罕默德、查理大帝、马丁·路德和乔治·华盛顿。但这些"英雄"并不是依靠他们的天赋和人格魅力才扭转了历史的发展方向，而是因为拥有这些品质，他们才能够利用毁灭性的流行病所造就的机遇。

类似地，阶级斗争也在改变世界的过程中发挥了重要作用。例如，封建主义的衰落和资本主义的兴起是英国农民和领主之间长达数世纪的冲突的结果。在海地，被压迫和剥削的非洲裔人民经过长达10余年的战争才终于推翻了奴隶制和殖民主义。能够在这些冲突中最终取胜，领导、组织和群众的参与都功不可没。

---

[1] 当然，此处是在暗指马克思的名言："人们自己创造自己的历史，但是他们并不是随心所欲地创造，并不是在他们自己选择的条件下创造，而是在直接碰到的、既定的、从过去继承下来的条件下创造。一切已死先辈们的传统，会像梦魇一样纠缠着活人的头脑。"

同样至关重要的还有传染病。黑死病杀死了欧洲 60% 的人口，最早激发封建领主和农奴之间斗争的正是这场人口崩溃所造成的影响。当海地人与全世界训练最有素、装备最精良的军队之一法国军队对抗时，他们制定了将黄热病当作致命武器的战略。

新型冠状病毒感染将会是人类历史上的一个关键转折点。在这场传染病来袭之前，世界已经处于一种在事后看来划时代的变局之中，传染病的到来加速了这一变局，扭转了历史的轨迹。

疫情似乎在改变人类对自身在地球中所处位置的看法。迫在眉睫的气候灾难已经迫使人们不仅要考虑以其他方式为世界提供食物和经济动力，还要重新思考我们该如何融入生态系统。疫情则迫使我们加快思考的速度。它让我们重新想起达尔文那最深刻的、被称为"他最悲观的，众所周知却一直被遗忘的真理"，那就是"人类只是一种动物，与动物界所有其他物种一样，在病原体的威胁面前，我们脆弱不堪"。[1] 如果我们智人不去努力与地球上的其他生命平衡共处，我们面临的将是一个黯淡的未来。

新型冠状病毒感染同时在改变人类的生活方式。在过去的几十年里，人们占有世界的能力越来越强，不仅能够占据现实世界，还能占据一个平行的虚拟世界。过去，当疾病袭来时，人类的反应往往是逃跑——就像安东尼大瘟疫逼近罗马时盖伦的做法，或是黑死病暴发期间英格兰东部的教区牧师的反应。但当新型冠状病毒来袭时，我们中的许多人开始在线上的环境中工作和社交。[2] 我们不再往返于办公室和住所之间，而是在家工作；不再去超市，而是在线上订购商品；不再在餐馆吃饭，而是叫外卖；不再约朋友去镇上喝咖啡，而是通过视频与他们对话。学校、教堂，甚至连法庭都转移到了线上。疫情平息以来，很多人习惯性地在虚拟世界花费比疫情前更多的时间。这种转变似乎是永久性的。

新型冠状病毒似乎也在改变人类对世界应有秩序的看法。国家在处理新型冠状病毒感染问题上采取的自由放任做法对卫生健康而言是一场灾难。英国官方公布的死亡率是中国的250多倍；美国官方公布的死亡率是中国的300多倍。美国是世界上最富裕的国家之一，却因混乱、贫困、疾病和死亡而不堪重负。中国——50年前还是地球上最贫穷的国家之一——向北美空运医疗设备，帮助美国缓解了危机。北美和欧洲再也不能自欺欺人地认为，它们的政治和经济制度是世界其他地区都向往的典范。美国经济学家劳伦斯·萨默斯（Lawrence Summers）指出："新型冠状病毒感染可能标志着西方民主对全球体系的领导地位不再。"[3]关键问题在于，谁来接替这个领导地位？正如美国历史学家格雷厄姆·艾利森（Graham Allison）所指出的那样，在世界历史上，当一个崛起的大国取代另一个衰落的大国时，绝大多数情况下都会引发战争。[4]他将这种现象称为"修昔底德陷阱"，因为古希腊历史学家修昔底德认为"雅典的崛起以及由此给斯巴达带来的恐惧使伯罗奔尼撒战争不可避免"。但别忘了，伯罗奔尼撒战争造成的毁灭实在过于彻底，以至于最终成为希腊文明霸主的既不是雅典也不是斯巴达。希腊世界最北部的王国马其顿在公元5世纪中叶原本无人问津，却最终登上了霸主之位。谁又会是 21 世纪的腓力二世和亚历山大大帝呢？

微生物时代的人类

威廉·麦克尼尔的《瘟疫与人》讲述了一个史诗般的故事：人类在无意中制造了瘟疫，并与之抗争了数千年，最终在现代医学的帮助下取得了胜利。这种满怀信心的观点似乎在 1980 年得到了证实。那一年，仅在 20 世纪就消灭了 3 亿人的天花被根除了。但从那时起，旧病才消，新病又起。1976 年，在现今的刚果（金）埃博拉河附近的一座小村庄里发现了人类已知最致命的病毒性疾病之一，而《瘟疫与人》正是在这一年出版的。过去的 50 多年成了传染病的黄金年代。由 HIV 病毒引发的艾滋病出现于 20 世纪 80 年代，人们一度担心它会对人类的生存构成威胁。SARS 病毒、寨卡病毒和新型冠状病毒则是近些年出现的新的威胁。

导致新型病原体出现的原因有很多。人口增长意味着人类正在蚕食动物的生存环境，而动物的生存环境中存在着可以跨越物种屏障而感染人类的病毒和细菌。气候变化（包括气温上升、降水增多和洪涝）会助长疾病的传播，尤其是疟疾、黄热病等蚊媒传染病，以及腹泻和霍乱等水媒传染病。由于长途旅行变得越来越方便，病原体，尤其是经空气传播的病原体，其传播的可能性比以往任何时候都要大。考虑到上述种种因素，新型冠状病毒感染似乎并不是一种反常现象，而只是过去 50 多年来出现的诸多传染病流行中的最新一种。传染病出现的这一趋势几乎肯定会继续下去，不久之后，将有另一场大流行病袭来。但下一次的疫情很可能跟上一次的不尽相同。

抗生素耐药性（AMR）很可能成为下一次传染病大流行的根源。20 世纪 40 年代，抗生素在刚刚被发现时呈现了奇迹般的效果：包括鼠疫和霍乱在内的、曾经以最可怖的方式夺去人们生命的疾病，以及可能在身体里盘桓数年的各类感染细菌，第一次可以被治疗或杀灭了。但现在很明确的是，抗生素只能暂时缓解病情。每年有 120 多万人直接死于以前可以被治疗的普通感染，死因是导致感染的细菌对抗生素产生了耐药性。[5] 年幼的儿童面临的死亡风险尤其高，每 5 个死于这类感染的患者中就有一个是年龄低于 5 岁的幼儿。随着细菌（切记细菌能够在物种之间横向传递基因）因超量开具处方药和滥用抗生素而获得更大的生存优势，这一情况会变得更糟。由 AMR 引起的疫情很可能包含很多慢性感染和无法治疗的感染，这些感染会缓慢地，但切实地拖垮人类健康的身体。英国前首席医疗官萨莉·戴维斯（Sally Davies）阐明了新型冠状病毒感染与由 AMR 引发的感染之间的区别："新型冠状病毒像一只龙虾掉进了滚沸的水里，死亡时会闹出很大的动静；而 AMR 像冷水里的龙虾被缓慢加热，不会发出任何声响。"[6] 这锅水已经热得让人不太舒服了。

人类的处境岌岌可危。我们居住的这个星球，无论从什么角度去看，都是细菌和病毒的天下。我们被无数无时无刻不在变异的病毒和细菌包围着。其中一些病毒和细菌的演化对我们有所帮助，另一些则正在演化出全新的形式来危害我们。瘟疫与人之间旷日持久的斗争并不一定以悲剧甚至闹剧收场，但如果要避免糟糕的结局，就必须以史为鉴。那么，我们该如何应对传染病带来的生存威胁呢？

一个普遍的错误做法就是什么都不做。当人类认为瘟疫是愤怒的神明降下的惩罚时，所采取的做法根本行不通；政客们有意选择的自由放任政策也丝毫无助于阻止疾病的传播。19 世纪中叶，因为缺乏政府干预，欧洲城市里的穷人生活在拥挤且不卫生的环境中，其人均预期寿命跌落到黑死病疫情以来的最低水平。20 世纪末，由于结构调整的缘故，世界上最贫穷国家的医疗保健预算被削减。1980 年到 2000 年间，尽管医学技术取得了极大进步，非洲大陆的人均预期寿命却几乎没有任何增长。数千万人——其中很多都还是孩子——因为无法得到医疗保健服务而死于可防可治的疾病。在过去的几年里，新型冠状病毒感染凸显了英、美等国家因削减医疗保健开支而造成的损害，最贫困的人口受疫情冲击最严重。

所以，我们该怎么做呢？作为一个物种，我们在病原体的威胁下求存的最佳机会是合作。根据麦克尼尔所说，19 世纪和 20 世纪，高收入国家健康水平的长足进步并不是因为拥有更好的医疗条件，甚至也不能说是因为经济增长，而是在饮用水、卫生设施、住房和减少贫困方面进行大规模投入的政治决策带来的结果。正如霍乱和其他水媒传染病迫使城市当局开展大规模的基础设施建设一样，我们也应在新型冠状病毒感染的鞭策下解决健康的根源性问题，其中包括建筑和公共交通的通风问题。为了让全社会做好准备以抵御未来的流行病，关键在于解决让一些人更易感染传染病的根本问题——减少国家内部和国家之间的严重不平等将是一个很好的开始。从全球的角度来看，改善缺乏基本医疗服务的现状也将是一个不错的开端。

尽管在如今的政治气候之下，这样深入的变化可能难以实现，但历史上的流行病曾推动了政治和经济的巨大变革，我们应该从这一点上得到启发。流行病揭穿了领导人的腐败无能，显露并加剧了业已存在的社会分歧，鼓励人们质疑现状。新型冠状病毒感染已凸显社会上存在的诸多问题。今天，我们有责任抓住机遇，应对这些不平等现象，并塑造一个更幸福、更健康的世界。

/ 附　录 /

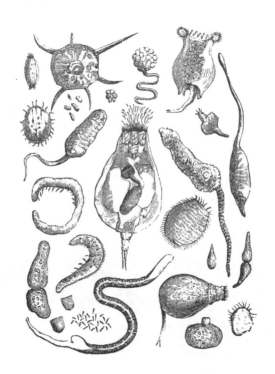

　　直到 19 世纪末，科学家才开始理解"微生物"致病的原理。在过去的一个世纪里，科学家发现了细菌和病毒起到广泛的作用，它们对我们的星球、躯体，甚至思维运作都至关重要。

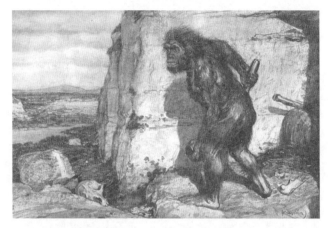

　　尽管尼安德特人与智人相比更高大、更强壮，但他们并非穴居的类人猿。实际上，尼安德特人的发展程度高得惊人。那么，为什么他们会在4万年前消失殆尽，而智人却存活下来了呢？

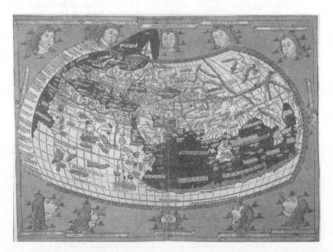

　　罗马人开拓了从撒哈拉以南非洲到远东地区的贸易路线，但这让帝国极易遭到境外传染病侵袭。自公元2世纪以来，一系列破坏性极强的流行病彻底改变了地中海地区，最终多神教消失，基督教和伊斯兰教崭露头角，成为占据主导地位的宗教。

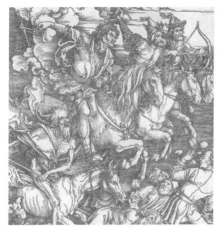

黑死病夺去了欧洲超过一半人口的生命，但对以游牧为生的奥斯曼人影响极为有限。奥斯曼人在接下来的一个世纪里从安纳托利亚西部的基地出发，一路扩张，征服了巴尔干半岛并剑指西方，意图进一步推进。1498年，阿尔布雷希特·丢勒创作关于天启四骑士的版画时，将战争和瘟疫描绘成了奥斯曼帝国耶尼切里军团的形象。

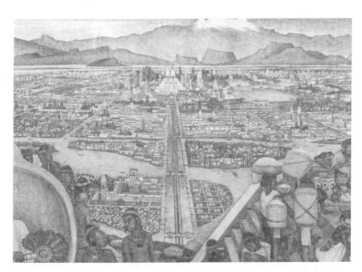

在发现新大陆后的几十年里，西班牙人仅凭数百名士兵，就成功征服了广袤、富饶，并且技术十分先进的墨西加和印加帝国。如果没有旧大陆病原体的助力，这看似奇迹一般的胜利是不可想象的。

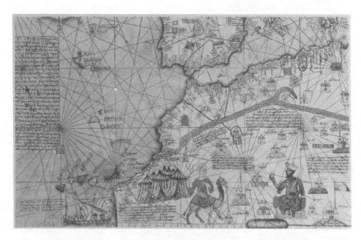

　　创作于14世纪的《加泰罗尼亚地图集》描绘了非洲的一条黄金之河。在这条河流下方，曼萨·穆萨坐在黄金王座上，头戴金冠，将一块圆形的黄金递给骑着骆驼的柏柏尔人。500年来，欧洲人一直觊觎西非的财富，但疟疾让这片地区成了无法被征服的"白人的坟墓"。

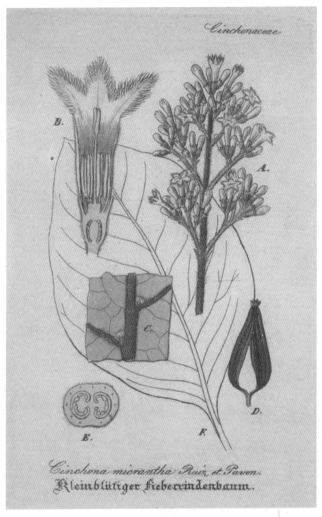

Cinchonaceae

Cinchona micrantha Ruiz et Pavon.
Kleinblütiger Fieberrindenbaum.

　　16世纪末，西班牙耶稣会会士观察到，居住在安第斯山麓的原住民会用磨碎的金鸡纳树树皮治疗发热。19世纪中叶，欧洲探险家认识到其中的活性物质奎宁能够预防疟疾，此后疟疾致死的风险降低了一半，"瓜分非洲"由此成为可能。

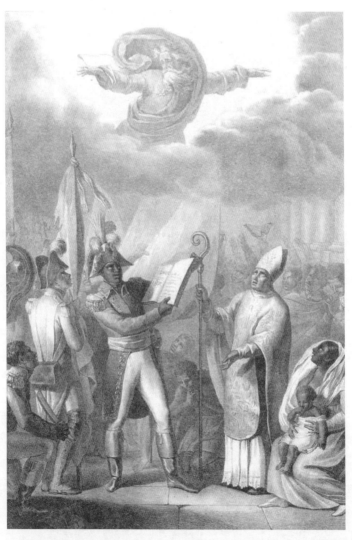

　　1804 年元旦，海地宣布从当时最强大的军事强国法兰西第一帝国治下独立。在长达十年的起义中，杜桑·卢维杜尔领导原先的奴隶们完善了游击队战术，而这种战术正是运用了他们对黄热病的免疫力。这种蚊媒传染病杀死了大量欧洲士兵。

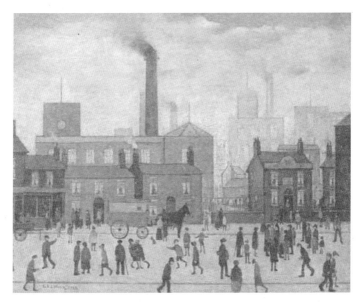

　　工业革命为英国带来了前所未有的经济增长，但对于在工厂中工作的大众而言是一场灾难。19世纪上半叶，英国的人均预期寿命降到了自黑死病疫情以来的最低点。

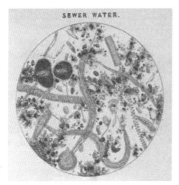
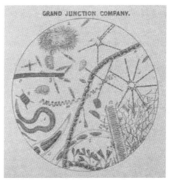

　　19世纪中叶，伦敦市政府面对300万居民每天制造的成吨排泄物束手无策。正如查尔斯·狄更斯在《小杜丽》中描绘的那样，"在小镇的中心，一条污水沟蜿蜒流淌，原本清澈的淡水不复存在"。

/ 注 释 /

引 言 远古的瘟疫

1 Sigmund Freud, *A General Introduction to Psychoanalysis*. Boni and Liveright, 1920.

2 英国记者斯科特·奥利弗指出："如果这一切听起来像是一个刚刚吸食了可卡因的人的胡言乱语，那么或许是因为精神分析学本身就是弗洛伊德长期使用可卡因的产物，当年它还是一种能自由取得的非处方药。" Scott Oliver, "A Brief History of Freud's Love Affair with Cocaine," *Vice*, 23 June 2017.

3 史蒂芬·杰伊·古尔德认为，另一个削弱了人类中心主义世界观的科学变革是被他称为"深层时间"（deep time）的发现。《创世记》称地球只有数千年历史，人类从第六天开始便成了地球上主要的生命形式。古尔德指出，如果人们相信《创世记》的这一观点，那么"为何不能将物理宇宙解释成，为了我们而存在，并且因为我们才存在的呢？"当然，在过去的几个世纪中，古生物学家们已经意识到地球存在已有数十亿年之久，而人类仅仅存在于其中的一小段时间里。Stephen Jay Gould, *Full House: The Spread of Excellence from Plato to Darwin*. Harvard University Press, 2011.

4   Paul Falkowski, *Life's Engines: How Microbes Made Earth Habitable*. Princeton University Press, 2015.

5   Philip Ball, *Curiosity: How Science Became Interested in Everything*. University of Chicago Press, 2013.

6   Camilo Mora et al., "How many species are there on Earth and in the ocean?" *PLoS Biology* 9.8 (2011): e1001127.

7   Kenneth Locey and Jay Lennon, "Scaling laws predict global microbial diversity," *Proceedings of the National Academy of Sciences* 113.21 (2016): 5970–75.

8   Gould, *Full House*.

9   Kevin Langergraber et al., "Generation times in wild chimpanzees and gorillas suggest earlier divergence times in great ape and human evolution," *Proceedings of the National Academy of Sciences* 109.39 (2012): 15716–21.

10   Daniel Richter et al., "The age of the hominin fossils from Jebel Irhoud, Morocco, and the origins of the Middle Stone Age," *Nature* 546.7657 (2017): 293–6.

11   Ed Yong, *I Contain Multitudes: The Microbes Within Us and a Grander View of Life*. Random House, 2016.

12   Young-Soo Joung, Zhifei Ge, and Cullen R. Buie, "Bioaerosol generation by raindrops on soil," *Nature Communications* 8.1 (2017): 1–10.

13   Yinon M. Bar-On, Rob Phillips, and Ron Milo, "The biomass distribution on Earth," *Proceedings of the National Academy of Sciences* 115.25 (2018): 6506–11.

14   Lewis Dartnell, *Origins: How the Earth Shaped Human History*. Random House, 2019.

15   Matthew R. Warke et al., "The great oxidation event preceded a paleoproterozoic 'snowball Earth'," *Proceedings of the National Academy of Sciences* 117.24 (2020): 13314–20.

16   Christopher Field et al., "Primary production of the biosphere: Integrating terrestrial and oceanic components," *Science* 281.5374 (1998): 237–240.

17   理查德·道金斯（Richard Dawkins）的经典著作《自私的基因》（*The Selfish Gene*，1976年）运用了达尔文的思想，提出了以基因为中心的自然选择进化理论。他认为，人类的身体只不过是承载着基因的"生存机器"，参与生存竞争只为将基因传给后代。在道金斯的论述中能清晰地看见马尔萨斯和亚当·斯密的政治经济学的影子，我们在自然界看到的惊人变化和复杂性不过是这种"自私的基因"之间竞争的意外结果。Stephen Jay Gould, *The Structure of Evolutionary Theory*. Harvard University Press, 2002.

18　Antonio Lazcano and Juli Peretó, "On the origin of mitosing cells: A historical appraisal of Lynn Margulis endosymbiotic theory,"*Journal of Theoretical Biology* 434 (2017): 80–87.

19　Lynn Margulis, *Lynn Margulis: The Life and Legacy of a Scientific Rebel*. Chelsea Green Publishing, 2012.

20　"Viruses have big impacts on ecology and evolution as well as human health," *The Economist*, 20 August 2020.

21　A. R. Mushegian, "Are there 10^{31} virus particles on earth, or more, or fewer?" *Journal of Bacteriology* 202.9 (2020): e00052–20.

22　Mark Woolhouse et al., "Human viruses: Discovery and emergence," *Philosophical Transactions of the Royal Society B: Biological Sciences* 367.1604 (2012): 2864–71.

23　Curtis A. Suttle, "Marine viruses – major players in the global ecosystem," *Nature Reviews Microbiology* 5.10 (2007): 801–12.

24　Masayuki Horie et al., "Endogenous non-retroviral RNA virus elements in mammalian genomes," *Nature* 463.7277 (2010): 84–7.

25　Elissa D. Pastuzyn et al., "The neuronal gene arc encodes a repurposed retrotransposon gag protein that mediates intercellular RNA transfer", *Cell* 172.1–2 (2018): 275–88.

26　Sha Mi et al., "Syncytin is a captive retroviral envelope protein involved in human placental morphogenesis," *Nature* 403.6771 (2000): 785–9.

27　Edward B. Chuong, "The placenta goes viral: Retroviruses control gene expression in pregnancy," *PLoS Biology* 16.10 (2018): e3000028.

28　David Enard et al., "Viruses are a dominant driver of protein adaptation in mammals," *Elife* 5 (2016): e12469.

29　Ole Jørgen Benedictow, *The Black Death, 1346–1353: The Complete History*. Boydell & Brewer, 2004.

30 Dominic Kwiatkowski, "How malaria has affected the human genome and what human genetics can teach us about malaria," *The American Journal of Human Genetics* 77.2 (2005): 171–192.

31 Jack A. Gilbert et al., "Current understanding of the human microbiome," *Nature Medicine* 24.4 (2018): 392–400.

32 Shan Liang, Xiaoli Wu, and Feng Jin, "Gut-brain psychology: Rethinking psychology from the microbiota–gut–brain axis," *Frontiers in Integrative Neuroscience* 12 (2018): 33.

33 Yong, *I Contain Multitudes*.

34 Mireia Valles-Colomer et al., "The neuroactive potential of the human gut microbiota in quality of life and depression," *Nature Microbiology* 4.4 (2019): 623–32.

35 无菌啮齿类动物以无菌剖宫产的方式出生，之后在无菌环境中度过余生。研究表明，它们无法识别与自己互动的其他小鼠，并表现出与人类的焦虑和抑郁相似的行为。在其肠道中引入特定种类的菌株，有可能让它们的行为恢复正常。在另一项研究中，研究人员在无菌小鼠的体内定殖了来自另一种小鼠肠道的细菌。结果表明，这种小鼠的性格与细菌供体小鼠的性格有了相似之处，天生胆小的小鼠变得好斗，曾经活跃的小鼠变得胆小。微生物甚至可能影响大脑的结构。杏仁核是大脑中一个形似杏仁的区域，在恐惧和焦虑反应中起着至关重要的作用。在无菌动物的大脑中，这一部位的形态与正常形态有着明显的差别。Pauline Luczynski et al., "Growing up in a bubble: Using germ-free animals to assess the influence of the gut microbiota on brain and behavior," *International Journal of Neuropsychopharmacology* 19.8 (2016): 1–17.

36 Thomas Carlyle, *On Heroes, Hero-worship, and the Heroic in History*. University of California Press, 1993.

37 Lucien Febvre, "Albert Mathiez: Un tempérament, une éducation," *Annales d'histoire économique et sociales* 4.18 (1932): 573–6.

第一章　旧石器时代的瘟疫

1 Catherine McIlwaine, *Tolkien: Maker of Middle-earth: A Storyteller's*

History. Bodleian Library, 2018.

2   Nick Patterson et al., "Genetic evidence for complex speciation of humans and chimpanzees," *Nature* 441.7097 (2006): 1103–8.

3   Kevin Langergraber et al., "Generation times in wild chimpanzees and gorillas suggest earlier divergence times in great ape and human evolution," *Proceedings of the National Academy of Sciences* 109.39 (2012): 15716–21.

4   Daniel Richter et al., "The age of the hominin fossils from Jebel Irhoud, Morocco, and the origins of the Middle Stone Age," *Nature* 546.7657 (2017): 293–6.

5   根据考古证据，纳莱迪人——体重约40千克的原始类人物种——直到5万年前还生活在非洲南部。DNA在热带地区很快就会降解，因此遗传学家还无法从在非洲发现的古代骨骼中提取遗传物质。然而，研究人员通过分析当今非洲人的DNA，并将他们的基因组与其他现代人、尼安德特人以及丹尼索瓦人的基因组进行比较，成功地得出了一些有趣的结论。发表于2020年的一项研究显示，一些西非人口的基因组中含有属于"幽灵种群"的基因变体。"幽灵种群"是已经灭绝的人类种群，没有在地球上留下任何遗骸，但曾与智人或其祖先杂交，并可以通过其DNA在今天的人类基因组中的痕迹来识别。值得注意的是，研究人员发现，西非的现代约鲁巴人和曼德人的基因组中有2%到19%来自一种幽灵物种，该物种在约36万年前到97.5万年前从智人分离而来，并在约5万年前与智人进行过杂交。现代约鲁巴人和曼德人基因组中保留的外来基因变体似乎给其携带者带来了（在如抑制肿瘤和调节激素方面的）一些优势。Arun Durvasula and Sriram Sankararaman, "Recovering signals of ghost archaic introgression in African populations," *Science Advances* 6.7 (2020): eaax5097.

6   Emilia Huerta-Sánchez et al., "Altitude adaptation in Tibetans caused by introgression of Denisovan-like DNA," *Nature* 512.7513 (2014): 194–7.

7   Thomas Sutikna et al., "Revised stratigraphy and chronology for *Homo floresiensis* at Liang Bua in Indonesia," *Nature* 532.7599 (2016): 366–9.

8   Florent Détroit et al.,"A new species of Homo from the Late Pleistocene

of the Philippines," *Nature* 568.7751 (2019): 181–6. 这是一份与智人同时存在的人类种群表的节选。表中还有约15万年前生活在中国东北部的龙人。他们的解剖结构与尼安德特人和丹尼索瓦人的相似。

9 Sutikna et al., "Revised stratigraphy and chronology."

10 Détroit et al., "A new species of Homo."

11 Katerina Douka et al., "Age estimates for hominin fossils and the onset of the Upper Palaeolithic at Denisova Cave," *Nature* 565.7741 (2019): 640–44.

12 Guy Jacobs et al., "Multiple deeply divergent Denisovan ancestries in Papuans," *Cell* 177.4 (2019): 1010–21.

13 Tom Higham et al., "The timing and spatiotemporal patterning of Neanderthal disappearance," *Nature* 512.7514 (2014): 306–9.

14 有证据表明，古人类在非洲生存的时间可能更长。例如，在尼日利亚的Iho Eleru遗址发现的一个头骨约有1.3万年的历史，但它似乎不属于智人。Anders Bergström et al., "Origins of modern human ancestry," *Nature* 590.7845 (2021): 229–37.

15 Judith Thurman, "First impressions: What does the world's oldest art say about us?" *New Yorker*, 23 June 2008.

16 Anita Quiles et al., "A high-precision chronological model for the decorated Upper Paleolithic cave of Chauvet-Pont d'Arc, Ardèche, France," *Proceedings of the National Academy of Sciences* 113.17 (2016): 4670–75.

17 Alistair Pike et al., "U-series dating of Paleolithic art in 11 caves in Spain," *Science* 336.6087 (2012): 1409–13.

18 Nicholas Conard, "A female figurine from the basal Aurignacian of Hohle Fels Cave in southwestern Germany," *Nature* 459.7244 (2009): 248–52.

19 Nicholas Conard, "Palaeolithic ivory sculptures from southwestern Germany and the origins of figurative art," *Nature* 426.6968 (2003): 830–32.

20 Thomas Higham et al., "Testing models for the beginnings of the Aurignacian and the advent of figurative art and music: The radiocarbon chronology of Geißenklösterle," *Journal of Human Evolution* 62.6

(2012): 664–76.

21 考古学家近期在印度尼西亚苏拉威西岛的一个洞穴中的岩壁上发现了两只野猪的壁画。这里有已知最古老的具象艺术作品，拥有超过 4.5 万年的历史，但其规模远不及肖维岩洞。Adam Brumm et al., "Oldest cave art found in Sulawesi," *Science Advances* 7.3 (2021): eabd4648.

22 Arlette Leroi-Gourhan, "The archaeology of Lascaux cave," *Scientific American* 246.6 (1982): 104–13.

23 Thurman, "First impressions."

24 Yuval Noah Harari, *Sapiens: A Brief History of Humankind.* Random House, 2014.

25 Terrence William Deacon, *The Symbolic Species: The Co-evolution of Language and the Brain.* W. W. Norton, 1998.

26 Christopher S. Henshilwood and Francesco d'Errico (eds), *Homo Symbolicus: The Dawn of Language, Imagination and Spirituality.* John Benjamins, 2011.

27 Christopher S. Henshilwood et al., "The origin of modern human behavior: Critique of the models and their test implications," *Current Anthropology* 44.5 (2003): 627–51.

28 Richard G. Klein, "Whither the Neanderthals?" *Science* 299.5612 (2003): 1525–7.

29 David Reich, *Who We Are and How We Got Here: Ancient DNA and the New Science of the Human Past.* Oxford University Press, 2018.

30 João Zilhão et al., "Last Interglacial Iberian Neandertals as fisher-hunter-gatherers," *Science* 367.6485 (2020).

31 Alison S. Brooks et al., "Long-distance stone transport and pigment use in the earliest Middle Stone Age," *Science* 360.6384 (2018): 90–94.

32 Marianne Sommer, "Mirror, mirror on the wall: Neanderthal as image and 'Distortion' in early 20th-Century French science and press," *Social Studies of Science* 36.2 (2006): 207–40.

33 Michael Hammond, "The expulsion of the Neanderthals from human ancestry: Marcellin Boule and the social context of scientific research," *Social Studies of Science* 12.1 (1982): 1–36.

34 Jon Mooallem, "Neanderthals were people, too," *New York Times Magazine*, 15 January 2017.

35 Tim Flannery, *Europe: A Natural History*. Text Publishing, 2018.

36 James Walker, David Clinnick, and Mark White, "We are not alone: William King and the naming of the Neanderthals," *American Anthropologist* 123.4 (2021): 805–8.

37 Paola Villa and Wil Roebroeks, "Neandertal demise: An archaeological analysis of the modern human superiority complex," *PLoS one* 9.4 (2014): e96424.

38 Biancamaria Aranguren et al., "Wooden tools and fire technology in the early Neanderthal site of Poggetti Vecchi (Italy)," *Proceedings of the National Academy of Sciences* 115.9 (2018): 2054–9.

39 George Ferentinos et al., "Early seafaring activity in the southern Ionian Islands, Mediterranean Sea," *Journal of Archaeological Science* 39.7 (2012): 2167–76.

40 Thomas F. Strasser et al., "Dating Palaeolithic sites in southwestern Crete, Greece," *Journal of Quaternary Science* 26.5 (2011): 553–60.

41 P. R. B. Kozowyk et al., "Experimental methods for the Palaeolithic dry distillation of birch bark: Implications for the origin and development of Neandertal adhesive technology," *Scientific Reports* 7.1 (2017): 1–9.

42 Penny Spikins et al., "Living to fight another day: The ecological and evolutionary significance of Neanderthal healthcare," *Quaternary Science Reviews* 217 (2019): 98–118.

43 Laura S. Weyrich et al., "Neanderthal behaviour, diet, and disease inferred from ancient DNA in dental calculus," *Nature* 544.7650 (2017): 357–61.

44 Ruggero D'Anastasio et al., "Micro-biomechanics of the Kebara 2 hyoid and its implications for speech in Neanderthals," *PLoS one* 8.12 (2013): e82261.

45 Dan Dediu and Stephen C. Levinson, "Neanderthal language revisited: Not only us," *Current Opinion in Behavioral Sciences* 21 (2018): 49–55.

46 Ralph S. Solecki, *Shanidar: The First Flower People*. Knopf, 1971.

47　Erik Trinkaus, *The Shanidar Neandertals*. Academic Press, 2014.

48　Jeffrey D. Sommer, "The Shanidar IV 'flower burial': A re-evaluation of Neanderthal burial ritual," *Cambridge Archaeological Journal* 9.1 (1999): 127–9.

49　Erik Trinkaus and Sébastien Villotte, "External auditory exostoses and hearing loss in the Shanidar 1 Neandertal," *PloS one* 12.10 (2017): e0186684.

50　Dirk Hoffmann et al., "Symbolic use of marine shells and mineral pigments by Iberian Neandertals 115,000 years ago," *Science Advances* 4.2 (2018): eaar5255.

51　Wil Roebroeks et al., "Use of red ochre by early Neandertals," *Proceedings of the National Academy of Sciences* 109.6 (2012): 1889–94.

52　Jacques Jaubert et al., "Early Neanderthal constructions deep in Bruniquel Cave in southwestern France," *Nature* 534.7605 (2016): 111–14.

53　Dirk Hoffmann et al., "U-Th dating of carbonate crusts reveals Neandertal origin of Iberian cave art," *Science* 359.6378 (2018): 912–15.

54　Tom Higham et al., "The timing and spatiotemporal patterning of Neanderthal disappearance," *Nature* 512.7514 (2014): 306–9.

55　Ludovic Slimak et al., "Modern human incursion into Neanderthal territories 54,000 years ago at Mandrin, France," *Science Advances* 8.6 (2022): eabj9496.

56　Julia Galway - Witham, James Cole, and Chris Stringer, "Aspects of human physical and behavioural evolution during the last 1 million years," *Journal of Quaternary Science* 34.6 (2019): 355–78.

57　Villa and Roebroeks, "Neandertal demise."

58　Mooallem, "Neanderthals Were People, Too."

59　Gili Greenbaum et al., "Was inter-population connectivity of Neanderthals and modern humans the driver of the Upper Paleolithic transition rather than its product?" *Quaternary Science Reviews* 217 (2019): 316–29.

60　Richard Green et al., "A draft sequence of the Neandertal genome," *Science* 328.5979 (2010): 710–22.

61　Kay Prüfer et al., "The complete genome sequence of a Neanderthal from the Altai Mountains," *Nature* 505.7481 (2014): 43–9.

62　最近的研究表明，现代非洲人遗传自尼安德特人祖先的血统尽管没有欧洲人和亚洲人的那么多，但仍比从前认为的多。这是8万到6万年前，智人在地中海东部与尼安德特人交配后返回非洲的结果。留存下来的尼安德特人的基因变体遍布整个非洲大陆，为古非洲人提供了生存优势。Lu Chen et al., "Identifying and interpreting apparent Neanderthal ancestry in African individuals," *Cell* 180.4 (2020): 677–87.

63　Sriram Sankararaman et al., "The genomic landscape of Neanderthal ancestry in present-day humans," *Nature* 507.7492 (2014): 354–7.

64　Cosimo Posth et al., "Deeply divergent archaic mitochondrial genome provides lower time boundary for African gene flow into Neanderthals," *Nature Communications* 8.1 (2017): 1–9.

65　Martin Petr et al., "The evolutionary history of Neanderthal and Denisovan Y chromosomes," *Science* 369.6511 (2020): 1653–6.

66　Sriram Sankararaman et al., "The date of interbreeding between Neandertals and modern humans," *PLOS Genetics* 8.10 (2012): e1002947.

67　Martin Kuhlwilm et al., "Ancient gene flow from early modern humans into Eastern Neanderthals," *Nature* 530.7591 (2016): 429–33.

68　Weyrich et al., "Neanderthal behaviour, diet, and disease."

69　Katerina Harvati et al., "Apidima Cave fossils provide earliest evidence of *Homo sapiens* in Eurasia," *Nature* 571.7766 (2019): 500–504.

70　Rainer Grün et al., "U-series and ESR analyses of bones and teeth relating to the human burials from Skhul," *Journal of Human Evolution* 49.3 (2005): 316–34.

71　Heléne Valladas et al., "Thermoluminescence dates for the Neanderthal burial site at Kebara in Israel," *Nature* 330.6144 (1987): 159–60.

72　Rachel Gittelman et al., "Archaic hominin admixture facilitated adaptation to out-of-Africa environments," *Current Biology* 26.24 (2016): 3375–82.

73 Gili Greenbaum et al., "Disease transmission and introgression can explain the long-lasting contact zone of modern humans and Neanderthals," *Nature Communications* 10.1 (2019): 1–12.

74 David Enard and Dmitri Petrov, "Evidence that RNA viruses drove adaptive introgression between Neanderthals and modern humans," *Cell* 175.2 (2018): 360–71.

75 其中包括：主要组织相容性复合体（MHC），这是一组编码细胞表面蛋白质的基因群，可帮助免疫系统识别病原体和其他外来物质；OAS 基因簇，可产生参与病毒感染免疫反应的蛋白质，包括北欧现在依然在传播的蜱传脑炎病毒；STAT2 基因，该基因编码的蛋白质在帮助细胞抵抗病毒感染的信号通路中发挥重要作用；PNMA1 基因，该基因编码的蛋白质能与流感病毒结合；以及编码 Toll 样受体（TLR）的基因，Toll 样受体是一类在识别病原体和触发免疫反应中发挥关键作用的蛋白质。Alexandre Gouy and Laurent Excoffier, "Polygenic patterns of adaptive introgression in modern humans are mainly shaped by response to pathogens," *Molecular Biology and Evolution* 37.5 (2020): 1420–33.

76 Enard and Petrov, "RNA viruses drove adaptive introgression."

77 Siobain Duffy, "Why are RNA virus mutation rates so damn high?" *PLoS Biology* 16.8 (2018): e3000003.

78 Horst Wolff and Alex D. Greenwood, "Did viral disease of humans wipe out the Neandertals?" *Medical Hypotheses* 75.1 (2010): 99–105.

79 Sriram Sankararaman et al., "The combined landscape of Denisovan and Neanderthal ancestry in present-day humans," *Current Biology* 26.9 (2016): 1241–7.

80 Prüfer, "The complete genome sequence."

81 Davide Maria Vespasiani et al., "Denisovan introgression has shaped the immune system of present-day Papuans," *bioRxiv* (2020).

82 Emilia Huerta-Sánchez et al., "Altitude adaptation in Tibetans caused by introgression of Denisovan-like DNA," *Nature* 512.7513 (2014): 194–7.

83 Melissa A. Ilardo et al., "Physiological and genetic adaptations to diving in sea nomads," *Cell* 173.3 (2018): 569–80.

84 Fernando Racimo et al., "Archaic adaptive introgression in TBX15/

WARS2," *Molecular Biology and Evolution* 34.3 (2017): 509–24.

85　Enard and Petrov, "RNA viruses drove adaptive introgression."

86　Jean-Pierre Bocquet-Appel and Anna Degioanni, "Neanderthal demographic estimates," *Current Anthropology* 54.S8 (2013): 202–13.

87　Prüfer, "The complete genome sequence."

88　Per Sjödin et al., "Resequencing data provide no evidence for a human bottleneck in Africa during the penultimate glacial period," *Molecular Biology and Evolution* 29.7 (2012): 1851–60.

89　Reich, *Who We Are and How We Got Here*.

90　William Laurance, "Reflections on the tropical deforestation crisis," *Biological Conservation* 91.2-3 (1999): 109–17.

91　Gili Greenbaum, "Disease transmission and introgression."

第二章　新石器时代的瘟疫

1　Mike Parker Pearson et al., "The original Stonehenge? A dismantled stone circle in the Preseli Hills of west Wales," *Antiquity* 95.379 (2021): 85–103.

2　David J. Nash et al., "Origins of the sarsen megaliths at Stonehenge," *Science Advances* 6.31 (2020): eabc0133.

3　Colin Renfrew (ed.), *The Explanation of Culture Change: Models in Prehistory: Proceedings*. University of Pittsburgh Press, 1973.

4　Richard Madgwick et al., "Multi-isotope analysis reveals that feasts in the Stonehenge environs and across Wessex drew people and animals from throughout Britain," *Science Advances* 5.3 (2019): eaau6078. 这位作者其实是我中学时的老同学，但他出现在这里是因为他的实力——甚至连格雷伯和温格罗都引用过他的作品！

5　Selina Brace et al., "Ancient genomes indicate population replacement in Early Neolithic Britain," *Nature Ecology & Evolution* 3.5 (2019): 765–71.

6　Jared Diamond, *The World Until Yesterday: What Can We Learn from Traditional Societies?* Penguin, 2013.

7　David Graeber and David Wengrow, *The Dawn of Everything: A New*

History of Humanity. Penguin, 2021.

8 Scott, *Against the Grain*.

9 Graeber and Wengrow, *The Dawn of Everything*.

10 Michael Gurven and Hillard Kaplan, "Longevity among hunter - gatherers: A cross - cultural examination," *Population and Development Review* 33.2 (2007): 321–65.

11 Graeber and Wengrow, *The Dawn of Everything*.

12 同上。

13 该过程得益于这一事实：大陆板块沿着东西轴线移动，因此气候的变化比美洲或非洲要小得多。Jared Diamond, *Guns, Germs and Steel: A Short History of Everybody for the Last 13,000 Years*. Random House, 2013.

14 Scott, *Against the Grain*.

15 同上。

16 Jared Diamond, "The Worst Mistake in the History of the Human Race," *Discover Magazine*, 1 May 1999.

17 同上。

18 Joseph Burger and Trevor Fristoe, "Hunter-gatherer populations inform modern ecology," *Proceedings of the National Academy of Sciences* 115.6 (2018): 1137–9.

19 Graeber and Wengrow, *The Dawn of Everything*.

20 Christopher R. Gignoux, Brenna M. Henn, and Joanna L. Mountain, "Rapid, global demographic expansions after the origins of agriculture," *Proceedings of the National Academy of Sciences* 108.15 (2011): 6044–9.

21 Jean-Pierre Bocquet-Appel, "When the world's population took off: The springboard of the Neolithic Demographic Transition," *Science* 333.6042 (2011): 560–61; "Paleoanthropological traces of a Neolithic demographic transition," *Current Anthropology* 43.4 (2002): 637–50.

22 Diamond, "The worst mistake."

23 Abigail E. Page et al., "Reproductive trade-offs in extant hunter-gatherers suggest adaptive mechanism for the Neolithic expansion," *Proceedings of the National Academy of Sciences* 113.17 (2016): 4694–9.

24 Bocquet-Appel, "Paleoanthropological traces of a Neolithic demographic

transition."

25　Richard Borshay Lee, *The !Kung San: Men, Women and Work in a Foraging Society*. Cambridge University Press, 1979.

26　Armelagos and Cohen, *Paleopathology at the Origins of Agriculture*.

27　A. Mummert, E. Esche, J. Robinson ,and G. Armelagos, "Stature and robusticity during the agricultural transition," *Economics and Human Biology* 9 (2011): 284–301.

28　Scott, *Against the Grain*.

29　Page et al., "Reproductive trade-offs in extant hunter-gatherers suggest adaptive mechanism for the Neolithic expansion."

30　George J. Armelagos and Kristin N. Harper, "Genomics at the origins of agriculture, part one," *Evolutionary Anthropology: Issues, News, and Reviews* 14.2 (2005): 68–77.

31　Ronald Barrett, Christopher W. Kuzawa, Thomas McDade, and G. J. Armelagos, "Emerging and re-emerging infectious diseases: The third epidemiologic transition," *Annual Review of Anthropology* 27 (1998): 247–71.

32　Ben Krause-Kyora et al., "Neolithic and medieval virus genomes reveal complex evolution of hepatitis B," *Elife* 7 (2018): e36666.

33　Nicolás Rascovan et al., "Emergence and spread of basal lineages of *Yersinia pestis* during the Neolithic decline," *Cell* 176.1–2 (2019): 295–305.

34　Susanna Sabin et al., "A seventeenth-century Mycobacterium tuberculosis genome supports a Neolithic emergence of the Mycobacterium tuberculosis complex," *Genome Biology* 21.1 (2020): 1–24.

35　其他研究表明，结核病在更早以前就已出现，但在人类采用定居农业生活方式之后才在人群中广泛传播。Gaspard Kerner et al., "Human ancient DNA analyses reveal the high burden of tuberculosis in Europeans over the last 2,000 years," *The American Journal of Human Genetics* 108.3 (2021): 517–24.

36　Ariane Düx et al., "Measles virus and rinderpest virus divergence dated to the sixth century BCE," *Science* 368.6497 (2020): 1367–70.

37　Catherine Thèves, Eric Crubézy, and Philippe Biagini, "History of smallpox and its spread in human populations," *Microbiology Spectrum* 4.4 (2016): 1–10.

38　John Rodman Paul, *A History of Poliomyelitis*. Yale University Press, 1971.

39　Frank Livingstone, "Anthropological implications of sickle cell gene distribution in West Africa 1," *American Anthropologist* 60.3 (1958): 533–62.

40　Deirdre Joy et al., "Early origin and recent expansion of Plasmodium falciparum," *Science* 300.5617 (2003): 318–21.

41　不要与他的父亲威廉·麦克尼尔混淆。John McNeill, *Mosquito Empires: Ecology and War in the Greater Caribbean, 1620–1914*. Cambridge University Press, 2010.

42　Matthieu Deschamps et al., "Genomic signatures of selective pressures and introgression from archaic hominins at human innate immunity genes," *The American Journal of Human Genetics* 98.1 (2016): 5–21.

43　Bocquet-Appel, "When the world's population took off."

44　Brace et al., "Ancient genomes indicate population replacement."

45　Jean-Pierre Bocquet-Appel et al., "Understanding the rates of expansion of the farming system in Europe," *Journal of Archaeological Science* 39.2 (2012): 531–46.

46　Jennifer Pinkowski, "Ötzi the Iceman: What we know 30 years after his discovery," *National Geographic*, 15 September 2021.

47　Andreas Keller et al., "New insights into the Tyrolean Iceman's origin and phenotype as inferred by whole-genome sequencing," *Nature Communications* 3.1 (2012): 1–9.

48　Iosif Lazaridis et al., "Ancient human genomes suggest three ancestral populations for present-day Europeans," *Nature* 513.7518 (2014): 409–13.

49　Brace et al., "Ancient genomes indicate population replacement."

50　在欧洲北部最偏远的地区，如苏格兰和斯堪的纳维亚，并没有出现如此明显的人口更替。一些土著狩猎采集者幸存了下来，并开始从事农耕。Pontus Skoglund et al., "Genomic diversity and admixture differs for Stone-Age Scandinavian foragers and farmers," *Science*

344.6185 (2014): 747–50.

51　Reich, *Who We Are and How We Got Here.*

52　Amy Goldberg et al., "Ancient X chromosomes reveal contrasting sex bias in Neolithic and Bronze Age Eurasian migrations," *Proceedings of the National Academy of Sciences* 114.10 (2017): 2657–62.

53　Alfred W. Crosby, *Ecological Imperialism: The Biological Expansion of Europe, 900–1900.* Cambridge University Press, 2004.

54　William Hardy McNeill, *Plagues and Peoples.* Anchor, 1998.

55　Beatriz Huertas Castillo, *Indigenous Peoples in Isolation in the Peruvian Amazon: Their Struggle for Survival and Freedom.* IWGIA, 2004.

56　Sue Colledge et al., "Neolithic population crash in northwest Europe associated with agricultural crisis," *Quaternary Research* 92.3 (2019): 686–707.

57　Brace et al., "Ancient genomes indicate population replacement."

58　在西部草原牧民席卷北欧和中欧几个世纪后，代表钟杯文化的文物开始出现在西欧和中欧各地，这种文化因随葬的独特钟形酒器而得名。钟杯文化起源于伊比利亚半岛，后来蔓延到整个北欧，向东远至多瑙河流域。对欧洲各地与钟杯文化文物埋在一起的200具骸骨进行的古DNA分析表明，大约4 700年前，在这种新文化向北方和东方扩张的过程中并没有出现大规模的移民现象。在伊比利亚半岛，钟杯文化人群的祖先大多是新石器时代农民；而在北欧，他们的祖先主要以草原牧民为主。绳纹器文化是随着草原牧民在欧洲的扩张而传播的，钟杯文化则是横向传播的，通常是一个族群学习并模仿邻近的族群。Iñigo Olalde et al., "The Beaker phenomenon and the genomic transformation of northwest Europe," *Nature* 555.7695 (2018): 190–96.

59　同上。

60　David Anthony, *The Horse, the Wheel, and Language: How Bronze-Age Riders from the Eurasian Steppes Shaped the Modern World.* Princeton University Press, 2015.

61　Reich, *Who We Are and How We Got Here.*

62　Morten E. Allentoft et al., "Population genomics of bronze age

Eurasia," *Nature* 522.7555 (2015): 167–72.

63   Wolfgang Haak et al., "Massive migration from the steppe was a source for Indo-European languages in Europe," *Nature* 522.7555 (2015): 207–11.

64   Richard P. Evershed et al., "Dairying, diseases and the evolution of lactase persistence in Europe," *Nature* (2022): 1–10.

65   Haak et al., "Massive migration from the steppe."

66   Peter Bellwood, *First Migrants: Ancient Migration in Global Perspective*. John Wiley & Sons, 2014.

67   Goldberg et al., "Ancient X chromosomes."

68   Reich, *Who We Are and How We Got Here*.

69   Stephen Shennan et al., "Regional population collapse followed initial agriculture booms in mid-Holocene Europe," *Nature Communications* 4.1 (2013): 1–8.

70   Chris Stevens and Dorian Fuller, "Did Neolithic farming fail? The case for a Bronze Age agricultural revolution in the British Isles," *Antiquity* 86.333 (2012): 707–22.

71   Skoglund et al., "Genomic diversity and admixture."

72   Rascovan et al., "*Yersinia pestis* during the Neolithic decline."

73   Aida Andrades Valtueña et al., "The Stone Age plague and its persistence in Eurasia," *Current Biology* 27.23 (2017): 3683–91.

74   Simon Rasmussen et al., "Early divergent strains of *Yersinia pestis* in Eurasia 5,000 years ago," *Cell* 163.3 (2015): 571–82.

75   Rasmussen et al., "Early divergent strains of *Yersinia pestis*."

76   Rascovan et al., "*Yersinia pestis* during the Neolithic decline."

77   John Chapman, Bisserka Gaydarska, and Marco Nebbia, "The origins of Trypillia megasites," *Frontiers in Digital Humanities* 6 (2019): 10.

78   Johannes Müller, Knut Rassmann, and Mykhailo Videiko (eds), *Trypillia Mega-sites and European Prehistory: 4100–3400 BCE*. Routledge, 2016.

79   Knut Rassmann et al., "High precision Tripolye settlement plans, demographic estimations and settlement organization," *Journal of Neolithic Archaeology* (2014): 96–134.

80 Graeber and Wengrow, *The Dawn of Everything*.

81 Joan Crowfoot Payne, "Lapis lazuli in early Egypt," *Iraq* 30.1 (1968): 58–61.

82 H. Vandkilde, "Bronzization: The Bronze Age as pre-modern globalization," *Prähistorische Zeitschrift* 91.1 (2016): 103–23.

83 关于新石器时代各种族群之间的远距离互动有一个堪称奇异的证据，那就是一种田鼠。在英国本土看不到这种田鼠的身影，除了奥尼克群岛。基因分析表明，奥克尼群岛的田鼠很可能是在5 000多年前从现在的比利时进入苏格兰的。Natália Martínková et al., "Divergent evolutionary processes associated with colonization of offshore islands," *Molecular Ecology* 22.20 (2013): 5205–20.

84 Lazaridis et al., "Ancient human genomes."

85 虽然狩猎采集者被新石器时代农民击溃，但他们并没有被完全消灭。事实上，在最初的溃败之后，欧洲人基因组中狩猎采集者DNA的比例开始提高。这可能是因为狩猎采集者通过适应性基因渗入对新石器时代的病原体产生了免疫力。Haak et al., "Massive migration from the steppe."

86 Joseph H. Marcus et al., "Genetic history from the Middle Neolithic to present on the Mediterranean island of Sardinia," *Nature Communications* 11.1 (2020): 1–14.

87 Torsten Günther et al., "Ancient genomes link Neolithic Farmers from Atapuerca in Spain to modern-day Basques," *Proceedings of the National Academy of Sciences* 112.38 (2015): 11917–22.

88 Haak et al., "Massive migration from the steppe."

89 Anthony, *The Horse, the Wheel, and Language*.

90 欧洲人和南亚人都说印欧语，草原牧民DNA是他们之间的共同纽带。印欧语于4 000至3 000年前出现在南亚。这里的移民与当地人混合在一起，形成了今天居住在北印度的人口。至关重要的是，那些携带最大比例的草原牧民DNA的现代印度人往往讲印欧语，如印地语。一般来说（但不总是这样），皮肤更白，拥有更多草原牧民血统的人在印度属于上层种姓。Haak et al., "Massive migration from the steppe."

第三章 古代的瘟疫

1　这种理解疾病的方式在《圣经》中也很明确。例如，《旧约·出埃及记》将埃及十灾解释为上帝对法老嘲弄的回应。Susan Sontag, *Illness as Metaphor and AIDS and Its Metaphors*. Penguin, 2013.

2　Robert J. Littman, "The plague of Athens: Epidemiology and paleopathology," *Mount Sinai Journal of Medicine* 76.5 (2009): 456–67.

3　2006 年，科学家声称在雅典一个乱葬坑里的牙齿中发现了伤寒杆菌，其时间可追溯到公元前430年左右。但这项研究使用的方法受到了严厉批评，因此我们的认知仍不明确。Manolis J. Papagrigorakis et al., "DNA examination of ancient dental pulp incriminates typhoid fever as a probable cause of the Plague of Athens," *International Journal of Infectious Diseases* 10.3 (2006): 206–14.

4　Beth Shapiro, Andrew Rambaut, and M. Thomas P. Gilbert, "No proof that typhoid caused the Plague of Athens (a reply to Papagrigorakis et al.)," *International Journal of Infectious Diseases* 10.4 (2006): 334–5.

5　Littman, "The plague of Athens."

6　同上。

7　Robin Mitchell-Boyask, "Plague and theatre in ancient Athens," *The Lancet* 373.9661 (2009): 374–5.

8　Paul Cartledge, *The Spartans: An Epic History*. Pan Macmillan, 2003.

9　Littman, "The plague of Athens."

10　Arnold J. Toynbee, *A Study of History*. Oxford Paperbacks, 1987.

11　在全盛时期，古罗马的人口主要由与现代希腊人、马耳他人、塞浦路斯人和叙利亚人相似的那些人组成。Margaret Antonio et al., "Ancient Rome: A genetic crossroads of Europe and the Mediterranean," *Science* 366.6466 (2019): 708–14.

12　Kyle Harper, *The Fate of Rome: Climate, Disease and the End of an Empire*. Princeton University Press, 2017.

13　同上。

14　Henry St. Lawrence Beaufort Moss, *The Birth of the Middle Ages, 395–814*. Clarendon Press, 1935.

15　Walter Scheidel, *Escape from Rome: The Failure of Empire and the*

Road to Prosperity. Princeton University Press, 2019.

16 Harper, *The Fate of Rome*.

17 同上。

18 Joseph R. McConnell et al., "Lead pollution recorded in Greenland ice indicates European emissions tracked plagues, wars, and imperial expansion during antiquity," *Proceedings of the National Academy of Sciences* 115.22 (2018): 5726–31.

19 Harper, *The Fate of Rome*.

20 Christer Bruun, "Water supply, drainage and watermills," in Paul Erdkamp (ed.), *The Cambridge Companion to Ancient Rome*, Cambridge University Press, 2013, pp. 297–313.

21 盖伦描述了三种不同类型的肠道寄生虫，但根据希波克拉底的理论，这些寄生虫是因体内的体液失衡产生的，而不是因不卫生的行为传播的。Piers Mitchell, "Human parasites in the Roman World: Health consequences of conquering an empire," *Parasitology* 144.1 (2017): 48–58.

22 Ann Olga Koloski-Ostrow, "Talking heads: What toilets and sewers tell us about ancient Roman sanitation," *The Conversation* (2015).

23 Gemma C. M. Jansen, Ann Olga Koloski-Ostrow, and Eric M. Moormann (eds), *Roman Toilets: Their Archaeology and Cultural History*. Peeters, 2011.

24 Camilla Asplund Ingemark, "The octopus in the sewers: An ancient legend analogue," *Journal of Folklore Research* (2008): 145–70.

25 Ann Olga Koloski-Ostrow, *The Archaeology of Sanitation in Roman Italy: Toilets, Sewers, and Water Systems*. University of North Carolina Press, 2015.

26 Mitchell, "Human parasites in the Roman World."

27 Harper, *The Fate of Rome*.

28 Robert Sallares, *Malaria and Rome: A History of Malaria in Ancient Italy*. Oxford University Press, 2002.

29 Timothy C. Winegard, *The Mosquito: A Human History of Our Deadliest Predator*. Text Publishing, 2019.

30 Peter Brown, *Late Antiquity*. Harvard University Press, 1998.

31 Harper, *The Fate of Rome*.

32 同上。

33 Christopher P. Jones, "An amulet from London and events surrounding the Antonine Plague," *Journal of Roman Archaeology* 29 (2016): 469–72.

34 Harper, *The Fate of Rome*.

35 McConnell, "Lead pollution recorded in Greenland ice."

36 Harper, *The Fate of Rome*.

37 马可·奥勒留是在安东尼瘟疫期间写下《沉思录》（*Meditations*）的。在这样一场毁灭性的瘟疫中，作为罗马皇帝，奥勒留所经历的考验很可能对他的斯多葛派哲学产生了影响。Donald Robertson, *How to Think like a Roman Emperor: The Stoic Philosophy of Marcus Aurelius*. St Martin's Press, 2019.

38 Harper, *The Fate of Rome*.

39 McConnell, "Lead pollution recorded in Greenland ice."

40 Harper, *The Fate of Rome*.

41 同上。

42 Conrad Hackett, Marcin Stonawski, Michaela Potančoková, Vegard Skirbekk, Phillip Connor, David McClendon, and Stephanie Kramer, *The Changing Global Religious Landscape*. Pew Research Center, 2017.

43 Harper, *The Fate of Rome*.

44 同上。

45 同上。

46 同上。

47 Rodney Stark, *The Triumph of Christianity: How the Jesus Movement Became the World's Largest Religion*. HarperOne, 2011.

48 McNeill, *Plagues and Peoples*.

49 Harper, *The Fate of Rome*.

50 哥特人是日耳曼人，匈人的身份则比较复杂，因为他们似乎是由生活在草原上的不同游牧民族（包括斯基泰人和匈人）组成的不断变化的联盟。Peter de Barros Damgaard et al., "137 ancient human genomes from across the Eurasian steppes," *Nature* 557.7705 (2018): 369–74.

51 Francesco Galassi et al., "The sudden death of Alaric I (*c*.370–410 AD), the vanquisher of Rome: A tale of malaria and lacking immunity," *European Journal of Internal Medicine* 31 (2016): 84–7.

52 Harper, *The Fate of Rome.*

53 同上。

54 Ann Gibbons, "Eruption made 536 'the worst year to be alive'," *Science* (2018): 733–4.

55 Peter Sarris, "New approaches to the 'Plague of Justinian'," *Past & Present* 254.1 (2022): 315–46.

56 Rasmussen et al., "Early divergent strains of *Yersinia pestis.*"

57 屋顶鼠比现在亚欧大陆上数量最多的鼠类褐家鼠更好斗。Michael McCormick, "Rats, communications, and plague: Toward an ecological history," *Journal of Interdisciplinary History* 34.1 (2003): 1–25.

58 Harper, *The Fate of Rome.*

59 Damgaard et al., "137 ancient human genomes."

60 Boris V. Schmid et al., "Climate-driven introduction of the Black Death and successive plague reintroductions into Europe," *Proceedings of the National Academy of Sciences* 112.10 (2015): 3020–25.

61 Harper, *The Fate of Rome.*

62 Josiah Russell, "That earlier plague," *Demography* 5.1 (1968): 174–84.

63 Glen Warren Bowersock, *Empires in Collision in Late Antiquity.* UPNE, 2012.

64 Michael Walters Dols, *The Black Death in the Middle East.* Princeton University Press, 2019.

65 Glen Warren Bowersock, *The Crucible of Islam.* Harvard University Press, 2017.

66 Reza Aslan, *No God but God: The Origins, Evolution, and Future of Islam.* Random House, 2011.

67 Harper, *The Fate of Rome.*

68 Tim Mackintosh-Smith, *Arabs: A 3,000-year History of Peoples, Tribes and Empires.* Yale University Press, 2019.

69 Bowersock, *The Crucible of Islam.*

70 Richard Bulliet, *Conversion to Islam in the Medieval Period.* Harvard

University Press, 2013.

71 Christian Sahner, *Christian Martyrs under Islam: Religious Violence and the Making of the Muslim World.* Princeton University Press, 2018.

72 Mackintosh-Smith, *Arabs.*

73 Dols, *The Black Death in the Middle East.*

74 同上。

75 Russell, "That earlier plague."

76 Peter Brown, "'Mohammed and Charlemagne' by Henri Pirenne," *Daedalus* (1974): 25–33.

77 Scheidel, *Escape from Rome.*

第四章　中世纪的瘟疫

1 Barbara W. Tuchman, *A Distant Mirror: The Calamitous 14th Century.* Random House, 2011.

2 David Herlihy and Samuel H. Cohn, *The Black Death and the Transformation of the West.* Harvard University Press, 1997.

3 同上。

4 Franck Lavigne et al., "Source of the great AD 1257 mystery eruption unveiled, Samalas volcano, Rinjani Volcanic Complex, Indonesia," *Proceedings of the National Academy of Sciences* 110.42 (2013): 16742–7.

5 Rod Phillips, *French Wine: A History.* University of California Press, 2016.

6 Philip Ziegler, *The Black Death.* Faber & Faber, 2013.

7 Michael Jones (ed.), *The New Cambridge Medieval History.* Cambridge University Press, 1995.

8 Ziegler, *The Black Death.*

9 McNeill, *Plagues and Peoples.*

10 Nils Chr Stenseth et al., "Plague: Past, present, and future," *PLoS Medicine* 5.1 (2008): e3.

11 McNeill, *Plagues and Peoples.*

12 Maria Spyrou et al., "The source of the Black Death in fourteenth-

century central Eurasia," *Nature* 606.7915 (2022): 718–24.

13　George D. Sussman, "Was the black death in India and China?" *Bulletin of the History of Medicine* (2011): 319–55.

14　McNeill, *Plagues and Peoples*.

15　最近的一项研究似乎证实了这一点，该研究在欧洲10个地点疑似死于黑死病和随后几波鼠疫的34人的牙髓中发现了鼠疫耶尔森菌存在的证据。Maria A. Spyrou et al., "Phylogeography of the second plague pandemic revealed through analysis of historical *Yersinia pestis* genomes," *Nature Communications* 10.1 (2019): 1–13.

16　Ziegler, *The Black Death*.

17　同上。

18　Benedictow, *The Black Death*.

19　同上。

20　Alexander More et al., "Next - generation ice core technology reveals true minimum natural levels of lead (Pb) in the atmosphere: Insights from the Black Death," *GeoHealth* 1.4 (2017): 211–19.

21　Ziegler, *The Black Death*.

22　Benedictow, *The Black Death*.

23　Norman Cantor, *In the Wake of the Plague: The Black Death and the World It Made*. Simon and Schuster, 2001.

24　Samuel K. Cohn Jr, "The Black Death and the burning of Jews," *Past and Present* 196.1 (2007): 3–36.

25　令人吃惊的是，近期的一项研究表明，"在1349 年瘟疫期间出现暴力袭击犹太人事件的那些地方，在半个多世纪后也表现出更强烈的反犹态度。这些地区的居民在 20 世纪 20 年代参与了更多的反犹暴力活动，在1930 年前投票支持纳粹党，给该国最反犹的报纸写了更多的信，组织了更多驱逐犹太人的活动，并在1938 年'水晶之夜'期间参与了更多针对犹太教堂的袭击"。Nico Voigtländer and Hans-Joachim Voth, "Persecution perpetuated: The medieval origins of anti-Semitic violence in Nazi Germany," *The Quarterly Journal of Economics* 127.3 (2012): 1339–92.

26　Ziegler, *The Black Death*.

27　Samuel Cohn Jr, "Plague violence and abandonment from the Black

Death to the early modern period," *Annales de démographie historique* 2017/2 (134): 39–61.

28 Cantor, *In the Wake of the Plague.*

29 Ziegler, *The Black Death.*

30 Robert S. Gottfried, *The Black Death: Natural and Human Disaster in Medieval Europe.* Simon and Schuster, 2010.

31 同上。

32 近期的一项研究表明，欧洲的新疫情往往在亚洲沙鼠和旱獭的山区栖息地出现气候波动后的几年里发生。Boris V. Schmid et al., "Climate-driven introduction of the Black Death and successive plague reintroductions into Europe," *Proceedings of the National Academy of Sciences* 112.10 (2015): 3020–25.

33 Gottfried, *The Black Death.*

34 Guido Alfani, "Plague in seventeenth-century Europe and the decline of Italy: An epidemiological hypothesis," *European Review of Economic History* 17.4 (2013): 408–30.

35 Şevket Pamuk, "The Black Death and the origins of the 'Great Divergence' across Europe, 1300–1600," *European Review of Economic History* 11.3 (2007): 289–317.

36 Snowden, *Epidemics and Society.*

37 Michel Foucault, *Security, Territory, Population: Lectures at the Collège de France, 1977–78.* Springer, 2007.

38 Samuel K. Cohn, "4 Epidemiology of the Black Death and successive waves of plague," *Medical History* 52.S27 (2008): 74–100.

39 Michael W. Dols, "The second plague pandemic and its recurrences in the Middle East: 1347–1894," *Journal of the Economic and Social History of the Orient* (1979): 162–89.

40 Benedictow, *The Black Death.*

41 斯佩罗斯·弗里奥尼斯将这一过程称为小亚细亚半岛的"游牧化"和"伊斯兰化"。近期的研究表明，目前生活在土耳其的人口与中东、欧洲和高加索地区有着密切的遗传联系。Speros Vryonis, *The Decline of Medieval Hellenism in Asia Minor and the Process of Islamization from the Eleventh through the Fifteenth Century.*

University of California Press, 1971.

42   M. Ece Kars et al., "The genetic structure of the Turkish population reveals high levels of variation and admixture," *Proceedings of the National Academy of Sciences* 118.36 (2021): e2026076118.

43   Caroline Finkel, *Osman's Dream: The History of the Ottoman Empire*. Hachette UK, 2007.

44   Ross E. Dunn, *The Adventures of Ibn Battuta*. University of California Press, 2012.

45   Yaron Ayalon, "The Black Death and the rise of the Ottomans," in *Natural Disasters in the Ottoman Empire: Plague, Famine and Other Misfortunes*. Cambridge University Press, 2015.

46   Resat Kasaba, *A Moveable Empire: Ottoman Nomads, Migrants, and Refugees*. University of Washington Press, 2011.

47   Alan Mikhail, *God's Shadow: Sultan Selim, His Ottoman Empire, and the Making of the Modern World*. Liveright Publishing, 2020.

48   Dols, "The second plague pandemic and its recurrences in the Middle East."

49   David Neustadt, "The plague and its effects upon the Mamlûk Army," *Journal of the Royal Asiatic Society* 78.1–2 (1946): 67–73.

50   Dols, *The Black Death in the Middle East*.

51   Kasaba, *A Moveable Empire*.

52   McNeill, *Plagues and Peoples*.

53   Mikhail, *God's Shadow*.

54   Ziegler, *The Black Death*.

55   Robert B. Ekelund et al., *Sacred Trust: The Medieval Church as an Economic Firm*. Oxford University Press, 1996.

56   Gottfried, *The Black Death*.

57   Herlihy and Cohn, *The Black Death*.

58   Cantor, *In the Wake of the Plague*.

59   Gottfried, *The Black Death*.

60   Lindsey German and John Rees, *A People's History of London*. Verso, 2012.

61   Herlihy and Cohn, *The Black Death*.

62 Elizabeth L. Eisenstein, *The Printing Press as an Agent of Change.* Cambridge University Press, 1980.

63 Mark U. Edwards Jr, *Printing, Propaganda, and Martin Luther.* Fortress Press, 2004.

64 Marshall T. Poe, *A History of Communications: Media and Society from the Evolution of Speech to the Internet.* Cambridge University Press, 2010.

65 Herlihy and Cohn, *The Black Death.*

66 Tuchman, *A Distant Mirror.*

67 彼得学院（1284年）是剑桥大学最古老的学院，其次是卡莱尔学院（1326年）和彭布罗克学院（1347年）。需要指出的是，有时捐赠的动机并不是促进学业。两个行会在1353年联合创立基督圣体学院时就规定，学者必须为其逝去的成员祈祷，因为这比雇用神职人员便宜，原因是神职人员在黑死病之后变得稀缺，而且收费昂贵。Gottfried, *The Black Death.*

68 Herlihy and Cohn, *The Black Death.*

69 See, for example Alec Ryrie, *Protestants: The Radicals Who Made the Modern World.* William Collins, 2017.

70 Quentin Outram, "The socio-economic relations of warfare and the military mortality crises of the Thirty Years' War," *Medical History* 45.2 (2001): 151–84.

71 Marc Bloch, *Feudal Society.* Folio Society, 2012.

72 Robert Brenner, "The agrarian roots of European capitalism," *Past & Present* 97 (1982): 16–113.

73 Robert Brenner, "Property and progress: Where Adam Smith went wrong," in Chris Wickham (ed.), *Marxist History-Writing for the Twenty-First Century.* British Academy, 2007, pp. 49–111.

74 在整个欧洲，封建领主之间爆发战争，试图通过掠夺和征服邻国来弥补收入损失。这就是百年战争持续如此之久的原因。经济上的需求迫使贫困的西班牙贵族不断向穆斯林在西班牙的领地发动战争。1491年攻破格拉纳达王国后，他们又向新大陆的原住民发起战争。Brenner, "The agrarian roots of European capitalism."

75 Brenner, "Property and progress."

76 同上。

77 Samuel Cohn, "After the Black Death: Labour legislation and attitudes towards labour in late - medieval western Europe," *The Economic History Review* 60.3 (2007): 457–85.

78 Brian (ed.) MacArthur, *The Penguin Book of Historic Speeches*. Penguin, 1996.

79 Brenner, "The agrarian roots of European capitalism."

80 Brenner, "Property and progress."

81 Robert Allen, "Economic structure and agricultural productivity in Europe, 1300–1800," *European Review of Economic History* 4.1 (2000): 1–25.

82 Andrew Appleby, "Grain prices and subsistence crises in England and France, 1590–1740," *The Journal of Economic History* 39.4 (1979): 865–87.

83 同上。

84 Brenner, "The agrarian roots of European capitalism."

85 Brenner, "Property and progress."

86 同期，法国的城市人口占比从9%上升到13%，德国从8%上升到9%。出处同上。

第五章　殖民地的瘟疫

1 Julian Bell, "Werner Herzog and the World's Oldest Paintings," *New York Review of Books*, 4 May 2011.

2 Hugh Thomas, *The Conquest of Mexico*. Random House, 1993.

3 John Hemming, *The Conquest of the Incas*. Pan Macmillan, 2004. 该作撰写期间，1千克黄金约值55 000美元或48 000英镑。

4 Hernán Cortés, ed. Anthony Pagden, *Letters from Mexico*. Yale University Press, 2001.

5 根据世界银行的数据，2021年的美国人均GDP为69 000美元，同年的英国人均GDP为50 000美元（购买力平价，现价美元）。Angus Maddison, *Contours of the World Economy 1–2030 AD: Essays in Macro-economic History*. Oxford University Press, 2007.

6　　Alexander Koch, Chris Brierley, Mark M. Maslin, and Simon L. Lewis, "Earth system impacts of the European arrival and Great Dying in the Americas after 1492," *Quaternary Science Reviews* 207 (2019): 13–36.

7　　Andrés Reséndez, *The Other Slavery: The Uncovered Story of Indian Enslavement in America*. HarperCollins, 2016.

8　　Charles C. Mann, *1493: How Europe's Discovery of the Americas Revolutionized Trade, Ecology and Life on Earth*. Granta Books, 2011.

9　　近期的一项研究表明，现今加勒比地区的人身体中仍然有一些来自泰诺人的基因变体，这是殖民化之后，欧洲人和非洲人迅速产生后代的结果。此外，今天的一些加勒比居民认为自己是"新泰诺人"，并声称奉行泰诺文化。Hannes Schroeder et al., "Origins and genetic legacies of the Caribbean Taino," *Proceedings of the National Academy of Sciences* 115.10 (2018): 2341–6.

10　Noble David Cook, "Disease and the Depopulation of Hispaniola, 1492–1518," *Colonial Latin American Review* 2.1-2 (1993): 213–45.

11　Inga Clendinnen, *Ambivalent Conquests: Maya and Spaniard in Yucatan, 1517–1570*. Cambridge University Press, 2003.

12　Matthew Restall, *When Montezuma Met Cortés: The True Story of the Meeting That Changed History*. HarperCollins, 2018.

13　Koch, Brierley, Maslin, and Lewis, "Earth system impacts of the European arrival."

14　Crosby, *Ecological Imperialism*.

15　McNeill, *Plagues and Peoples*.

16　Alfred W. Crosby, *The Columbian Exchange: Biological and Cultural Consequences of 1492*. Greenwood Publishing Group, 1972.

17　McNeill, *Plagues and Peoples*.

18　Restall, *When Montezuma Met Cortés*.

19　Koch, Brierley, Maslin, and Lewis, "Earth system impacts of the European arrival."

20　Sherburne Friend Cook and Lesley Byrd Simpson, *The Population of Central Mexico in the Sixteenth Century*. University of California Press, 1948.

21　Åshild J. Vågene et al., "Salmonella enterica genomes from victims of a major sixteenth-century epidemic in Mexico," *Nature Ecology & Evolution* 2.3 (2018): 520–28.

22 McNeill, *Plagues and Peoples.*

23 Koch, Brierley, Maslin, and Lewis, "Earth system impacts of the European arrival."

24 同上。

25 这一死亡率与中美洲的类似。印加腹地的人口在1620年左右从900万减少到约67万，在很大程度上是由传染病所造成的。 出处同上。

26 同上。

27 Jared Diamond and Peter Bellwood, "Farmers and their languages: The first expansions," *Science* 300.5619 (2003): 597–603.

28 Sontag, *Illness as Metaphor and AIDS and its Metaphors.*

29 Diamond, *Guns, Germs and Steel.*

30 新大陆缺乏家养动物，反映出当地缺乏可驯化的野生动物的事实。根据戴蒙德的说法，美洲80%的大型哺乳动物在大约1.1万年前就灭绝了，与第一批人类抵达美洲大陆的时期恰好相同。出处同上。

31 Crosby, *Ecological Imperialism.*

32 McNeill, *Plagues and Peoples.*

33 Lesley Byrd Simpson, *The Encomienda in New Spain: The Beginning of Spanish Mexico*. University of California Press, 1982.

34 Mann, *1493.*

35 Kris Lane, *Potosí: The Silver City that Changed the World*. University of California Press, 2019.

36 Melissa Dell, "The persistent effects of Peru's mining mita," *Econometrica* 78.6 (2010): 1863–1903.

37 Lane, *Potosí.*

38 Mann, *1493.*

39 Dennis Flynn and Arturo Giráldez, "Born with a 'silver spoon': The origin of world trade in 1571," *Journal of World History* 6.2 (1995): 201–21.

40 Mann, *1493.*

41 Flynn and Giráldez, "Born with a 'silver spoon'."

42 Mann, *1493*.

43 Christian Keller, "Furs, fish, and ivory: Medieval Norsemen at the Arctic fringe," *Journal of the North Atlantic* 3.1 (2010): 1–23.

44 Margot Kuitems et al., "Evidence for European presence in the Americas in AD 1021," *Nature* 601.7893 (2022): 388–91.

45 Eleanor Rosamund Barraclough, *Beyond the Northlands: Viking Voyages and the Old Norse Sagas*. Oxford University Press, 2016.

46 Crosby, *Ecological Imperialism*.

47 Frank Fenner et al., *Smallpox and Its Eradication*. World Health Organization, 1988.

48 Crosby, *Ecological Imperialism*.

49 Donald Hopkins, *The Greatest Killer: Smallpox in History*. University of Chicago Press, 2002.

50 Crosby, *Ecological Imperialism*.

51 Charles C. Mann, *1491: New Revelations of the Americas Before Columbus*. Alfred Knopf, 2005.

52 Crosby, *Ecological Imperialism*.

53 同上。

54 为殖民化辩护的人常说，广阔的北美大陆上渺无人烟。这种论点忽视了这样一个事实：此地的人口因传染病减少，只剩下欧洲人到达之前的一小部分。Mann, *1491*.

55 Mann, *1493*.

56 Mann, *1491*.

57 David Hackett Fischer, *Albion's Seed: Four British Folkways in America*. Oxford University Press, 1989.

58 Crosby, *Ecological Imperialism*.

59 同上。

60 英国人也不总是愿意将传染病传播这么重要的事交给上帝。1763年，英国人给美洲原住民部落送去了从附近一家医院拿来的沾有天花病毒的毯子，杰弗里·阿默斯特（Jeffery Amherst）将军为对此辩称："在这种情况下，我们必须使用一切力所能及的策略来减少他们的数量。"——这里的"他们"指的就是美洲原住民。

Elizabeth A. Fenn, *Pox Americana: The Great Smallpox Epidemic of 1775–82*. Macmillan, 2001.

61 Fischer, *Albion's Seed*.

62 事实上，在朝圣者作出定居于何处的决定前，他们权衡了几个选择的利弊。领导普利茅斯殖民地建立的威廉·布拉德福德指出，早在流亡于莱顿的时候，朝圣者就考虑过圭亚那地区的埃塞奎博荷兰殖民地，"那里产出丰富、宜人，并且相对于其他地区更容易给所有者带来财富，让他们维持生计。然而，考虑到其他因素，那里对他们来说就不太合适了……因为在这些炎热的国家，人们容易患上严重的疾病，还要面对许多温和地区不存在的恼人的麻烦，我们英国人的身体并不能很好地适应这些"。朝圣者们没有去那里，而是航行到了新英格兰，那是一个"更加温和的地方"的缩影，并且没有毁灭性的传染病—至少没有那些能杀死欧洲人的传染病。Crosby, *Ecological Imperialism.*

63 在北美洲，平均每年有大约1.5%的欧洲定居者死亡——这个死亡率只比英格兰本土的略高一些。Daron Acemoglu, Simon Johnson, and James A. Robinson, "The colonial origins of comparative development: An empirical investigation: Reply," *American Economic Review* 102.6 (2012): 3077–110.

64 Acemoglu, Johnson and Robinson, "The colonial origins of comparative development."

65 "Do They Know It's Christmas?" lyrics © Chappell Music Ltd. Songwriters: Midge Ure and Bob Geldof.

66 François-Xavier Fauvelle, *The Golden Rhinoceros: Histories of the African Middle Ages*. Princeton University Press, 2021.

67 Herman Bennett, *African Kings and Black Slaves: Sovereignty and Dispossession in the Early Modern Atlantic*. University of Pennsylvania Press, 2018.

68 Toby Green, *A Fistful of Shells: West Africa from the Rise of the Slave Trade to the Age of Revolution*. Penguin, 2019.

69 Jeffrey Herbst, *States and Power in Africa: Comparative Lessons in Authority and Control*. Princeton University Press, 2014.

70 Philip D. Curtin, "Epidemiology and the slave trade," *Political Science*

Quarterly 83.2 (1968): 190–216.

Philip D. Curtin, "'The White Man's Grave': Image and reality, 1780–1850," *The Journal of British Studies* 1.1 (1961): 94–110.

同上。

一些西非人甚至演化出了对疟疾的可遗传免疫力。例如，镰状细胞性贫血会抑制血液中寄生虫的繁殖，但对携带者有其他负面影响。Kwiatkowski, "How malaria has affected the human genome." 然而，18世纪末，英国将被奴役的非洲人运往自由省（今塞拉利昂）时，基因免疫的局限性暴露无遗。1787年，即运送计划实施的第一年，46%的欧洲定居者死亡，而非洲裔人定居者的死亡率也达39%。19世纪上半叶，在利比里亚定居的非洲裔人的死亡率同样很高。Crosby, *Ecological Imperialism*.

Esper G. Kallas et al., "Predictors of mortality in patients with yellow fever: An observational cohort study," *The Lancet Infectious Diseases* 19.7 (2019): 750–58.

Crosby, *Ecological Imperialism*.

Curtin, "The White Man's Grave."

Philip D. Curtin, *Death by Migration: Europe's Encounter with the Tropical World in the Nineteenth Century*. Cambridge University Press, 1989, p. 30.

Philip D. Curtin, "The end of the 'white man's grave?' Nineteenth-century mortality in West Africa," *The Journal of Interdisciplinary History* 21.1 (1990): 63–88.

Michael Gelfand, "Rivers of death in Africa," *Central African Journal of Medicine* 11.8 (1965): 1–46.

Crosby, *Ecological Imperialism*.

George Shepperson, "Mungo Park and the Scottish contribution to Africa," *African Affairs* 70.280 (1971): 277–81.

Daniel R. Headrick, "The tools of imperialism: Technology and the expansion of European colonial empires in the nineteenth century," *The Journal of Modern History* 51.2 (1979): 231–63.

Green, *A Fistful of Shells*.

Daniel R. Headrick, *Power Over Peoples: Technology, Environments,*

释　341

and Western Imperialism, 1400 to the Present. Princeton University Press, 2012.

85　Winegard, *The Mosquito.*

86　Curtin, "The White Man's Grave."

87　同上。

88　Michael P. Barrett and Federica Giordani, "Inside Doctor Livingstone: A Scottish icon's encounter with tropical disease," *Parasitology* 144.12 (2017): 1652–62.

89　Michael Gelfand, *Livingstone the Doctor: His Life and Travels. A Study in Medical History.* Blackwell, 1957.

90　Headrick, "The tools of imperialism."

91　Curtin, "The White Man's Grave."

92　安第斯山麓无法满足人们对金鸡纳树皮日益增长的需求，因此在19世纪50年代和60年代，英属印度和荷属东印度从玻利维亚走私种子，建起金鸡纳树种植园。到了20世纪初，欧洲人在亚洲的殖民地几乎供应了世界上所有的奎宁。出处同上。

93　Johnson Acemoglu and Robinson, "The colonial origins of comparative development."

94　Adam Hochschild, *King Leopold's Ghost: A Story of Greed, Terror, and Heroism in Colonial Africa.* Houghton Mifflin Harcourt, 1999.

95　同上。

96　同上。

97　同上。

98　同上。

99　同上。

第六章　革命性的瘟疫

1　Larry Buchanan, Quoctrung Bui, and Jugal K. Patel, "Black Lives Matter may be the largest movement in US history," *The New York Times*, 3 July 2020.

2　Federal Reserve, "Recent Trends in Wealth-Holding by Race and Ethnicity: Evidence from the Survey of Consumer Finances."

Accessible Data, 2017.

3　E. Ann Carson, "Prisoners in 2018." Bureau of Justice Statistics, 2020.

4　爱德华·科尔斯顿是皇家非洲公司的副总经理。该公司成立于 1672年，通过它跨大西洋的运送的非洲儿童、妇女和男子的人数远超其他机构：在大约50年的时间里，共计15万人。William Pettigrew, *Freedom's Debt: The Royal African Company and the Politics of the Atlantic Slave Trade, 1672–1752*. University of North Carolina Press, 2013.

5　事实上，奴隶制可以追溯到狩猎采集社会。例如，美洲西北部海岸的狩猎采集社会。格雷伯和温格洛指出，在当时，与饲养役畜相比，对待奴隶的方式更像养宠物——"需要有人养育他们，为他们烹饪食物"。但此后，他们会在集体宴会上被杀死，有时甚至被吃掉。David Brion Davis, *Inhuman Bondage: The Rise and Fall of Slavery in the New World*. Oxford University Press, 2006.

6　Ellen Meiksins Wood, *Peasant-Citizen and Slave: The Foundations of Athenian Democracy*. Verso Books, 2015.

7　Peter Hunt, *Ancient Greek and Roman Slavery*. John Wiley & Sons, 2017.

8　Hannah Barker, *That Most Precious Merchandise: The Mediterranean Trade in Black Sea Slaves, 1260–1500*. University of Pennsylvania Press, 2019.

9　David Brion Davis, *The Problem of Slavery in Western Culture*. Oxford University Press, 1988.

10　Sidney M. Greenfield, "Plantations, sugar cane and slavery," *Historical Reflections/Réflexions Historiques* 6:1 (1979): 85–119.

11　Jock H. Galloway, *The Sugar Cane Industry: An Historical Geography from Its Origins to 1914*. Cambridge University Press, 2005.

12　Greenfield, "Plantations, sugar cane and slavery."

13　同上。

14　Ruth Pike, "Sevillian society in the sixteenth century: Slaves and freedmen," *Hispanic American Historical Review* 47.3 (1967): 344–59.

15　1495 年，哥伦布将550名原住民贩卖到塞维利亚当奴隶。泰诺人对传染病的抵抗力明显不足，其中有200人甚至没能活着走完这次旅途，而大多数成功抵达西班牙的在抵达后不久就死去了。Crosby, *Ecological Imperialism*.

16 Irving Rouse, *The Tainos: Rise and Decline of the People Who Greeted Columbus*. Yale University Press, 1992.

17 Mann, 1493.

18 Curtin, "Epidemiology and the slave trade."

19 同上。

20 John Robert McNeill, *Mosquito Empires: Ecology and War in the Greater Caribbean, 1620–1914*. Cambridge University Press, 2010.

21 同上。

22 Curtin, "Epidemiology and the slave trade."

23 每年，疟疾作为地方性疾病造成的死亡人数都是相近的，而黄热病是流行病，其导致的死亡人数会有很大波动。基于这一假设，柯廷计算出疟疾造成的死亡人数约占热病总死亡人数的60%，其余则都是黄热病造成的。相比之下，在小安的列斯群岛的非洲军队中，只有略多于1/10的人死于热病。对他们而言，最大的杀手是"肺部疾病"，很可能是肺炎和肺结核。出处同上。

24 同上。

25 McNeill, *Mosquito Empires*. Mann, *1493*.

26 Mann, *1493*.

27 McNeill, *Mosquito Empires*. Mann, *1493*.

28 19世纪80年代，法国人在试图修建一条连接大西洋和太平洋的运河时也遇到了类似的问题，但由于没有为防治传染病拨款，2万名工人死亡，其中大部分死于黄热病。8年后，该项目被放弃，巴拿马环球运河公司的投资者血本无归。1904年，美国接手该项目后，雇用了4 000名工人去摧毁蚊子的滋生地，死亡率急速下降，项目终于得以推进。1914年，巴拿马运河竣工。Anne-Emanuelle Birn, Yogan Pillay, and Timothy H. Holtz, *Textbook of International Health: Global Health in a Dynamic World*. Oxford University Press, 2009.

29 Galloway, *The Sugar Cane Industry*.

30 Davis, *The Problem of Slavery in Western Culture*.

31 Hilary McDonald Beckles, "The economic origins of Black slavery in

the British West Indies, 1640–1680: A tentative analysis of the Barbados model," *The Journal of Caribbean History* 16 (1982): 36–56.

32 Kamala Kempadoo, "'Bound Coolies' and other indentured workers in the Caribbean: Implications for debates about human trafficking and modern slavery," *Anti-Trafficking Review* 9 (2017).

33 Kristen Block and Jenny Shaw, "Subjects without an empire: The Irish in the early modern Caribbean," *Past and Present* 210.1 (2011): 33–60.

34 Robin Blackburn, *The Making of New World Slavery: From the Baroque to the Modern 1492–1800.* Verso, 1997.

35 Linden Lewis, "Barbadian society and the camouflage of conservatism," in Brian Meeks and Folke Lindahl (eds), *New Caribbean Thought: A Reader.* University of the West Indies Press, 2001, pp. 144–95.

36 McNeill, *Mosquito Empires.*

37 Mann, *1493.*

38 Beckles, "The economic origins of Black slavery in the British West Indies, 1640–1680." 不过，也有一些"穷白佬"被留了下来。例如，巴巴多斯歌手蕾哈娜（Rhianna）的姓氏是"Fenty"，这个姓氏在爱尔兰契约劳工的后代中很常见。

39 Sidney W. Mintz, *Sweetness and Power: The Place of Sugar in Modern History.* Penguin, 1986.

40 Elizabeth Mancke and Carole Shammas (eds), *The Creation of the British Atlantic World.* Johns Hopkins University Press, 2005.

41 Trevor Burnard, *Mastery, Tyranny, and Desire: Thomas Thistlewood and his Slaves in the Anglo-Jamaican World.* University of North Carolina Press, 2004.

42 Steven J. Micheletti et al., "Genetic consequences of the transatlantic slave trade in the Americas," *The American Journal of Human Genetics* 107.2 (2020): 265–77.

43 Davis, *Inhuman Bondage.*

44 Curtin, "Epidemiology and the slave trade."

45 这一数据在18世纪下滑到了原先的40%。Christopher Tomlins, "Reconsidering indentured servitude: European migration and the early American labor force, 1600–1775," *Labor History* 42.1 (2001): 5–43.

46 Census Bureau, *Bicentennial Edition: Historical Statistics of the United States, Colonial Times to 1970.* United States Government, 1975.

47 Ira Berlin, *Many Thousands Gone: The First Two Centuries of Slavery in North America.* Harvard University Press, 2009.

48 Carl Degler, "Slavery and the genesis of American race prejudice," *Comparative Studies in Society and History* 2.1 (1959): 49–66.

49 Census Bureau, *Bicentennial Edition.*

50 Tomlins, "Reconsidering indentured servitude."

51 William M. Wiecek, "The statutory law of slavery and race in the thirteen mainland colonies of British America," *The William and Mary Quarterly: A Magazine of Early American History* 34.2 (1977): 258–80.

52 Robin Blackburn, *The Overthrow of Colonial Slavery, 1776–1848.* Verso, 1988.

53 Van Gosse, *The First Reconstruction: Black Politics in America from the Revolution to the Civil War.* University of North Carolina Press, 2021.

54 Tomlins, "Reconsidering indentured servitude."

55 McNeill, *Mosquito Empires.*

56 Elena Esposito, "The side effects of immunity: Malaria and African slavery in the United States," *American Economic Journal: Applied Economics* 14.3 (2022): 290–328.

57 同上。

58 Mann, *1493.*

59 Russell R. Menard, *Migrants, Servants and Slaves: Unfree Labor in Colonial British America.* Routledge, 2001.

60 Elena Esposito, "The side effects of immunity."

61 同上。

62 Census Bureau, *Bicentennial Edition.*

63 McNeill, *Mosquito Empires.*

64 Carolyn E. Fick, *The Making of Haiti: The Saint Domingue Revolution from Below.* University of Tennessee Press, 1990.

65 Monique Allewaert, "Super fly: François Makandal's colonial semiotics," *American Literature* 91.3 (2019): 459–90.

66 David Patrick Geggus, *Haitian Revolutionary Studies*. Indiana University Press, 2002.

67 Snowden, *Epidemics and Society*.

68 Census Bureau, *Bicentennial Edition*.

69 C. L. R. James, *The Black Jacobins: Toussaint L'Ouverture and the San Domingo Revolution*. Penguin, 2001.

70 Laurent Dubois, *Haiti: The Aftershocks of History*. Metropolitan Books, 2012.

71 Snowden, *Epidemics and Society*.

72 Robin Blackburn, "Haiti, slavery, and the age of the democratic revolution," *The William and Mary Quarterly* 63.4 (2006): 643–74.

73 Geggus, *Haitian Revolutionary Studies*.

74 John S. Marr and John T. Cathey, "The 1802 Saint-Domingue yellow fever epidemic and the Louisiana purchase," *Journal of Public Health Management and Practice* 19.1 (2013): 77–82.

75 Snowden, *Epidemics and Society*.

76 McNeill, *Mosquito Empires*.

77 同上。

78 Snowden, *Epidemics and Society*.

79 Blackburn, *The Overthrow of Colonial Slavery*.

80 Seymour Drescher, *Econocide: British Slavery in the Era of Abolition*. University of North Carolina Press, 2010.

81 Blackburn, "Haiti, slavery, and the age of the democratic revolution."

82 Edward Bartlett Rugemer, *The Problem of Emancipation: The Caribbean Roots of the American Civil War*. Louisiana State University Press, 2009.

83 James M. McPherson, *The War That Forged a Nation: Why the Civil War Still Matters*. Oxford University Press, 2015.

84 James M. McPherson, *Battle Cry of Freedom: The Civil War Era*. Oxford University Press, 2003.

85 Mann, *1493*.

86 Howard Jones, *Abraham Lincoln and a New Birth of Freedom: The Union and Slavery in the Diplomacy of the Civil War*. University of Nebraska Press, 2002.

第七章 工业时代的瘟疫

1　Eric Hobsbawm, *The Age of Revolution: Europe 1789–1848*. Hachette, 2010.

2　Robert Allen, "Why the industrial revolution was British: Commerce, induced invention, and the scientific revolution," *The Economic History Review* 64.2 (2011): 357–84.

3　Galloway, *The Sugar Cane Industry*.

4　Sidney W. Mintz, *Sweetness and Power: The Place of Sugar in Modern History*. Penguin, 1986.

5　土豆在16世纪从美洲传入欧洲，它比旧大陆的食物含有更高的热量和营养，产生的影响更大。美国经济学家内森·努恩（Nathan Nunn）计算出，18和19世纪欧洲人口和城市化程度的增长至少有1/4都要归功于这种根茎类食物。Nathan Nunn and Nancy Qian, "The potato's contribution to population and urbanization: Evidence from a historical experiment," *The Quarterly Journal of Economics* 126.2 (2011): 593–650.

6　Barbara L. Solow, *The Economic Consequences of the Atlantic Slave Trade*. Lexington Books, 2014.

7　Indrajit Ray, "Identifying the woes of the cotton textile industry in Bengal: Tales of the nineteenth century," *The Economic History Review* 62.4 (2009): 857–92.

8　因此，英国的经济增长和英国殖民地的贫困化之间有明确的关联。18世纪初，印度的经济产出占全球近25%，但1947年英国人离开时这个数据降到了4%。Maddison, *Contours of the World Economy 1–2030 AD*.

9　Hobsbawm, *The Age of Revolution*.

10　John Maynard Keynes, "Economic possibilities for our grandchildren," in *Essays in Persuasion*. Palgrave Macmillan, 2010, pp. 321–32.

11　Simon Szreter, "Economic growth, disruption, deprivation, disease, and death: On the importance of the politics of public health for development," *Population and Development Review* 23.4 (1997): 693–

728.

12 Karl Marx and Friedrich Engels, *The Communist Manifesto*. Penguin, 1967.

13 Thomas McKeown, *The Role of Medicine: Dream, Mirage, or Nemesis?* Princeton University Press, 1980.

14 Szreter, "Economic growth, disruption, deprivation, disease, and death."

15 事实上，只有48个城镇的居民数量大于1万人。出处同上。

16 Christopher M. Law, "The growth of urban population in England and Wales, 1801–1911," *Transactions of the Institute of British Geographers* 41 (1967): 125–43.

17 Simon Szreter and Graham Mooney, "Urbanization, mortality, and the standard of living debate: New estimates of the expectation of life at birth in nineteenth - century British cities," *The Economic History Review* 51.1 (1998): 84–112.

18 A. R. Omran, "The epidemiological transition: A theory of the epidemiology of population change," *Millbank Memorial Fund Quarterly* 49 (1971): 509–38.

19 Simon Szreter, "Industrialization and health," *British Medical Bulletin* 69.1 (2004): 75–86.

20 Simon Szreter, "The importance of social intervention in Britain's mortality decline *c*.1850–1914: A re-interpretation of the role of public health," *Social History of Medicine* 1.1 (1988): 1–38.

21 Szreter and Mooney, "Urbanization, mortality, and the standard of living debate."

22 同上。

23 Simon Szreter and Michael Woolcock, "Health by association? Social capital, social theory, and the political economy of public health," *International Journal of Epidemiology* 33.4 (2004): 650–67.

24 Mark A. Green, Danny Dorling, and Richard Mitchell, "Updating Edwin Chadwick's seminal work on geographical inequalities by occupation," *Social Science & Medicine* 197 (2018): 59–62.

25 Ha-Joon Chang, *Kicking Away the Ladder: Development Strategy in Historical Perspective*. Anthem Press, 2002.

尽管孩子对当时的父母来说有重要的经济意义,但在19世纪的 英国城镇,杀害婴儿的现象屡见不鲜。一位当代观察家指出,警察 "在街上发现一具儿童尸体就像捡到一只死猫或死狗一样"。 Paige Mathieson, "Bad or Mad? Infanticide: Insanity and morality in nineteenth-century Britain," *Midlands Historical Review*, 4(2040): 1–44.

27 Graham Mooney, "Infectious diseases and epidemiologic transition in Victorian Britain? Definitely," *Social History of Medicine* 20.3 (2007): 595–606.

28 Richard Evans, "Epidemics and revolutions: Cholera in nineteenth-century Europe," *Past & Present 120* (1988): 123–46.

29 Snowden, *Epidemics and Society*.

30 同上。

31 Evans, "Epidemics and revolutions."

32 同上。

33 同上。

34 同上。

35 同上。

36 Sean Burrell and Geoffrey Gill, "The Liverpool cholera epidemic of 1832 and anatomical dissection – medical mistrust and civil unrest," *Journal of the History of Medicine and Allied Sciences* 60.4 (2005): 478–98.

37 Evans, "Epidemics and revolutions."

38 Szreter, "Industrialization and health."

39 Hobsbawm, *The Age of Revolution*.

40 Szreter and Woolcock, "Health by association?"

41 Szreter, "Economic growth, disruption, deprivation, disease, and death."

42 Simon Szreter, "Rapid economic growth and 'the four Ds' of disruption, deprivation, disease and death: Public health lessons from nineteenth - century Britain for twenty - first - century China?" *Tropical Medicine & International Health* 4.2 (1999): 146–52.

43 E. P. Thompson, *The Making of the English Working Class*. Penguin, 1968.

350 文明的拐点

44　Simon Szreter, "The right of registration: Development, identity registration, and social security – a historical perspective," *World Development* 35.1 (2007): 67–86.

45　Snowden, *Epidemics and Society.*

46　同上。

47　Szreter, "Economic growth, disruption, deprivation, disease, and death."

48　Steven Johnson, *The Ghost Map: The Story of London's Most Terrifying Epidemic – and How It Changed Science, Cities, and the Modern World*. Penguin, 2006.

49　Asa Briggs, "Cholera and society in the nineteenth century," *Past & Present* 19.1 (1961): 76–96.

50　Szreter, "Economic growth, disruption, deprivation, disease, and death."

51　Szreter, "Rapid economic growth and 'the four Ds'."

52　Szreter, "Economic growth, disruption, deprivation, disease, and death."

53　Szreter and Woolcock, "Health by association?"

54　Szreter, "Economic growth, disruption, deprivation, disease, and death."

55　Szreter and Woolcock, "Health by association?"

56　Szreter, "Economic growth, disruption, deprivation, disease, and death."

57　Szreter, "The importance of social intervention in Britain's mortality decline."

58　Szreter, "Industrialization and health."

59　Johnson, *The Ghost Map.*

60　Mary E. Black, "Our relationship with poo," *British Medical Journal* (2012); 344:e2354.

61　Szreter, "The importance of social intervention in Britain's mortality decline."

62　Johnson, *The Ghost Map.*

63　Szreter, "Industrialization and health."

64　Szreter, "Economic growth, disruption, deprivation, disease, and death."

65　Szreter and Woolcock, "Health by association?"

66　Szreter, "Rapid economic growth and 'the four Ds'."

67　Szreter and Woolcock, "Health by association?"

68　Szreter, "Rapid economic growth and 'the four Ds'."

69　Szreter, "The importance of social intervention in Britain's mortality decline."

70　这与我们在当代世界所看到的情况形成了鲜明对比：为了吸引投资，各国在税收以及劳工法和环境法规等其他相关成本方面"竞相逐低"。西蒙·什雷特尔称这是19世纪晚期市政政治的"可怕倒置"。出处同上。

71　Szreter, "Industrialization and health."

72　Mooney, "Infectious diseases and epidemiologic transition in Victorian Britain?"

73　Szreter, "Economic growth, disruption, deprivation, disease, and death."

74　Szreter, "The importance of social intervention in Britain's mortality decline."

75　Evans, "Epidemics and revolutions."

76　同上。

77　同上。

78　Simon Szreter, "The population health approach in historical perspective," *American Journal of Public Health* 93.3 (2003): 421–31.

79　Szreter, "Industrialization and health."

80　Szreter and Woolcock, "Health by association?"

81　Szreter, "Industrialization and health."

第八章　经济欠发达地区的瘟疫

1　Carl Schorske, *Fin-De-Siècle Vienna: Politics and Culture*. Vintage Books, 1981.

2　西班牙大流感也对世界产生了巨大的影响，但我在本书中没有深入探讨，因为其他著述也有涉及，其中最著名的就是这本专著：Laura Spinney, *Pale Rider: The Spanish Flu of 1918 and How it Changed the World*. Public Affairs, 2017.

3　Anthony Kenny, *The Enlightenment: A Very Brief History*. Society for Promoting Christian Knowledge, 2017.

4　David Adam, "15 million people have died in the pandemic, WHO says," *Nature* 605.7909 (2022): 206.

5   Fulgence Niyibitegeka et al., "Economic burden of childhood diarrhea in Burundi," *Global Health Research and Policy* 6.1 (2021): 1–12.

6   加纳的这个数字更大。Winters Muttamba et al., "Households experiencing catastrophic costs due to tuberculosis in Uganda: Magnitude and cost drivers," *BMC Public Health* 20.1 (2020): 1–10.

7   Global TB Caucus, *The Price of a Pandemic 2017*.

8   Jeffrey Sachs and Pia Malaney, "The economic and social burden of malaria," *Nature* 415.6872 (2002): 680–85.

9   Simon Dixon, Scott McDonald, and Jennifer Roberts, "The impact of HIV and AIDS on Africa's economic development," *British Medical Journal* 324.7331 (2002): 232–4.

10   Matthew H. Bonds et al., "Poverty trap formed by the ecology of infectious diseases," *Proceedings of the Royal Society B: Biological Sciences* 277.1685 (2010): 1185–92.

11   目前世界银行将赤贫的标准定为每人每天生活支出低于2.15美元。平克认为，全球赤贫人口数量的下降足够成为令人乐观的理由。生活在这一门槛之下的人口数量已经下降，从1990年占世界人口的1/3以上下降到今天的不到1/10，但撒哈拉以南非洲赤贫人口的下降幅度要小得多，仅从55.1%降至40.4%。由于非洲大陆的人口在此期间增长了1倍多，非洲赤贫人口的绝对数量实际上也增长了近1倍，从2.807亿人增长到5.489亿人。然而，斯威士兰人类学家杰森·希克尔（Jason Hickel）指出，每天2.15美元的标准太低，不足以用来衡量贫困。如果我们采用每天5.50美元的较高门槛，即刚好满足一个人的基本生存需要的标准，那么今天撒哈拉以南非洲生活在贫困线以下的人口比例（86.1%）和1990年（89.1%）的几乎没有差别，而绝对数字却从4.540亿激增到了9.781亿。Branko Milanovic, *Global Inequality: A New Approach for the Age of Globalization*. Harvard University Press, 2016.

12   转引自David M. Lampton, "Public health and politics in China's past two decades," *Health Services Reports* 87.10 (1972): 895–904.

13   Joseph Needham, *Science and Civilisation in China*, Vol. 6, *Biology and Biological Technology*, Part 6, *Medicine*. Cambridge University Press, 2000.

14　David Hipgrave, "Communicable disease control in China: From Mao to now," *Journal of Global Health* 1.2 (2011): 224–38.

15　同上。

16　Lampton, "Public health and politics in China's past two decades."

17　Hipgrave, "Communicable disease control in China."

18　同上。

19　同上。

20　Lampton, "Public health and politics in China's past two decades."

21　Hipgrave, "Communicable disease control in China."

22　Lampton, "Public health and politics in China's past two decades."

23　Marilynn Rosenthal and Jay Greiner, "The barefoot doctors of China: From political creation to professionalization," *Human Organization* 41.4 (1982): 330–41.

24　You-Long Gong and L. M. Chao, "The role of barefoot doctors," *American Journal of Public Health* 72.9 (1982): 59–61.

25　Hao Yu, "Universal health insurance coverage for 1.3 billion people: What accounts for China's success?" *Health Policy* 119.9 (2015): 1145–52.

26　Yanhui Dong et al., "Infectious diseases in children and adolescents in China: Analysis of national surveillance data from 2008 to 2017," *British Medical Journal* 369 (2020).

27　Johnson Acemoglu and Robinson, "The colonial origins of comparative development."

28　比较一下新英格兰和刚果的情况。马萨诸塞湾殖民地的领导人于 1636年创建了哈佛大学，新教牧师约翰·哈佛（John Harvard）是 这所大学的第一位捐赠人。Hochschild, *King Leopold's Ghost*.

29　Charles Clift, "The role of the World Health Organization in the international system," Chatham House Centre on Global Health Security Working Group Papers (2013).

30　Cueto Brown and Fee, "The World Health Organization."

31　Elizabeth Fee and Theodore M. Brown, "A return to the social justice spirit of Alma-Ata," *American Journal of Public Health* 105.6 (2015): 1096.

32 Cueto Brown and Fee, "The World Health Organization."

33 Elizabeth Fee and Theodore M. Brown, "A return to the social justice spirit of Alma-Ata," *American Journal of Public Health* 105.6 (2015): 1096.

34 Chang, *Kicking Away the Ladder*.

35 Ha-Joon Chang, *Bad Samaritans: The Guilty Secrets of Rich Nations and the Threat to Global Prosperity*. Random House, 2008.

36 Timon Forster et al., "How structural adjustment programs affect inequality: A disaggregated analysis of IMF conditionality, 1980–2014," *Social Science Research* 80 (2019): 83–113.

37 Anna K. Skosireva and Bonnie Holaday, "Revisiting structural adjustment programs in Sub - Saharan Africa: A long - lasting impact on child health," *World Medical & Health Policy* 2.3 (2010): 73–89.

38 Elias Nosrati et al., "Structural adjustment programmes and infectious disease mortality," *PloS One* 17.7 (2022): e0270344.

39 Theo Rashid et al., "Life expectancy and risk of death in 6791 communities in England from 2002 to 2019: High-resolution spatiotemporal analysis of civil registration data," *The Lancet Public Health* 6.11 (2021): e805–e816.

40 Michael Marmot, "Society and the slow burn of inequality," *The Lancet* 395.10234 (2020): 1413–14.

41 Office for National Statistics, "Socioeconomic inequalities in avoidable mortality, England and Wales: 2001 to 2017." Government of the United Kingdom, 2019.

42 Michael Marmot, "The health gap: The challenge of an unequal world," *The Lancet* 386.10011 (2015): 2442–4.

43 Luke N. Allen and Andrea B. Feigl, "Reframing non-communicable diseases as socially transmitted conditions," *The Lancet Global Health* 5.7 (2017): e644–e646.

44 Courtney Scott, Jennifer Sutherland, and Anna Taylor, "Affordability of the UK's Eatwell Guide." The Food Foundation, 2018.

45 Will Hutton, "The bad news is we're dying early in Britain – and it's all down to 'shit-life syndrome'," *Guardian*, 19 August 2018.

46 Michael Kitson and Jonathan Michie, *The Deindustrial Revolution:*

The Rise and Fall of UK Manufacturing, 1870–2010. WP: Centre for Business Research, University of Cambridge, 2014.

47 Chris Berry, "UK manufacturing decline since the crisis in historical perspective," SPERI British Political Economy Brief No. 25 (2016).

48 Michael Marmot et al., *Build Back Fairer: The COVID-19 Marmot Review*. The Health Foundation, 2020.

49 Stephen Martin et al., "Causal impact of social care, public health and healthcare expenditure on mortality in England: Cross-sectional evidence for 2013/2014," *BMJ Open* 11.10 (2021): e046417.

50 Elizabeth Arias et al., "Provisional life expectancy estimates for January through June, 2020." National Center for Health Statistics (USA), NVSS vital statistics rapid release report No. 010, 2021.

51 Anne Case and Angus Deaton, *Deaths of Despair and the Future of Capitalism*. Princeton University Press, 2020.

52 同上。

53 Andrew P. Wilper et al., "Health insurance and mortality in US adults," *American Journal of Public Health* 99.12 (2009): 2289–95.

54 没有医疗保险的居民的统计数据来自美国疾病控制与预防中心（CDC）。David U. Himmelstein et al., "Medical bankruptcy: Still common despite the Affordable Care Act," *American Journal of Public Health* 109.3 (2019): 431–3.

55 Shushanik Hakobyan, "In the race to vaccinate sub-Saharan Africa continues to fall behind," https://blogs.imf.org/2021/11/22/in-the-race-to-vaccinate-sub-saharan-africa-continues-to-fall-behind/ (2020).

56 James Paton, "Wealthy nations will have 1.2 billion doses they don't need," https://www.bloomberg.com/news/articles/2021-09-04/wealthy-nations-will-have-1-2-billion-doses-they-don-t-need (4 September 2021).

57 Yang Ye et al., "Equitable access to COVID-19 vaccines makes a life-saving difference to all countries," *Nature Human Behaviour* 6 (2022): 207–16.

58 Mehrunisha Suleman et al., *Unequal Pandemic, Fairer Recovery: The COVID-19 Impact Inquiry Report*. The Health Foundation, 2021.

结　语　未来的瘟疫

1　David Quammen, *Spillover: Animal Infections and the Next Human Pandemic*. W. W. Norton, 2012.

2　正如尤瓦尔·诺亚·赫拉利所指出的，这种向数字世界的大规模迁移使社会更有能力在现实世界的大流行病中留存下来，但也更容易受到恶意软件和网络战争的影响。Yuval Noah Harari, "Lessons from a year of Covid," *Financial Times*, 26 February 2021.

3　Lawrence Summers, "Covid-19 looks like a hinge in history," *Financial Times*, 14 May 2020.

4　Graham Allison, *Destined for War: Can America and China Escape Thucydides' Trap*? Houghton Mifflin Harcourt, 2017.

5　Christopher J. L. Murray et al., "Global burden of bacterial antimicrobial resistance in 2019: A systematic analysis," *The Lancet* 399.10325 (2022): 629–55.

6　Laura Spinney, "The next pandemic? It may already be upon us," *Guardian*, 15 February 2021.

/ 致　谢 /

　　本书汇集了考古学家、遗传学家、历史学家、人类学家、社会学家和经济学家等各领域的学者开展的大量基础研究。英国历史学家基思·托马斯（Keith Thomas）在评论威廉·麦克尼尔的《瘟疫与人》一书时，用"在一小块名为'过去'的土地之上精耕细作的小农"[1]形容从事此类研究的人。虽然这个比喻精准地展现了这些研究人员是何等艰苦，其工作又是何等关键，但并未公正地反映出他们非凡的技能和创造力。在我眼中，他们是炼金术士，能够从一块古老的骨头碎片、一小瓶唾液、来自北极的冰芯、数百年前的文字和电子表格上的数字之中激发出无价的洞

---

[1] 引文接下来写道："他们的劳动是艰苦的，也是不可或缺的，但如果他们停下手中的工作，抬头看一看，他们的视野往往被围于邻居的篱笆之内。"Keith Thomas, 'Epidemic Man,' New York Review of Books, 30 September 1976: 3–4.

见。如果没有他们的工作成果，我就不可能写出这本书。

我成年后的大部分时间都在大学里学习和工作，这些经验以各种方式为本书添砖加瓦。我有幸得到了参与弗兰克·韦尔茨（Frank Welz）的全球研究计划的机会，得以在攻读硕士学位时前往德国、南非和印度学习。其中，在德班和德里的生活使我看待世界的方式产生了尤其巨大的变化。在剑桥大学，我的博士生导师劳伦斯·金（Lawrence King）对我的智识发展产生了深远的影响。另外，是拉里（Larry）第一个鼓励我去研究政治、经济与健康之间的关联，还向我介绍了罗伯特·布伦纳和西蒙·什雷特尔的作品，这些作品在本书中占据重要地位。我还要感谢里斯·霍普金斯（Rhys Hopkins）、保罗·凯利（Paul Kelley）、塞思·申德勒（Seth Schindler）和罗莎蒙德·康罗伊（Rosamund Conroy），是他们让我的求学生涯充满乐趣。

2016年，我进入伦敦玛丽女王大学巴特和伦敦医学院工作。我的办公室位于伦敦东区，不远处就是1866年伦敦最后一次暴发霍乱的地点——当时市政当局决定将首都最贫穷的地区最后一个接入污水处理系统。我们校园周围的地区仍然是全国最贫困的地区之一，尽管从这里仅需步行几分钟，就能到达英国的金融中心——伦敦金融城。在过去六年中，我教过的很多学生都是在当地长大的，他们让我了解到很多与本书相关的知识。此外，我还有幸拥有一群非常和善的同事，他们给了我很大的激励和启发，其中包括梅格·克林奇（Meg Clinch）、乔纳森·菲利蓬（Jonathan Filippon）、安德鲁·哈默（Andrew

Harmer）、珍·兰德尔（Jen Randall），以及让我们所有人聚在一起的戴夫·麦科伊（Dave McCoy）。

这是我的第一本书，大卫·海厄姆联合经纪行的经纪人杰西卡·伍拉德（Jessica Woollard）是我的最佳出版指引人。在我创作本书的各阶段，她的激情和冷静帮助我走上正轨。我也很感谢杰西卡为我介绍了来自 Transworld 出版社的英国编辑亚历克斯·克里斯托菲（Alex Christofi）、来自 Writers House 的西蒙·利普斯卡（Simon Lipskar）以及来自 Crown 出版社的美国编辑阿曼达·库克（Amanda Cook）、她的同事凯蒂·贝瑞（Katie Berry）。亚历克斯、阿曼达和凯蒂的建议让这本书呈现出了最为简练扼要而又条理清晰的样貌。

我必须感谢我的双亲艾莉森和戴维，感谢他们过去四十多年来对我的鼓励。最需要致以谢意的，是我的伴侣法拉赫·贾拉勒（Farrah Jarral）。在过去的几年里，我在这本书上倾注了无数个夜晚、周末和假期。法拉赫支持良多，鲜少抱怨。她的支持远远不止从旁为我加油打气和容忍我在生活中的缺席，更重要的是，她聪慧无比，富于创造力和批判性思维。如果我需要向某个人征询对这本书的意见和建议，那么她正是我心目中近乎完美的人选。

2020 年，法拉赫诞下了我们的第一个孩子。从那时起，我除了写作和陪扎哈玩耍之外，几乎没有时间做其他事，但那是我生命中最快乐的一段时光。这本书正是献给她们二人的礼物。

乔纳森·肯尼迪

/ 图片来源 /

正文图片

第25页　瓦隆蓬达尔克（法国东南部）肖维岩洞壁画复制品。该洞穴已申报为联合国教科文组织世界遗产。© Andia/Alamy Stock Photo

第266页　古斯塔夫·克里姆特，《医学》（*Medicine*，1900年）。© Artefact/Alamy Stock Photo

附录图片

显微镜下的"微生物"或原生动物。木质版画，出自约翰·伍德的《自然图志》（*Illustrated Natural History*，1882年）。© NNehring/ Getty Images

对尼安德特人形象的重构，基于在1908年于法国圣沙拜尔发现的尼安德特人骨骼。弗兰蒂泽克·库普卡（Frantisek Kupka）绘，马塞兰·布勒（Marcellin Boule）协助，刊于1909年2月27日发行的《伦敦新闻画报》（*Illustrated London News*）。© GRANGER – Historical Picture

Archive/Alamy Stock Photo

世界地图，出自拉丁语版的托勒密《地理学》（*Geography*，1482年）。© GRANGER – Historical Picture Archive/Alamy Stock Photo

天启四骑士，阿尔布雷特·丢勒作。© Classic Image/Alamy Stock Photo

特诺奇蒂特兰，特拉特洛尔科市场景观。统治者坐在王位上。迭戈·里维拉（Diego Rivera）壁画，陈列于墨西哥城墨西哥总统府。© Sébastien Lecocq/Alamy Stock Photo

纪马里帝国统治者曼萨·穆萨坐在他的宝座上。《加泰罗尼亚地图集》（1375年）局部图。© The Granger Collection/Alamy Stock Photo

奎宁，红金鸡纳或金鸡纳的树皮。手工铜制版画，出自威利鲍尔德·阿图斯（Willibald Artus）《药用植物手册》（*Handbook of all medical pharmaceutical plants*, 1876）。© Florilegius/Alamy Stock Photo

杜桑·卢维杜尔手持《海地宪法》（1801年）。© Science History Images/Alamy Stock Photo

《从工厂回家》（*Coming Home from the Mill*），L. S. 洛里（L. S. Lowry），1928年。© photosublime/Alamy Stock Photo

伦敦市区与郊区居民用水的显微镜检查，阿瑟·希尔·哈索尔（Arthur Hill Hassall）。© Well/BOT/Alamy Stock Photo